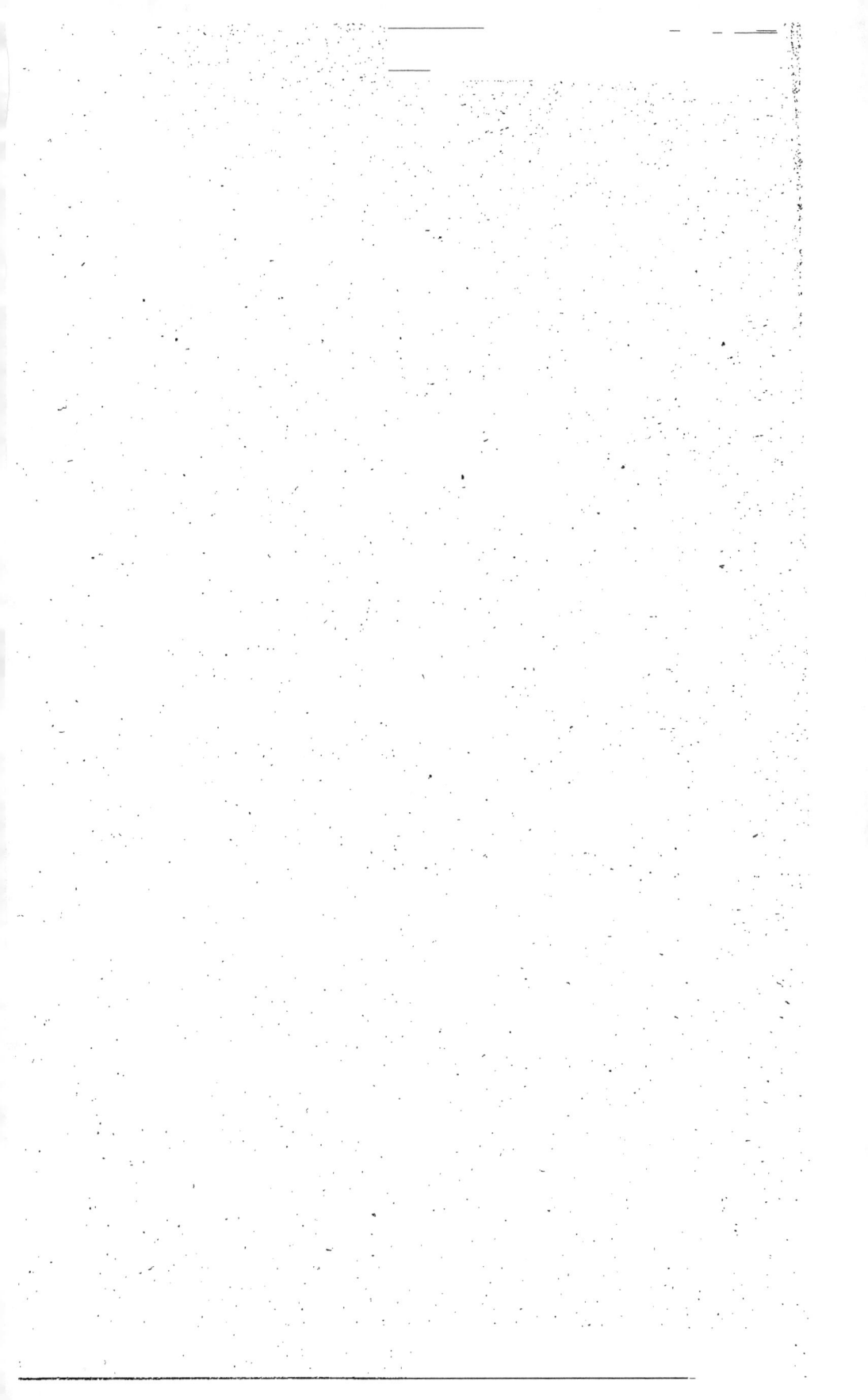

TRAITÉ PRATIQUE DE TECHNIQUE ORTHOPÉDIQUE

(3e FASCICULE)

TECHNIQUE DU TRAITEMENT

DES

TUMEURS BLANCHES

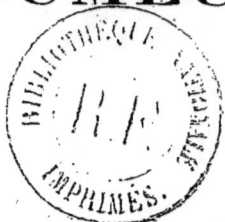

PAR LE

Dr F. CALOT

Chirurgien en chef de l'hôpital Rothschild, de l'hôpital Cazin-Perrochaud,
de l'hôpital de l'Oise et des départements,
du Dispensaire, de l'Institut orthopédique de Berck, etc.

AVEC 192 FIGURES DANS LE TEXTE

PARIS

MASSON ET Cie, ÉDITEURS

LIBRAIRES DE L'ACADÉMIE DE MÉDECINE

120, BOULEVARD SAINT-GERMAIN

1906

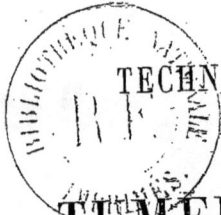

TECHNIQUE DU TRAITEMENT

DES

TUMEURS BLANCHES

Le Traité pratique de Technique orthopédique comprend à ce jour *trois fascicules :*

Technique du traitement de la coxalgie, 1 vol. gr. in-8° de 234 pages avec 178 figures. . . . . 7 fr.

Technique du traitement de la luxation congénitale de la hanche, 1 vol. gr. in-8° de 293 pages avec 206 figures et 5 planches. 7 fr.

Technique du traitement des tumeurs blanches, 1 vol. gr. in-8° de 272 pages avec 192 figures. . . . . 7 fr.

(Chaque fascicule se vend séparément.)

TRAITÉ PRATIQUE DE TECHNIQUE ORTHOPÉDIQUE

(3e FASCICULE)

TECHNIQUE DU TRAITEMENT

DES

TUMEURS BLANCHES

PAR LE

Dʀ F. CALOT

Chirurgien en chef de l'hôpital Rothschild, de l'hôpital Cazin-Perrochaud,
de l'hôpital de l'Oise et des départements,
du Dispensaire, de l'Institut orthopédique de Berck, etc.

AVEC 192 FIGURES DANS LE TEXTE

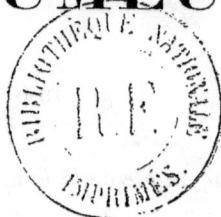

PARIS

MASSON ET Cⁱᵉ, ÉDITEURS

LIBRAIRES DE L'ACADÉMIE DE MÉDECINE

120, BOULEVARD SAINT-GERMAIN

1906

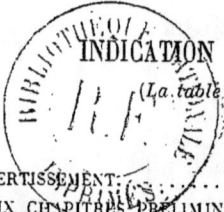

INDICATION RAPIDE DU CONTENU DE CE LIVRE

(La table détaillée se trouve à la fin, page 265).

N. B. — *Les observations de malades sont disséminées dans les chapitres du livre auxquels elles se rapportent plus spécialement ; elles ont été placées en note au bas des pages, pour ne pas interrompre la lecture du texte.*

AVERTISSEMENT

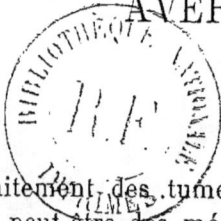

Le traitement des tumeurs blanches? En lisant ce titre, il se trouvera peut-être des médecins pour déclarer la question bien banale et bien connue.

Ils se tromperaient grossièrement, car il n'est guère de sujet sur lequel on soit moins près de s'entendre.

Pour s'en convaincre, il suffit d'aller voir soit dans les hôpitaux, soit dans les livres.

Tandis que, pour les uns, le traitement des tumeurs blanches se réduit à une série d'appareils plâtrés (pendant 4, 6, 10 ans!), pour les autres, au contraire, c'est l'opération sanglante. Or, pour quelques spécialistes, dont nous sommes, le vrai traitement, ce n'est ni l'opération ni le plâtre seul, mais bien les injections intra-articulaires de liquides modificateurs, de même que le vrai traitement de la lésion tuberculeuse type, c'est-à-dire de l'abcès froid, n'est ni l'extirpation sanglante ni l'abstention, mais bien le traitement par les ponctions et les injections.

La théorie faisait prévoir et l'expérience a confirmé que ce qui est vrai pour le foyer tuberculeux de l'abcès froid est également vrai pour le foyer tuberculeux d'une articulation, avec des différences de technique que tous vous devinez.

En vous recommandant ce dernier traitement de préférence aux deux autres, je n'ai certes aucun parti pris. Je me borne tout simplement à vous dire ce que j'ai obtenu personnellement, par chacune des trois méthodes, dans ce milieu si spécial de Berck où pullulent les tumeurs blanches et où je vis depuis quinze ans.

Pendant les premières années, nous avons employé le traitement sanglant, puis le traitement conservateur pur, aujourd'hui, et depuis plus de dix ans, nous traitons nos tumeurs blanches presque exclusivement par les injections intra-articulaires. Et il est hors de doute que nos résultats d'aujourd'hui sont incomparablement supérieurs, au point de vue du nombre et de la qualité, à ceux que nous avions autrefois.

Plus d'un millier de guérisons, obtenues par les injections sur des malades longtemps suivis, nous permettent de l'affirmer et nous pouvons promettre, à tous les médecins qui voudraient employer ce traitement suivant la technique indiquée dans ce livre, des résultats semblables aux nôtres. Et pourquoi ne l'emploiraient-ils pas? — puisque ce traitement, en plus de son efficacité incomparable, est d'une bénignité assurée et d'une simplicité d'exécution qui le rend facilement applicable par tous les médecins sans exception.

J'estime que c'est là un avantage inappréciable.

J'ai écrit ce livre pour faire entrer cette méthode, comme elle le mérite, dans la pratique de tous, ce qui est malheureusement bien loin d'être vrai à l'heure actuelle.

L'on trouvera ici, à côté d'observations nombreuses entraînant la conviction, tous les détails d'une technique qu'il est indispensable de bien connaître; car, malgré sa facilité, le traitement doit être fait d'une certaine manière pour donner les résultats que j'ai promis.

Je voudrais, dirai-je aux médecins, qu'après avoir lu ce livre, les tumeurs blanches ne fussent plus pour vous ni un problème obscur ni un épouvantail; je veux que vous sachiez, non seulement calmer instantanément les douleurs articulaires et prévenir les déviations par un plâtre bien fait, mais encore et surtout éteindre sûrement par les injections le foyer tuberculeux de la jointure, pour arriver, en fin de compte, à rendre au malade un membre toujours très utile et souvent même complètement normal.

J'espère qu'après avoir lu le livre entier, vous ne trouverez ni vaines ni même exagérées les espérances que ces quelques lignes vous auront fait concevoir.....

PLAN DU LIVRE

Le livre est divisé en trois parties.

Dans la 1re **PARTIE DE TECHNIQUE GÉNÉRALE,** nous étudions le traitement qu'il faut savoir faire pour soigner une tumeur blanche (quel que soit son siège).

A. TRAITEMENT DU FOYER TUBERCULEUX.

a) *par les injections intra-articulaires* (presque toujours).

b) *par le traitement conservateur pur* ou par *le traitement sanglant* (quelquefois).

B. TRAITEMENT ORTHOPÉDIQUE (appareils, corrections des attitudes vicieuses, etc.), à faire, quelle que soit la méthode employée pour guérir le foyer tuberculeux.

Voilà pour la première partie du livre.

La 2e **PARTIE DE CLINIQUE GÉNÉRALE** est consacrée à l'étude des aspects cliniques sous lesquels les tumeurs blanches peuvent se présenter : tumeur blanche fongueuse, ou suppurée non ouverte, ou fistuleuse; — et à l'indication de la conduite à suivre et du traitement à faire dans chaque cas, en tenant compte de l'âge du sujet, de son milieu social, etc.

La 3e**PARTIE TRAITE DES TUMEURS BLANCHES EN PARTICULIER** (genou, pied, épaule, coude, poignet), et des particularités d'ordre technique ou clinique, que présente chacune d'elles.

Nous finirons par un chapitre sur *la convalescence.*

Mais avant même d'aborder le traitement proprement dit, il nous paraît nécessaire de consacrer deux chapitres préliminaires au *diagnostic* et au *pronostic* de la tumeur blanche, car vous devez savoir dépister l'arthrite tuberculeuse dès la première heure et indiquer aux parents, qui vous le demanderont toujours, l'évolution probable de la maladie et les phases du traitement.

TECHNIQUE DU TRAITEMENT
DES TUMEURS BLANCHES

DEUX CHAPITRES PRÉLIMINAIRES
SUR LE DIAGNOSTIC ET LE PRONOSTIC

CHAPITRE I

DIAGNOSTIC DE L'ARTHRITE TUBERCULEUSE
AU DÉBUT

Sommaire. — Il faut chercher : 1° s'il y a quelque chose dans la jointure.
2° Si ce quelque chose est de l'arthrite tuberculeuse.
— 1° S'il y a quelque chose dans la jointure, les mouvements n'ont pas
leur amplitude absolument normale et il existe une sensibilité à la pression sur un ou plusieurs points des extrémités articulaires.
— 2° S'il y a de l'épaississement de la synoviale, et, à plus forte raison,
des fongosités appréciables; — s'il y a du gonflement des ganglions
correspondants ; — s'il y a de l'atrophie du membre et un épaississement
du pli de la peau, — c'est de l'arthrite tuberculeuse.
A défaut de ces signes directs, la durée, au delà de quelques semaines, de
l'impotence ou de la douleur, les commémoratifs, l'état général, etc.,
permettent d'éliminer le rhumatisme, l'entorse, la syphilis articulaire,
l'hydarthrose simple, etc.

Importance et difficulté d'un diagnostic précoce.

Il faut d'abord savoir reconnaître qu' « il y a quelque chose »
dans la jointure.

A la période d'état de la tumeur blanche, d'une tumeur blanche
du genou par exemple, l'impotence fonctionnelle, l'attitude vicieuse
de la jointure, l'effacement des méplats naturels, les tissus mous
bourrés de fongosités, la douleur que causent les plus petits mouvements, l'atrophie des régions voisines, tous ces signes forment un

tout tellement pathognomonique qu'il est impossible à un médecin attentif de méconnaître le mal, avant même l'arrivée des abcès.

Mais le diagnostic de l'arthrite tuberculeuse à sa période « d'incubation », lorsqu'elle ne se manifeste que par des symptômes ou des signes presque latents, très atténués, très passagers, qui ne peuvent être dépistés que par un examen prolongé et répété plusieurs fois, est une source fréquente d'erreurs. Cela se conçoit : un tubercule infime existe parfois dans les extrémités articulaires, dans la synoviale, sans se révéler par aucun signe extérieur, si ce n'est à de certains moments très fugitifs et qu'il faut saisir. Il se peut qu'une arthrite tuberculeuse mette un an, deux ans, en donnant à peine de temps en temps des signes malaisés à discerner, avant de s'installer d'une façon définitive.

La difficulté du diagnostic est donc souvent très grande, à la période initiale.

Pourtant si l'on traite l'arthrite tuberculeuse dès ce moment, on la fait avorter presque toujours, comme on fait avorter une bronchite tuberculeuse au début, bien plus fréquemment et plus facilement même, car la tuberculose osseuse ou synoviale est plus bénigne dans son essence que la tuberculose pulmonaire et nous avons plus de prise sur celle-là que sur celle-ci.

On peut établir en principe que le médecin qui saura dépister le plus vite l'arthrite tuberculeuse latente, ou plutôt *prétendue latente*, est celui qui aura le plus de guérisons intégrales.

C'est donc chose capitale pour le médecin et pour son malade, que de faire le diagnostic précoce de la maladie.

On y arrive par une exploration attentive de l'articulation. — Neuf fois sur dix les erreurs de diagnostic procèdent d'un défaut d'examen, et je serais tenté d'ajouter que la dixième fois l'erreur vient d'un défaut de méthode dans l'examen fait.

Voici comment les choses se passent généralement dans la pratique :

Un enfant ou un adolescent est pris, sans raison apparente, d'une légère boiterie ou d'une douleur au genou ou au cou-de-pied, — douleur et boiterie intermittentes le plus souvent; — ou bien, s'il s'agit du membre supérieur, d'une sensation de fatigue et d'impotence fonctionnelle du bras, ou d'une douleur à l'épaule, au coude, au poignet[1].

---

1. Parfois le premier signe annonciateur est un gémissement nocturne inconscient; ou bien encore l'enfant se réveille avec des larmes en proie à une espèce

Ces manifestations sont d'un aspect si bénin, si vague que les parents ne s'en occupent qu'à la longue, lorsqu'elles se répètent trop fréquemment.

Ils finissent alors par se décider à appeler un médecin, non pas pour être édifiés sur la nature d'un mal auquel ils ne croient pas, mais au contraire pour être rassurés.

Leur espoir, d'ailleurs, est rarement déçu. Le médecin les rassure; il leur déclare immédiatement, sans plus ample informé, que c'est de la faiblesse; que c'est de la croissance; que c'est de la fatigue ou du rhumatisme; peut-être est-ce la suite d'une chute ou d'un coup passés inaperçus; dans tous les cas, « ce n'est rien ». Et il se hâte de les renvoyer sans même examiner l'enfant, en recommandant de vagues frictions.

C'est ainsi que tant d'arthrites sont méconnues au début!...

Mais vous qui êtes avertis et qui savez, vous aurez une autre attitude. Au lieu de dire : Dans tous les cas, ce n'est rien, — vous direz : Cela peut être quelque chose; ce peut être même le début d'une affection sérieuse, telle qu'une ostéite ou une arthrite tuberculeuse; simple présomption, mais qui deviendra une probabilité si l'enfant est délicat, s'il relève d'une maladie débilitante, ou bien s'il a autour de lui des personnes de santé mauvaise ou suspecte.

Ayez pour règle absolue, quand vous êtes appelé dans ces circonstances, de ne pas quitter la maison sans avoir fait *sur l'enfant nu* un examen attentif du membre suspect, et même aussi, s'il s'agit d'un membre inférieur, l'examen de la partie adjacente de la colonne vertébrale.

C'est seulement après cet examen que vous aurez le droit de dire : « Il n'y a rien », ou « Il y a quelque chose; » car, je le répète, c'est par cette douleur et cette impotence intermittentes ou ces gémissements nocturnes, que débutent les manifestations de la tuberculose sur les membres et sur le rachis.

Mais comment doit se faire l'examen des articulations suspectes, pour arriver au diagnostic dans les cas difficiles?

de cauchemar — vers les dix heures de la nuit —. On lui demande : où as-tu mal? Il répond : Là, au genou, au pied, — ou bien : Je ne sais pas, nulle part, je n'ai pas mal, — et il se rendort après quelques minutes; mais ce réveil en pleurant se reproduit la nuit suivante et même plusieurs nuits de suite.

Manière de faire l'examen.

Prenons pour exemple l'arthrite tuberculeuse type, celle du genou.

La manière de faire cet examen n'importe guère s'il s'agit d'une tumeur blanche déjà avancée, où il suffit de regarder pour voir.

Évidemment on ne s'attardera pas à examiner le dos ou la hanche, lorsque le genou ou le pied sont fortement déviés, empâtés, déformés et douloureux.

En pareil cas l'œil et la main vont d'emblée à la jointure malade, et l'on a déjà fait mentalement le diagnostic de tumeur blanche. Ce n'est pas la nature du mal qu'on cherche alors, c'est le degré des lésions qu'il a déjà produites.

Mais supposons le cas le plus difficile, celui où l'attitude du membre inférieur tout entier paraît correcte et où il n'y a pas de renseignement du malade ou de modification extérieure notable qui orientent plus l'attention sur un point que sur un autre de ce membre.

Il est alors nécessaire de passer successivement en revue les divers segments du membre et même des deux côtés; car les parents disent bien que l'enfant a boitillé, mais ils ne savent pas toujours dire de quelle jambe, et c'est au médecin de le découvrir.

Au reste il faut toujours faire l'examen comparé des deux jointures homologues; les manifestations morbides apparaissent plus nettes par cette comparaison constante et répétée.

A. — Signes communs aux diverses arthrites.

Pour savoir si une jointure est malade, nous avons deux moyens à notre disposition :

1° Rechercher la douleur, par une pression méthodique avec la pulpe de l'index, sur les points accessibles des extrémités articulaires;

2° Faire la mobilisation de la jointure jusqu'à ses limites normales extrêmes.

1° *Recherche de la douleur.* — La pression de l'index sur les extrémités articulaires du fémur et du tibia, ou sur la rotule (fig. 1), éveille de la sensibilité.

Comparez avec l'autre genou : une pression égale sur les extrémités articulaires de celui-ci n'en éveille pas.

Quelquefois la différence est petite; on ne peut la saisir qu'en recommençant trois, quatre, cinq fois, dix fois cette recherche, en exerçant une pression, d'abord douce, puis de plus en plus forte, successivement, sur chacun des deux côtés.

La pression sur les extrémités articulaires se fait en avant (fig. 1), à un centimètre au-dessus de l'interligne et à un centimètre au-dessous. L'interligne est situé sur une horizontale passant par le sommet de la rotule.

Il faut faire cette pression bien égale sur les deux genoux, et comparer à chaque instant les degrés de réaction accusés par l'enfant, suivant qu'on presse de l'un ou de l'autre côté.

Que, d'ailleurs, on ne s'en rapporte pas toujours aux réponses du jeune malade; elles sont souvent trompeuses, sans qu'il s'en rende compte. Très brave, il ne se plaint pas, même lorsqu'on lui fait du mal; très timoré, il pleure dès qu'on le touche de l'un ou de l'autre côté.

Est-il brave? On fait une pression plus forte et on suit l'expression de son visage : s'il y a véritablement douleur, ses traits se contractent malgré lui.

Est-il timoré? On fait d'abord une pression légère, puis plus forte; et l'on voit bien si sa figure reste la même, ou si la tonalité de ses cris et l'abondance de ses larmes ne changent pas.

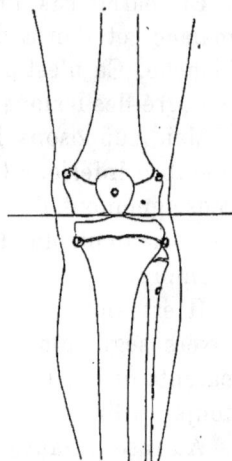

Fig. 1. — *T. B. du genou.* — *Recherche de la douleur.* — Les points douloureux (à la pression de l'index) peuvent se trouver soit au niveau des cartilages épiphysaires, soit sur l'interligne même.

Après avoir répété cette exploration six, huit, dix fois, on saura dire, sans qu'il reste aucun doute, si le genou suspect est plus sensible ou non que le genou opposé.

2° *Exploration de la mobilité.* — Cela fait, vous passez à l'exploration des mouvements du genou, à sa *mobilisation*, en comparant l'étendue des mouvements des deux côtés, recommençant jusqu'à ce que vous vous soyez fait une opinion. Fixant la cuisse d'une main, vous portez, de l'autre, la jambe successivement en flexion et en extension jusqu'à la limite normale extrême de chaque mouvement.

Flexion extrême (fig. 2).

Extension (fig. 3).

La figure 4 montre que le mouvement d'hyperextension légère, qui est un mouvement normal chez l'enfant, est devenu impossible du côté suspect.

Or, c'est le mouvement le plus important : lorsqu'il est limité d'un côté, ne fût-ce que de quelques degrés, par comparaison avec le côté opposé, l'on peut affirmer que le genou n'est pas normal. La figure 2 indique la limitation du mouvement de flexion extrême.

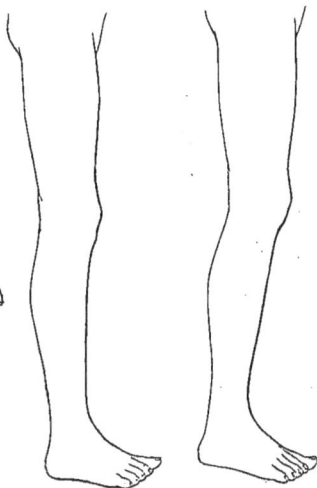

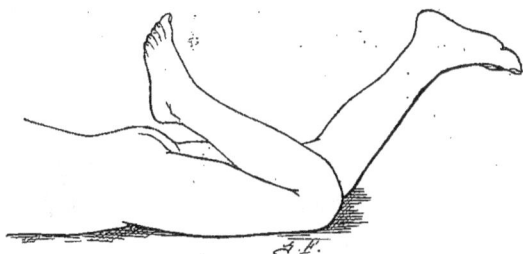

Fig. 2.   Fig. 3.   Fig. 4.

Fig. 2. — *La limitation des mouvements.* — Sujet couché sur le ventre. — Du côté droit (malade) la flexion du genou est très limitée; du côté gauche (sain) la flexion est complète.
Fig. 3. — *Limitation des mouvements.* — Un genou normal. — L'extension complète est possible.
Fig. 4. — Un genou malade. — L'extension complète est impossible, il reste un léger degré de flexion.

B. — Signes particuliers à l'arthrite tuberculeuse.

En procédant ainsi, nous avons trouvé de la sensibilité à la pression des extrémités articulaires, une limitation des mouvements du genou. Qu'en pouvons-nous conclure?

Si l'arthrite tuberculeuse existe, ces différents signes existent. Mais la réciproque n'est pas vraie : de l'existence de ces signes, nous pouvons conclure que le genou est malade, mais non pas, fatalement et sûrement, qu'il s'agit d'une tumeur blanche, c'est-à-dire d'une arthrite tuberculeuse.

Ce peut être un rhumatisme, une arthrite scarlatineuse, une entorse, une hydarthrose simple, une ostéomyélite, une arthrite syphilitique ou blennorrhagique.

Or, il serait très fâcheux de traiter comme une tumeur blanche une de ces lésions non tuberculeuses.

Sans doute dans les cas douteux, l'évolution différente permettra, un peu plus tard, de faire ce diagnostic différentiel.

Mais, sans attendre cette évolution, n'y a-t-il pas quelques signes directs qui permettent de faire d'emblée, et dès le premier examen, dans les cas qui ne sont encore qu'ébauchés, le diagnostic d'arthrite tuberculeuse? Oui, généralement, on peut en indiquer plusieurs, qui, sans être pathognomoniques pris séparément, le deviennent lorsqu'ils sont réunis.

SIGNES PARTICULIERS A L'ARTHRITE BACILLAIRE. — Ces signes sont (par ordre de valeur décroissante) :

1° *Les modifications de la synoviale : dans son relief et dans sa consistance* (fig. 5 et fig. 6). — Puisque la synoviale est accessible en certains points, vous chercherez, par une palpation bien faite, si elle ne présente pas de changements de consistance et d'épaisseur.

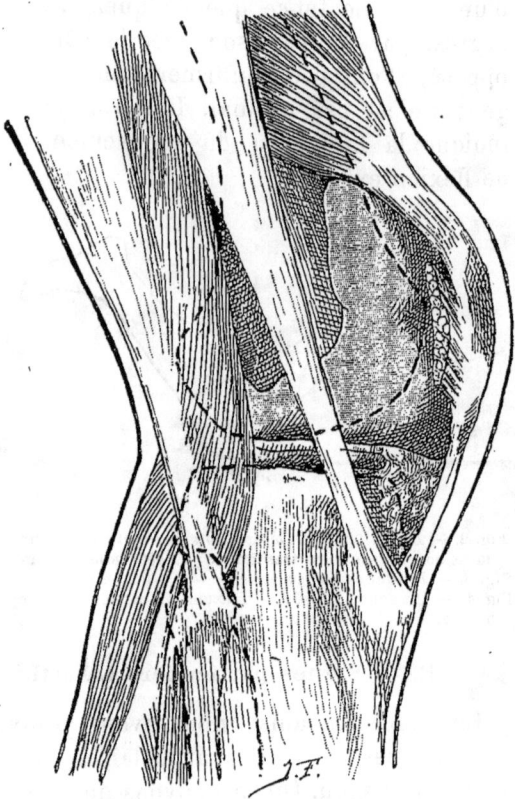

Fig. 5. — Pour la recherche des fongosités. — Schéma de l'anatomie de la synoviale du genou, qu'on voit teintée en gris en arrière de la rotule.

On les cherchera surtout au niveau des replis et des culs-de-sac dont le siège est bien connu; au genou, des deux côtés de la rotule et, plus spécialement encore, des deux côtés du ligament et du tendon rotuliens, et au-dessus de la rotule dans le cul-de-sac sous-tricipital.

Dans les arthrites tuberculeuses, la peau est parfois épaissie; mais, par contre, les masses musculaires péri-articulaires sont un peu atrophiées, et cette palpation de la synoviale est généralement aisée.

Comparez à chaque instant le genou suspect avec le genou sain.

Votre œil saisira généralement, entre les deux genoux, une différence de relief des culs-de-sac synoviaux, en particulier de chaque côté du ligament rotulien, au niveau de l'interligne.

Votre main la percevra encore mieux, en venant de la cuisse ou de la jambe vers les culs-de-sac. Elle sentira un bourrelet, « un escalier à monter » ; vous en comparerez le relief avec le relief pas ou peu perceptible de la synoviale du genou opposé.

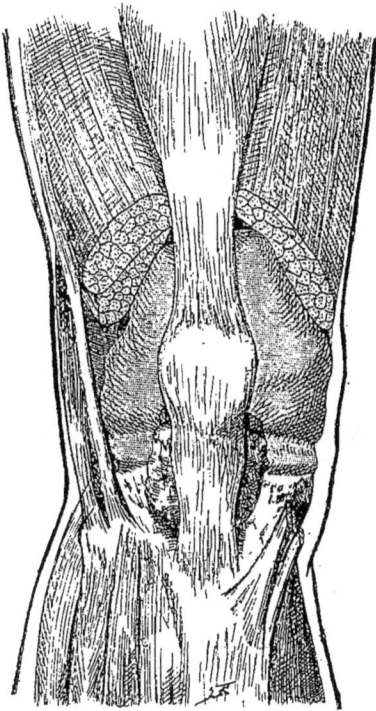

Fig. 6. — La même vue de face (toujours teintée en gris) s'étalant de chaque côté de la rotule.

Vous verrez également si la consistance de ce bourrelet est la même, s'il est aussi souple et mince que du côté opposé, ou plus dur et plus épais ; si cette dureté et cette épaisseur sont les mêmes sur tous les points de la synoviale suspecte, ou plus accusés en un endroit ; si, à côté des parties plus dures, vous ne trouvez pas des points mollasses, élastiques, rénitents, « fongueux », parfois demi-fluctuants, etc.

Cet examen recommencé dix fois, de l'un et l'autre côté, ne laissera pas échapper la plus petite différence entre les deux synoviales.

Enfin, vous chercherez s'il n'y a pas déjà quelques gouttes de liquide dans la cavité articulaire.

Pour cela, vous refoulez sous la rotule, entre celle-ci et la gouttière rotulienne du fémur, la totalité de ce liquide, en plaçant vos deux mains en fer à cheval au-dessus et au-dessous de la rotule et le faisant refluer de la périphérie au centre (fig. 7).

Puis, avec l'index de l'une des mains, vous exercez une petite pression brusque sur la rotule ; lorsqu'il y a du liquide, vous avez la sensation nette que cet os n'était pas en contact avec le fémur, mais qu'il y vient en traversant une nappe élastique, ou plutôt liquide (fig. 8).

Recommencez plusieurs fois avec attention cette petite manœuvre, et vous pourrez saisir, assez souvent, dès le premier signal de l'arthrite bacillaire, la présence d'une petite quantité de liquide.

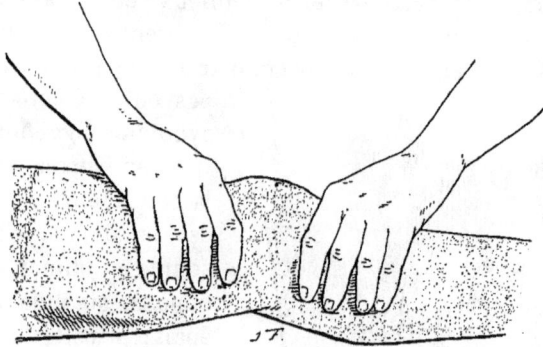

Fig. 7. — *Recherche de la fluctuation*. — Faire refluer le liquide de la périphérie au centre en pressant sur le sac synovial, au-dessus et au-dessous de la rotule avec les deux mains en fer à cheval (1er temps).

Ici encore vous comparez avec le genou opposé, pour éviter toute erreur.

2° *L'atrophie de la région périarticulaire*. — L'atrophie des muscles est un fait constant. — Mais il est rare que cette atrophie apparaisse nettement du premier coup d'œil; elle est presque tou-

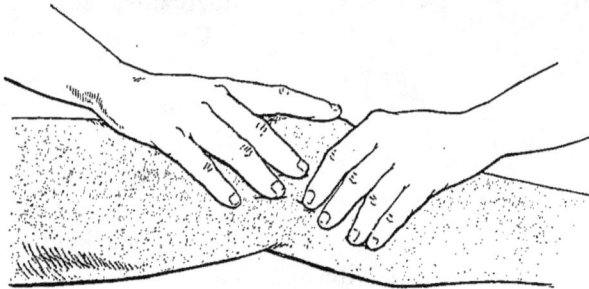

Fig. 8. — 2e temps : tout en continuant la pression, on rapproche les mains l'une de l'autre et avec l'un des index on appuie sur la rotule comme sur une touche de piano, on obtient ainsi le choc rotulien, signe de la présence du liquide.

jours masquée par l'épaississement de la peau qui l'accompagne généralement et qui compense pour l'œil l'amoindrissement de la masse charnue. Il est néanmoins très facile de la dépister au moyen d'un pli fait à la peau des deux côtés (fig. 9 et 10). Si le pli cutané est sensiblement plus épais du côté suspect que de l'autre, c'est un signe d'atrophie. Or, survenant à cette période tout initiale de l'arthrite, l'atrophie est presque exclusivement l'apanage d'une arthrite tuberculeuse vraie.

3° *Les commémoratifs : antécédents héréditaires ou personnels suspects*. — On retrouve une maladie débilitante : coqueluche, rougeole, entérite; parfois d'autres tuberculoses locales : adénites cervicales, otorrhée, gomme cutanée, etc.

A noter aussi le *début insidieux* de l'arthrite survenant de la manière dite plus haut, qui est surtout le fait de l'arthrite tuberculeuse.

4° *L'influence aggravante des massages et de la mobilisation de la jointure*. — C'est là une indication en faveur de l'arthrite bacillaire.

Sans doute, on ne peut pas soutenir, au point de vue théorique

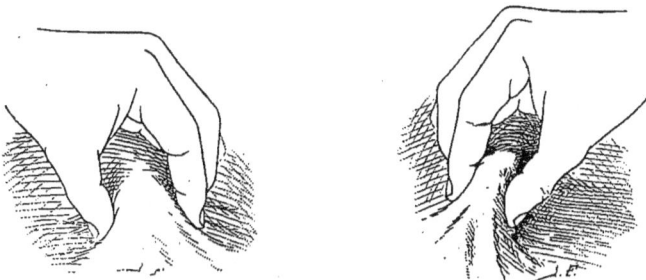

Fig. 9. — Pli cutané plus épais du côté malade (en même temps que les muscles sont plus mous).

Fig. 10. — Pli cutané plus mince du côté sain et muscles plus fermes.

et d'une manière absolue, qu'une articulation atteinte de tuberculose ne guérira jamais si vous la massez et la mobilisez sans autre traitement; car la tuberculose d'organes qu'il est impossible d'immobiliser guérit assez souvent : exemple le poumon. Mais, en fait, au point de vue pratique, on doit admettre qu'une articulation où l'on voit, sous l'influence des massages et des mouvements, sans autre traitement, la maladie se guérir au lieu de s'aggraver, que cette articulation, dis-je, n'a pas de lésion tuberculeuse.

L'expérience nous a appris qu'il y a là un élément de diagnostic nullement négligeable dans les cas douteux.

Dans certains cas difficiles, il m'est arrivé de traiter ces articulations, qui sont simplement suspectes, comme s'il s'agissait d'un faux pas ou d'une entorse, par des massages très prudents, mais en assurant cependant le repos relatif de la jointure.

Si, après quelques jours ou quelques semaines de ce traitement, tous les signes de l'inflammation ont disparu, j'en conclus qu'il ne s'agissait pas d'une lésion tuberculeuse.

Si, au contraire, les signes s'accusent et en particulier la dou-

Quelques types de radiographies.

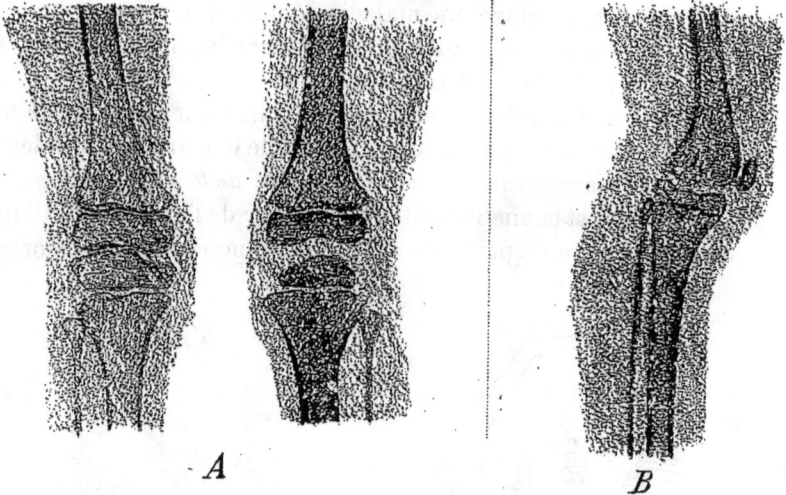

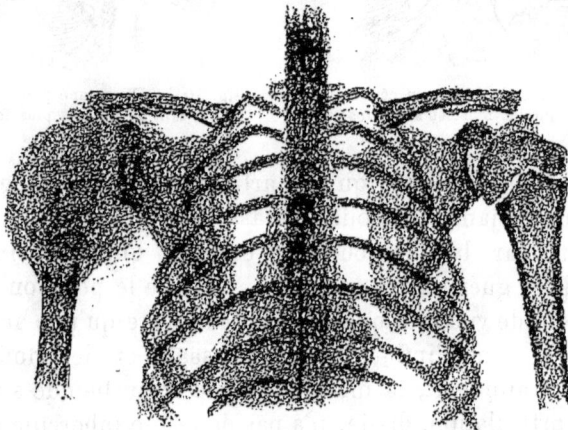

A. ou fig. 11. — La 1re radio à gauche du lecteur est celle du côté malade. — La 2e radio est celle du côté sain. — Enfant de six ans et demi. — Arthrite tuberculeuse datant de 4 mois. — Teinte générale plus claire, interligne plus étroit, — parties épiphysaires plus développées sur le genou malade que sur le genou sain.

B. ou fig. 12. — T. B. du genou, vieille de un an et demi (enfant de 7 ans). — L'interligne est « flou »; coudure diaphyso-épiphysaire du tibia à concavité antérieure.

C. ou fig. 13. — Ostéosarcome de l'épaule gauche (qui avait été pris pour une tumeur blanche).

leur, il faut conclure à l'arthrite bacillaire et traiter le malade en conséquence.

5° *La radiographie.* — Il est encore exceptionnel d'avoir les rayons X à sa disposition ; mais rassurez-vous il n'y a presque rien à tirer d'eux pour le diagnostic au début.

Ils montreront plus tard *le tissu osseux raréfié* dans les extrémités articulaires malades, par comparaison avec le côté opposé ; *l'interligne plus étroit du côté malade* par suite de l'ossification plus avancée de ce côté où le cartilage de conjugaison est stimulé par la maladie ; et parfois des *irrégularités dans le contour des os* (fig. 11, A). Mais ces différences entre les deux côtés sont bien rarement saisissables à la période tout initiale dont il est ici question.

6° *Le cytodiagnostic.* — Nous ferons les mêmes réserves pour la valeur du cytodiagnostic dans les cas où l'on peut retirer quelques gouttes de sérosité du genou et l'examiner au microscope, cet examen donne quelques présomptions, en faveur de la tuberculose lorsqu'il y a surtout des *cellules à gros noyau unique*, lymphocytes, plutôt que des cellules à petits noyaux multiples, mais il ne donne que des présomptions, comme nous le dirons plus loin èn étudiant l'hydarthrose, et quant à la recherche des bacilles dans le liquide de l'hydarthrose tuberculeuse, elle est presque toujours négative. Ce procédé d'exploration n'est d'ailleurs que dans les mains d'un trop petit nombre de médecins pour qu'il soit vraiment pratique. De même, de l'inoculation aux cobayes, et de l'inoscopie....

7° *La tuberculine.* — C'est elle qui devrait servir à établir le diagnostic dans les cas douteux ; mais il faut encore attendre que son emploi soit devenu sûrement inoffensif et réellement pratique. Cela viendra-t-il jamais ?

8° *État général.* — Voici encore pour les cas douteux deux signes de présomption en faveur de la tuberculose, mais qui existent rarement ou plutôt qu'on ne recherche que rarement, à savoir : une *facile élévation de température vespérale* (de quelques dixièmes de degré) à la suite des plus légères fatigues et une augmentation de *fréquence du pouls* constatée depuis quelque temps, sans raison appréciable.

Parfois c'est un *amaigrissement* assez notable qui a précédé la tuberculose articulaire.

C. — Diagnostic différentiel de l'arthrite tuberculeuse

Les considérations générales qui précèdent ne suffiront pas toujours pour vous permettre de faire le diagnostic différentiel de l'arthrite tuberculeuse vraie et des autres maladies avec lesquelles on pourrait la confondre.

Nous devons passer celles-ci en revue et pour cela les ranger en deux groupes :

a. Maladies des parties voisines de l'articulation ;

b. Autres maladies de l'articulation elle-même.

a. — Diagnostic différentiel de l'arthrite tuberculeuse et des maladies « périarticulaires ».

1° Lésions péri-articulaires des os ou des bourses séreuses voisines, ou de la diaphyse. — *Signes communs avec la tumeur blanche* : Impotence fonctionnelle relative, douleurs spontanées, parfois nocturnes.

Signes différentiels : La douleur à la pression se manifeste sur des points osseux extra-synoviaux, ou sur le siège bien connu des bourses séreuses péri-articulaires, qu'on trouve épaissies ; mais on ne découvre rien sur les extrémités osseuses elles-mêmes. La palpation ne révèle pas de modifications de la synoviale articulaire, mais au contraire un relief ou des fongosités sur les os ou sur les bourses séreuses du voisinage (hygroma prérotulien, etc.).

Les mouvements de la jointure sont parfois entièrement libres, ou à peu près ; et même plus tard, lorsqu'il y a dans la région une fistule ou des abcès provenant de ces points extra-articulaires, la mobilité de la jointure est presque normale. Au contraire, dans les abcès venant d'une arthrite vraie, les mouvements seraient abolis, ou tout au moins très limités.

N'oublions pas cependant que ces lésions péri-articulaires, de nature tuberculeuse, peuvent donner secondairement une arthrite bacillaire par propagation.

2° Lésions d'articulations adjacentes ou lointaines. — Nous ne parlerons pas du diagnostic avec les lésions du rachis, bien qu'elles puissent causer des douleurs ou des impotences des membres, parce qu'il sera facile avec un peu d'attention d'éviter la confusion, en faisant successivement l'examen du dos et des articulation des membres.

Mais nous devons mentionner ici les maladies de la hanche et en particulier, **la coxalgie,** qui, débutant souvent par une douleur spontanée au genou, a été prise bien des fois pour une tumeur blanche du genou.

Signes communs : Boiterie et douleurs spontanées dans le genou ; douleurs nocturnes, atrophie légère de la cuisse.

Signes différentiels : L'examen direct, en révélant de la douleur à la pression du genou et une limitation des mouvements de cette articulation, dénonce que c'est le genou qui est malade. Dans la coxalgie, au contraire, c'est à la hanche que se trouvent ces mêmes signes directs (douleur à la pression de la tête fémorale, etc.).

b. — Diagnostic de l'arthrite tuberculeuse d'avec les autres affections de la même articulation.

Nous commençons par éliminer les douleurs vagues du genou, dites de croissance ou de fatigue, ou gonalgie, qui se produisent parfois après une journée de longue marche. Le repos les fait disparaître naturellement, et il n'y a ni douleur à la pression ni limitation des mouvements du genou ; mais si ces douleurs vagues persistent ou réapparaissent fréquemment, on fera bien de se méfier, car elles peuvent être des prodromes d'arthrite bacillaire [1].

1° Rhumatisme; entorse; arthrite scarlatineuse. — *Signes communs* : Boiterie; douleurs spontanées ou à la pression; limitation des mouvements.

Signes différentiels : Dans ces diverses maladies, commémoratifs d'entorse, de rhumatisme, de scarlatine; pas de points vraiment fongueux, ni même généralement de modification de consistance de la synoviale; pas d'atrophie musculaire ni d'épaississement du pli de la peau de la région, comme dans l'arthrite tuberculeuse au début.

De plus tous les phénomènes morbides s'effacent en quelques jours ou quelques semaines au maximum, sous l'influence du traitement de l'entorse ou du rhumatisme, ce qui ne se produit pas dans l'arthrite tuberculeuse vraie.

Cependant le diagnostic n'est pas toujours facile. Le souvenir d'un traumatisme ou d'une petite entorse a pu être perdu, et l'on serait tenté de traiter ces petites arthrites traumatiques par un long séjour dans le plâtre, ce qui serait désastreux : le séjour dans le plâtre longtemps prolongé pouvant conduire à l'ankylose grâce

---

1. Le diagnostic avec l'arthralgie hystérique ?

Il se fera par l'examen général du sujet, et par l'absence de fongosités dans la partie accessible de la synoviale.

Mais méfiez-vous! L'arthrite purement hystérique, *sine materia* est si rare! Et l'on a si souvent, chez les jeunes filles nerveuses, méconnu, *sous prétexte d'hystérie*, une arthrite *tuberculeuse vraie* commençante !...

à cette inflammation subaiguë, même simplement traumatique, de l'articulation.

Inversement et beaucoup plus souvent, l'on peut prendre pour une simple arthrite traumatique une véritable arthrite bacillaire au début. Vous savez bien que les parents trouvent presque toujours une petite chute ou un coup à incriminer. Vous pourrez vous assurer bien souvent, par un examen local attentif et par un interrogatoire serré, qu'on ne doit pas imputer au petit traumatisme en question les accidents articulaires présents.

Mais, d'ailleurs, l'existence d'une entorse bien constatée ne doit pas vous faire exclure de manière absolue la tuberculose, car : 1° un traumatisme peut faire passer dans la jointure des bacilles qui sommeillaient jusqu'alors dans les épiphyses chez des sujets d'apparences saines (la présence de ces bacilles sommeillants a été constaté par les bactériologistes, surtout dans les épiphyses et la moelle des os des articulations qui fatiguent le plus);

Ou bien 2° et surtout, l'enfant n'a fait un faux pas, ne s'est donné une entorse ou n'est tombé que parce que son articulation était plus faible, étant déjà un peu malade. *Et le traumatisme a, non pas créé, mais révélé la tuberculose articulaire*[1].

Méfiez-vous donc d'une entorse qui *ne guérit pas* en quelques jours.

Méfiez-vous également (chez les enfants surtout) des *rhumatismes* mono-articulaires *qui durent*. Combien souvent l'on a pris pour un simple rhumatisme une arthrite tuberculeuse au début!

Le mot de rhumatisme nous amène naturellement au *rhumatisme tuberculeux* de Poncet lequel, ayant l'aspect clinique du rhumatisme vrai, serait cependant de nature tuberculeuse, malgré l'absence des lésions spécifiques de la bacillose. Mais nous devons avouer qu'après examen minutieux de tous les documents publiés, son existence ne nous paraît pas encore, pas plus d'ailleurs qu'à Lannelongue[2] et qu'à Verhoogen[3], absolument démontrée[4].

1. Lorsqu'on dit, dans le monde médical ou dans l'autre : « Cette tumeur blanche est survenue par suite d'une chute », cela n'est donc pas tout à fait exact.
L'entorse n'a *presque jamais* pu créer de toutes pièces la tuberculose articulaire, mais elle a pu, soit démasquer l'évolution commençante mais encore ignorée d'une arthrite tuberculeuse, soit mettre en activité (« en leur donnant l'élan ») des bacilles qui sommeillaient jusqu'alors dans les épiphyses et qui auraient même pu sommeiller toute la vie, et *laisser ainsi toute la vie le sujet en parfaite santé apparente*, sans la survenue du traumatisme en question.
2. *Congrès de la tuberculose*, 1905 (communication orale).
3. *Congrès de Liège*, 1905.
4. Au train dont les choses vont, ce rhumatisme tuberculeux aura bientôt envahi toute la pathologie.
Qui veut trop prouver....

Il nous semble tout aussi naturel d'attribuer ces manifestations cliniques, au moins d'une manière générale, nous n'osons pas dire toujours, soit à un vulgaire rhumatisme franc qui est survenu chez un tuberculeux, soit à une véritable arthrite bacillaire au début, suivant que la terminaison a été la disparition complète et rapide des phénomènes articulaires ou bien, au contraire, leur transformation en une véritable tumeur blanche.

2° **Ostéomyélite aiguë de l'articulation**. — *Signes communs* : Boiterie; douleurs; limitation des mouvements.

Signes différentiels : Localisation plutôt dans la diaphyse, début à grand fracas, avec fièvre; phénomènes généraux presque typhiques, en certains cas; abcès chaud apparaissant au bout de quelques jours; tandis que, dans l'arthrite tuberculeuse, le pus met plusieurs mois à se former, et cela sans fièvre ou avec une fièvre infime de 38°.

L'ostéomyélite chronique d'emblée (Demoulin) se reconnaît surtout par l'hypertrophie des os, hypertrophie s'étendant vers la diaphyse, tandis que dans la tuberculose le squelette de la diaphyse est atrophié.

3° **Paralysie infantile limitée à la région articulaire**. — *Signes communs* : Impotence fonctionnelle; atrophie de la région.

Signes différentiels : Pas de limitation des mouvements, bien au contraire, laxité articulaire; pas de douleurs spontanées, ni à la pression des extrémités, pas d'épaississement de la synoviale.

Commémoratifs : La boiterie est venue après une fièvre nocturne qui a attiré plus ou moins l'attention.

4° **Syphilis des articulations**. — Ce diagnostic importe beaucoup; il est généralement méconnu.

Commémoratifs et antécédents à fixer par un interrogatoire serré des parents et par l'examen général attentif de l'enfant.

L'arthrite syphilitique est généralement double et symétrique; les deux genoux sont pris. Liberté complète, ou à peu près, des mouvements. Pas, ou presque pas de douleurs à la pression des extrémités articulaires; — pas ou presque pas de fongosités au palper de la synoviale; il existe par contre, assez souvent, une hydarthrose abondante, à de certains moments, — car elle disparaît et revient avec une rapidité déconcertante.

Le plus souvent, il est nécessaire de réserver son diagnostic. On fait un traitement spécifique bien conduit : injections mercurielles ou frictions et iodure de potassium à doses considérables. On voit, de quatre à huit semaines après, dans le cas d'arthrite syphilitique, tous les symptômes disparaître, ou s'amender tout au moins d'une manière si extraordinaire que le doute n'est plus permis.

Il faut savoir que les accidents articulaires peuvent revenir, si l'on ne continue pas longtemps le traitement spécifique.

Dans un cas, c'est grâce à l'arrivée subite d'une kératite interstitielle très grave que j'ai pu faire le diagnostic de syphilis, que la présence d'un liquide louche dans le genou avait fait jusqu'alors méconnaître.

Dans ce cas, tous les accidents articulaires, ainsi que la pyarthrose et la kératite, ont parfaitement guéri par le traitement spécifique[1].

5° **Chez l'adolescent et l'adulte, la blennorrhagie simule l'arthrite**

1. Obs. 1. Albertine D., de Paris, neuf ans, souffre du genou gauche, surtout la nuit, depuis près de trois mois et boitille d'une façon intermittente ; — le genou est globuleux ; — le chirurgien qui la soigne à Paris fait le diagnostic d'arthrite bacillaire au début et prescrit l'immobilisation dans un appareil plâtré pour un ou deux ans.

Je la vois, peu de jours après, en consultation. Le genou est bosselé, sans qu'il s'agisse de fongosités nettes de la synoviale, ni d'épanchement liquide, c'est plutôt une tuméfaction œdémateuse mollasse intéressant tous les tissus mous extra-articulaires.

Il y a une petite (mais bien petite) sensibilité à la pression au-dessus de la partie postérieure du condyle interne.

Mais les mouvements sont entièrement libres et pas douloureux. Ce n'est pas l'aspect ordinaire de l'arthrite tuberculeuse ; je ne trouve pas l'atrophie des muscles qu'on voit dans celle-ci, pas la douleur nette à la pression des épiphyses en avant, ni la limitation ordinaire des mouvements. Intrigué, j'examine l'enfant au point de vue général.

Cette enfant est très pâle, à les dents mal formées ; j'apprends qu'à la naissance, elle a eu autour de l'anus une éruption suspecte et que le professeur Fournier, consulté par le médecin ordinaire de la famille, a prescrit de l'iodure de potassium pour plusieurs semaines.

C'en était assez pour me faire penser à une manifestation articulaire spécifique.

Je conseille de laisser l'enfant au repos mais sans appareil, avec une bande Velpeau, et d'instituer le traitement spécifique : Hg et iodure de potassium ; elle part pour Berck, huit jours plus tard. A son arrivée à Berck, je trouve une hydarthrose très nette et, chose bizarre, malgré le repos gardé depuis huit jours, l'autre genou est devenu le siège de quelques douleurs spontanées, surtout nocturnes, et d'un gonflement assez marqué. Je fais de ce côté droit une compression avec une bande Velpeau, et, du côté gauche, (hydarthrose) une ponction évacuatrice sans injection consécutive ; je retire 15 grammes d'un liquide séreux très clair. Puis le liquide s'étant reproduit, je fais encore une 2e ponction dix-huit jours plus tard.

Le traitement général a été continué pendant deux mois et demi ; — bien toléré.

Les douleurs nocturnes du début que l'enfant localisait aux 2 tibias et qui revenaient régulièrement et plusieurs fois chaque nuit, ont disparu.

Le gonflement des 2 genoux a disparu également.

Les mouvements sont toujours entièrement libres.

L'enfant prend un bain de mer chaud tous les jours ; après une interruption d'un mois, nous revenons au traitement spécifique pour six semaines.

Six mois plus tard, l'enfant ne souffre plus jamais ni la nuit ni le jour ; — pas davantage de douleur à la pression en aucun point. L'aspect des genoux est normal.

Elle est mise sur pieds et fait ses premiers pas avec des genouillères en celluloïd — cinq minutes toutes les heures ; — elle quitte Berck après 7 mois de séjour.

Dix mois plus tard la fillette a repris la vie de tous les enfants de son âge.

Revue un an après, — guérison demeurée parfaite.

bacillaire. — *Commémoratifs* : examen du sujet ; il suffit d'y penser pour pouvoir s'en assurer ; mais se rappeler que la blennorrhagie peut exceptionnellement, comme l'entorse, « faire le lit » à la tuberculose.

6° **Hydarthrose simple.** — S'agit-il d'une hydarthrose simple ou d'une hydarthrose tuberculeuse? L'hydarthrose au-dessous de douze ans serait presque toujours tuberculeuse d'après Broca ; mais c'est là, suivant nous, une exagération manifeste.

L'examen du liquide ne donne généralement pas la solution de la difficulté, car les recherches de bacilles, dans le liquide de l'hydarthrose tuberculeuse, sont à peu près toujours négatives.

Le cytodiagnostic, en montrant plus de lymphocytes que de polynucléaires, ne donne que quelques présomptions de tuberlose, car les épanchements articulaires des processus chroniques, rhumatismes, arthrites nerveuses, arthrites phlébitiques ou variqueuses, etc., renferment aussi plus de lymphocytes que de polynucléaires.

Le diagnostic de l'hydarthrose simple essentielle d'avec l'hydarthrose tuberculeuse se fera par les commémoratifs : état général ; antécédents.

Bien souvent l'on doit attendre et réserver son diagnostic pendant quelques semaines en faisant une ponction évacuatrice, puis de la compression ouatée. — Si, malgré ce traitement, l'épanchement se reproduit pendant plusieurs mois, conclure à l'arthrite bacillaire [1].

7° **Lipomes articulaires.** — Pas de douleur à la pression des extrémités articulaires ; mais souvenez-vous que ces prétendus lipomes cachent assez souvent une tuberculose torpide au début. Ces épaississements mollasses, qu'on appelle graisseux, ne sont très souvent — je ne dis pas toujours — que des fongosités vraies à consistance et allures bâtardes.

Donc vous réserverez votre diagnostic ; car cela peut être le premier stade d'une tuberculose à longue évolution.

8° **Tumeurs osseuses. — Ostéosarcomes.** — J'ai vu deux jeunes

---

1. Obs. 2. Jacques B..., trois ans (de Beaune). Hydarthrose, qui disparaît et revient depuis deux à trois mois. Enfant par ailleurs bien portant.

On a parlé d'hydarthrose simple, mais cette longue durée n'est pas chose naturelle et il existe une légère atrophie des muscles péri-articulaires.

Je fais le diagnostic d'hydarthrose tuberculeuse.

Je fais une ponction et retire du *liquide à grains riziformes* ; il s'agissait donc bien d'une hydarthrose tuberculeuse (a été guérie en deux mois par 5 injections d'huile créosotée iodoformée, et six mois plus tard l'enfant a pu reprendre sa vie ordinaire).

gens de Douai, le frère et la sœur, de seize et de dix-huit ans, pris en même temps d'une tumeur osseuse du genou dans laquelle on vit d'abord une tumeur blanche.

Mais la rapidité effrayante des lésions, l'épanchement très abondant de sang pur qui se fit dans les genoux, nous permirent bientôt de faire sûrement le diagnostic.

L'un et l'autre ont succombé, quatre mois environ après le début appréciable des accidents, à un mois d'intervalle l'un de l'autre; tous deux à la suite d'une pleurésie hémorragique.

Il y a un an j'ai vu un enfant de Nancy chez qui avait été porté le diagnostic de tumeur blanche de l'épaule gauche, avant son arrivée à Berck.

Mais l'omoplate n'avait rien; mais les mouvements étaient à peu près libres et surtout l'humérus était épaissi en masse à son extrémité supérieure, beaucoup plus que dans la tumeur blanche au début.

J'ai porté le diagnostic d'ostéosarcome, confirmé par les rayons X. (Voir l'image figure 13, page 15.)

Le père, doutant un peu de mon diagnostic peu rassurant, a retiré l'enfant et l'a conduit à un professeur de Paris, qui a fait peu de temps après la désarticulation du bras, m'a-t-on dit, ou plutôt, je pense, l'amputation interscapulo-thoracique.

Conclusions du diagnostic après examen du malade.

Trois cas : 1er **Cas**. — *Diagnostic certain*. Les signes positifs de l'arthrite bacillaire sont tous réunis; vous êtes moralement certain du diagnostic.

Imposez votre manière de voir et commencez immédiatement le traitement.

Si les parents s'y opposent, vous leur représenterez les risques qu'ils courent de laisser progresser le mal et de rendre impossible une guérison complète le jour où ils auront des yeux pour voir, tandis que, s'ils acceptent immédiatement le traitement, ils ont de grandes chances de faire avorter le mal et d'arriver à la guérison intégrale.

Soyez fermes, sévères même, si c'est nécessaire; et rappelez-vous que les parents qui vous résistent le plus sont ceux qui, dans la suite, vous reprocheront le plus amèrement d'avoir manqué de décision et d'énergie.

2ᵉ **Cas.** — *Diagnostic en suspens.* Vous avez les éléments d'une arthrite, mais sa nature est encore douteuse. Laissez l'enfant en observation, mais au repos cependant.

En attendant, faites faire, suivant les cas, le traitement de l'entorse (massages), du rhumatisme (salicylate de soude), de l'hydarthrose (ponction et compression).

Si, malgré cela, l'arthrite dure encore après quelques semaines, affirmez alors la tuberculose et commencez le traitement.

3ᵉ **Cas.** — *Vous n'avez rien trouvé* chez cet enfant que l'on

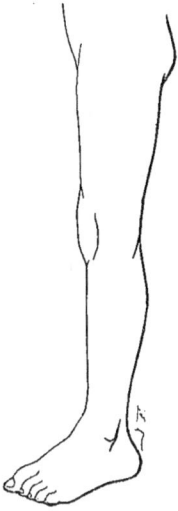

Fig. 14. — Genou sain. — Vu par sa face externe.

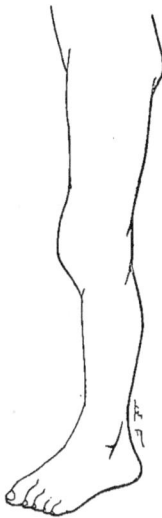

Fig. 15. — Genou malade. — Gonflement de l'articulation. — La rotule paraît projetée en avant.

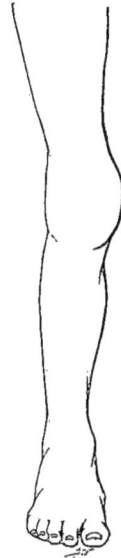

Fig. 16. — Vu de face. — Genou globuleux. — On note en même temps un léger degré de genu valgum.

vous a montré parce qu'il avait accusé de la boiterie ou de la douleur.

Laissez-lui sa liberté.

Mais recommandez aux parents de le surveiller et de vous le présenter encore dans quelques jours ou quelques semaines pour faire un nouvel examen, qui, cette fois peut-être, sera positif.

En agissant avec cette prudence, vous dépisterez l'arthrite tuberculeuse à sa manifestation initiale et vous éviterez bien des infirmités qu'elle entraîne puisqu'il vous sera souvent possible, je le répète, de la faire avorter à son début.

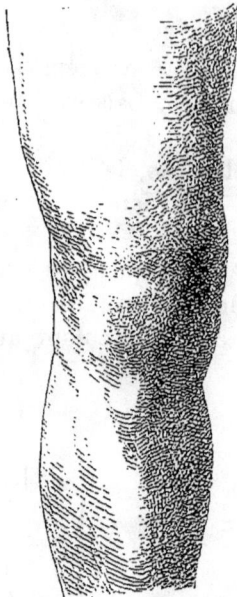

Fig. 17. — Genou normal. — Cette figure montre
la forme normale de l'articulation du genou :
les saillies osseuses, et les reliefs des muscles.

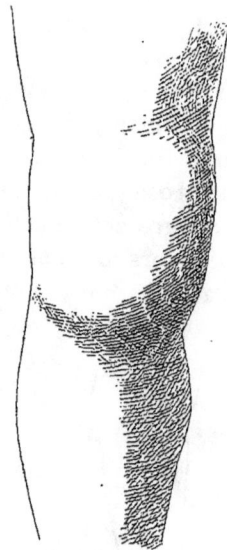

Fig. 18. — Genou malade. — Les saillies osseuses et musculaires ont disparu par suite
du gonflement de l'articulation malade.

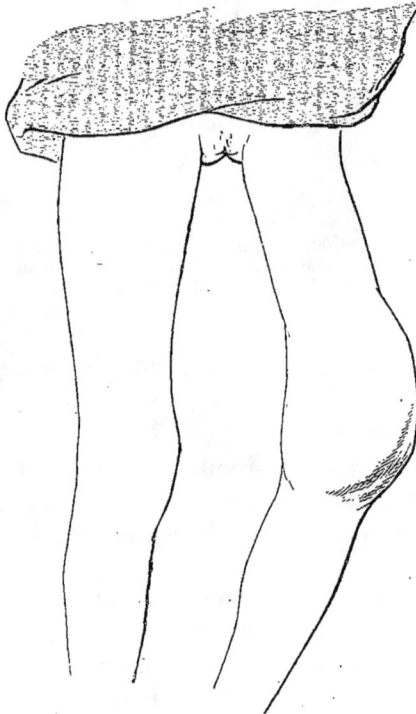

Fig. 19. — Tumeur blanche avec épanchement. — Genou très volumineux; pas de reliefs osseux
apparents : fluctuation très accusée dans toutes les parties de la synoviale.

Ce qui précède, on l'a bien compris, a trait aux cas sim-

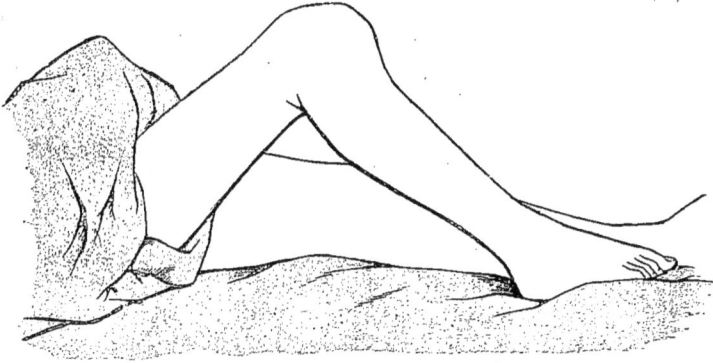

Fig. 20. — Tumeur blanche du genou droit avec déviation marquée.

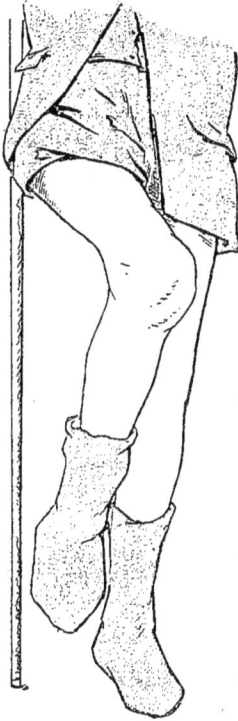

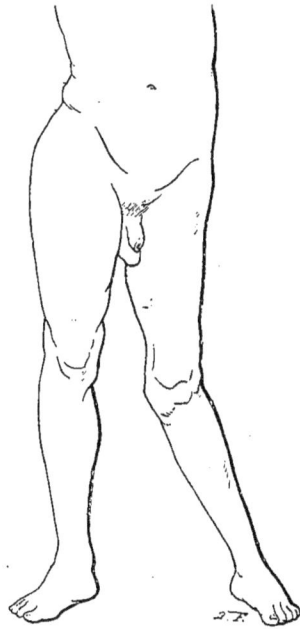

Fig. 21. — Autre type de tumeur blanche.   Fig. 22. — Tumeur blanche du genou gauche
avec genu valgum.

plement ébauchés, et dont le diagnostic est très difficile. En
réalité, dans la pratique, lorsqu'il s'agit d'une vraie arthrite

tuberculeuse, on voit le plus souvent, dès le premier examen :

1° Une impotence fonctionnelle marquée;

2° Une attitude vicieuse appréciable (fig. 15 à 22);

3° Une douleur vive à la pression des extrémités articulaires;

4° Une limitation très-notable des mouvements;

5° Une adénite dans le groupe ganglionnaire correspondant.

6° Une contracture douloureuse des muscles périarticulaires.

Pour découvrir une tumeur blanche, dans la grande majorité des cas, il vous suffira donc de regarder...

CHAPITRE II

PRONOSTIC DE LA TUMEUR BLANCHE SUIVANT LES CAS ET SUIVANT LE TRAITEMENT

Sommaire. — 1° *La tumeur guérira-t-elle?*
Oui : si le sujet vit à la mer ou.à la campagne, et si vous n'ouvrez pas et ne laissez pas s'ouvrir le foyer tuberculeux de la jointure.
2° *Comment guérira-t-elle?*
Il est toujours possible de conserver ou de rendre au malade un membre en bonne position — solide et utile.
Pour les mouvements, c'est une autre affaire : cela dépend de la jointure, de la gravité du mal, de l'âge du sujet, en même temps que du traitement fait.
3° *Quand guérira-t-elle?* — Cela dépend surtout du traitement adopté. En 1 an, avec les injections intra-articulaires; en 3, 4, 5, 6 ans avec le traitement conservateur sans injections; en 3 à 4 mois avec une résection, qui serait très bien réussie. Voilà pour la tumeur blanche fermée (avec ou sans épanchement). Mais s'il s'agit d'une tumeur blanche fistuleuse, il est impossible de préciser la durée de la maladie : 1 à 2 ans en moyenne...

Après avoir reconnu l'existence d'une arthrite tuberculeuse, il faut savoir dire ce qu'il y a à craindre et à espérer. On vous le demandera avant même de vous demander ce qu'il y a à faire.

Il est trois questions que les parents ne manquent jamais de poser au médecin.

A. — Le malade guérira-t-il?

B. — Quand sera-t-il guéri?

C. — Comment guérira-t-il? Sans que la maladie laisse de traces? Ou bien avec une infirmité : boiterie (membres inférieurs), impotence fonctionnelle (membres supérieurs)?

Nous allons examiner successivement les réponses qu'on peut faire à ces questions.

A. — *Le malade guérira-t-il?*

Cela dépend : 1° de l'état dans lequel on nous l'amène; 2° du traitement que nous appliquerons.

Il guérira, nous pouvons l'affirmer, si on nous l'apporte au premier signal, dès les premiers symptômes de la maladie;

Nous pouvons l'affirmer aussi pour la tumeur blanche fongueuse et suppurée non ouverte, et même encore pour la tumeur blanche fistuleuse lorsqu'elle n'est pas infectée.

Par contre, on ne peut plus être aussi affirmatif lorsque le malade atteint de tumeur blanche, arrive avec une ou plusieurs fistules déjà infectées, ayant amené secondairement de la fièvre et des complications viscérales.

Mais il faut bien noter tout d'abord que cette infection est évitable, qu'elle n'existe guère que par votre faute dans les cas où vous avez pu voir le malade dès le début. Nous avons dit depuis longtemps que le grand et presque le seul danger véritable qui menace les malades atteints de tumeur blanche, c'est une dégénérescence viscérale, mais cette dégénérescence ne peut se produire que si l'on ouvre — ou qu'on laisse s'ouvrir — le foyer tuberculeux de l'articulation.

C'est par cette porte ouverte, en effet, que peuvent survenir les infections secondaires qui amènent des résorptions septiques et conduisent aux dégénérescences viscérales.

J'ai déjà formulé cette vérité ailleurs : *Aux tuberculoses fermées (c'est-à-dire sans fistules) la guérison certaine; ouvrir les tuberculoses (ou les laisser s'ouvrir), c'est ouvrir une porte par laquelle la mort peut entrer.*

La mort peut entrer; je ne dis pas qu'elle entrera sûrement, car la guérison est encore certaine si la fistule n'est pas infectée (ni fièvre, ni albumine), parce que nous saurons empêcher qu'elle ne s'infecte. Et même au cas où cette infection viscérale existe avec fièvre et albumine, si elle est légère et de date toute récente, le régime lacté et le drainage de la jointure peuvent encore avoir raison des accidents.

Enfin si cela ne suffisait pas, nous avons ici, pour les tumeurs blanches dont nous parlons, une dernière ressource — *ultima ratio* — qui nous manque dans la coxalgie et le mal de Pott : l'extirpation complète du foyer ostéo-articulaire, non par une résec-

tion, qui serait généralement insuffisante là où le drainage a
échoué, mais par l'amputation.

Puisque cette fâcheuse extrémité est la conséquence d'une fistule infectée, — d'ailleurs évitable, — il n'y aurait plus jamais
ou presque jamais d'amputation si tous les médecins désormais
connaissaient et faisaient leur devoir[1].

N'y a-t-il donc pas d'autres causes de mort possibles, en dehors
de l'infection viscérale, suite de la fistule?

Une généralisation de la tuberculose? — Cette généralisation ne
survient à peu près jamais chez l'enfant, et rarement chez l'adulte,
lorsqu'ils sont placés dans de bonnes conditions (séjour à la mer
ou à la campagne; suralimentation), et que le foyer articulaire n'a
pas été ouvert.

Une méningite? — Oui, sans doute; c'est dans l'ordre des choses
possibles, mais au même titre que les autres généralisations tuberculeuses. On l'évite chez un enfant dont on augmente la résistance
générale par la suralimentation et le séjour à la mer, si l'on a
soin, par ailleurs, de ne rien faire qui puisse amoindrir la résistance locale du cerveau. Donc, pas de travail cérébral pendant la
durée de la maladie; quelques lectures, simplement, pour chasser
l'ennui; — suppression de toute douleur provenant de la maladie
ou du traitement (dans la mesure du possible, bien entendu);
— et surtout abstention, à la période floride du mal, de toute
manœuvre mécanique intempestive qui pourrait amener un
broiement des fongosités de la jointure et un saignement dans les
parties infectées, favorisant une inoculation et une colonisation
bacillaire au loin...

Donc, pas de traitement sanglant; pas de redressement brusque
et traumatisant d'une attitude vicieuse. En tenant compte de ces
observations on peut considérer comme à peu près négligeable le
danger de méningite.

Sur plus de 300 tumeurs blanches traitées à l'hôpital Cazin depuis
10 ans, nous n'avons pas perdu un seul malade, ni même fait une
seule amputation. Il n'est donc pas téméraire de promettre aux parents que leur enfant guérira, et guérira sans opération sanglante[2].

1. Le traitement local de toutes les tuberculoses externes peut se résumer dans
les 3 préceptes suivants que j'appelle familièrement *les 3 commandements* : 1° si le
malade vient au début, éviter la fistule; 2° s'il vient avec une fistule, éviter son
infection; 3° si la fistule est déjà infectée, éviter d'aggraver l'infection par des
opérations soi-disant radicales; se borner à un drainage.
2. Obs. 3. Voici une observation montrant ce que l'on peut, même dans des cas

B. — *Quand la tumeur blanche sera-t-elle guérie?*

Encore ici, la réponse dépend de la variété de la tumeur blanche et du traitement fait.

1° **Tumeur blanche fongueuse**. — Si l'on s'en tient au traitement conservateur pur sans injections modificatrices, la guérison demandera en moyenne 3, 4, 5 ans et même plus.

qui paraissent désespérés. Étienne K..., Paris, trente-deux ans ; depuis l'âge de onze ans (donc depuis vingt et un ans) portait au cou de pied gauche un immense foyer tuberculeux ayant envahi progressivement la jambe et le pied.

Les os étaient malades depuis la partie moyenne de la jambe jusqu'aux orteils. Sur cette large surface s'ouvraient 11 fistules, au moment où je l'ai vu pour la première fois.

L'écoulement qui se faisait par toutes ces fistules était devenu plus abondant depuis quelque temps ; le repos forcé dans une habitation de Paris, l'inappétence, l'abondance de la suppuration avaient affaibli ce malade d'une manière inquiétante, si bien que les chirurgiens qu'il avait consultés avaient été unanimes à déclarer que le seul moyen de sauver la vie était d'amputer la jambe, laquelle d'ailleurs ne pourrait jamais guérir.

Le danger était immédiat et pressant. Encore six jours d'attente, lui avait-on déclaré, et il serait trop tard ; l'on prit date avec la famille pour la sanglante opération : ce serait le mardi.

Le lundi je suis appelé en consultation. Conséquent avec moi-même, fidèle aux méthodes que je suis dans le traitement de la tuberculeuse externe, je fus d'avis, contre tous mes collègues, de ne pas consentir au sacrifice de la jambe avant d'avoir tenté sérieusement, patiemment, longuement, la conservation de ce membre condamné par tous les chirurgiens et dont un médecin radiographe, consulté à son tour, avait dit quelques jours auparavant : « Ce n'est plus de la substance osseuse que vous avez dans la jambe et le pied, c'est de la gélatine, c'est de la bouillie ».

Je consentais à me charger de cette tentative de conservation qui devait être, pour avoir une chance de réussir, très laborieuse, très longue, très attentive : il s'agissait probablement de faire chaque jour, ou à peu près, des injections modificatrices dans tous ces trajets fistuleux, et cela devait durer six mois au minimum, peut-être un an et plus et je concluais en disant : « Si dans un délai moral que nous nous serions fixé à nous-mêmes, après dix ou douze mois par exemple d'un traitement pareil, l'on n'arrivait pas à un résultat satisfaisant, je souscrirais à l'amputation, mais pas avant ». Je promettais au surplus, qu'en attendant nous ne perdrions rien ; que l'état général ne pouvait être amoindri par ces injections modificatrices, et que si le sacrifice du membre devait se faire après ces efforts si persévérants, le malade aurait une force de résistance physique plus grande qu'à l'heure actuelle, en plus de la certitude par lui acquise qu'il s'agissait d'un sacrifice absolument nécessaire, que rien décidément ne pouvait éviter! Les parents les plus proches, très sceptiques on le conçoit, ne furent que médiocrement satisfaits d'une pareille déclaration, qui allait retarder ou même compromettre une guérison que seule l'amputation pouvait amener à leurs yeux comme aux yeux de tous les autres médecins; ils me prièrent d'écrire cet avis, ce que je fis dans les mêmes termes.

Moi parti, voilà le malade qui se raccroche désespérément à cette planche de salut lui permettant sinon d'éviter, tout au moins de reculer l'amputation tant redoutée, et il eut raison de la résistance de ses parents.

Il se fit transporter à Berck le surlendemain, condamné je l'ai dit, dans sa détermination par tous mes collègues et même par sa famille. Je commençai le jour même le traitement dont j'avais parlé.

Après avoir antiseptisé de mon mieux tous ces trajets, j'ai essayé de les modifier par des injections presque quotidiennes, j'ai épuisé la gamme de tous les liquides

Si l'on a recours aux injections, la guérison se fait dans l'espace de 6 à 10 mois, soit 2 mois de traitement actif, puis 2 à 3 mois de compression, enfin quelques mois de surveillance, au repos, sans appareil [1].

Disons, pour être large, que le temps nécessaire est de 10 mois à 1 an.

modificateurs connus : la teinture d'iode, le naphtol camphré, la glycérine iodoformée, l'eau de mer bouillie, le chlorure de zinc au 50°, la teinture d'aloès, la liqueur de Villate; mais j'avais beau faire, les fistules étaient trop larges, je ne parvenais pas à maintenir dans les trajets trop largement béants le liquide injecté; et après cinq mois je dus reconnaître que je n'étais guère plus avancé que le premier jour.

Je continuai cependant le traitement local, encore et toujours poussé par le malade lui-même, et je repris patiemment les injections quotidiennes ou bi-quotidiennes.

Nous étions au septième mois de ces pansements quotidiens lorsque je crus voir une certaine amélioration locale se dessiner. Au huitième mois, en effet, deux fistules sur onze s'étaient fermées.

Au neuvième mois, une autre se cicatrisait, le mois suivant quatre, puis encore trois. Au dixième mois et demi il n'en restait qu'une. Dès ce moment j'étais assuré de conduire le malade à la guérison. Celle-ci fut obtenue onze mois après le début du traitement.

La guérison est complète, définitive, elle dure depuis plus de six ans.

Depuis plus de six ans ce malade vaque à un travail fatigant; va et vient avec son pied qui, massé depuis, a recouvré non seulement de la force, mais encore de la souplesse; avec ce pied et cette jambe dont le médecin radiographe avait dit, la veille du jour fixé pour l'amputation, on ne l'a pas oublié : « Ce n'est plus des os que vous avez là, c'est de la bouillie!...

1. Obs. 4. Céline S..., de Lille, vingt-six ans, est conduite à Berck le 14 mars 1898 avec un genou droit fongueux et subluxé dont elle souffre depuis dix ans et qui en est venu depuis quatre mois à lui refuser tout service. On lui a proposé une intervention sanglante qu'elle a toujours repoussée énergiquement jusqu'alors et vient me demander si elle ne pourra pas l'éviter. Je le lui promets si elle veut accepter un traitement de quelques mois avec des injections de naphtol camphré. J'ai dû en faire 9 avant d'avoir du liquide dans la jointure. A partir de ce moment-là, j'ai fait 16 ponctions ou injections. Cela dure deux mois et demi, puis repos et compression dans un petit plâtre que j'enlève cinq mois après le début du traitement. Le genou est sec et indolore. La malade peut faire ses premiers pas avec une genouillère amovible; après quelques mois, elle est capable de marcher deux à trois heures par jour sans souffrir. Depuis sept ans que ce traitement est fini, elle n'a plus jamais souffert de son genou qui est toujours sec et elle a même recouvré 20 à 25° de mouvements de flexion. La guérison est demeurée parfaite.

Réflexions. — Ce traitement par les injections avait duré cinq à six mois en tout! et ce n'est pas là un fait extraordinaire; non, c'est un fait habituel. Les cas extraordinaires, sont ceux où cela ne se guérit pas dans les six à huit mois ou bien où cela se guérit au contraire en deux ou trois mois seulement, comme par exemple le cas suivant.

Obs. 5. Adèle Z..., dix-sept ans, souffre d'un genou depuis cinq ans lorsqu'elle vient à Berck le 13 mars 1903.

Injections de naphtol pendant six semaines; on fait 16 injections de naphtol camphré et 11 ponctions, puis six semaines de repos et compression; — trois mois après elle marche un peu sans douleurs avec une petite genouillère.

Donc guérie en trois mois, mais la guérison, je l'ai dit, demande généralement le double du temps.

Huit mois plus tard j'ai reçu des nouvelles; le genou reste indolore et sec, encore raide évidemment mais la jeune fille peut marcher plusieurs heures par jour.

Cependant cette durée peut n'être pas suffisante pour de vieilles tumeurs blanches de l'adulte où la cavité synoviale est détruite ou très cloisonnée. Il faut logiquement en ce cas, pour amener la guérison complète, faire autant de séries d'injections qu'il y a de foyers indépendants les uns des autres; ce qui prolonge le traitement et retarde la guérison.

Pour ces vieilles tumeurs blanches, on ne peut donc rien préciser d'une manière absolue, car chaque cas présente des différences individuelles. Nous estimons cependant à une moyenne de 1 an 1/2 à 2 ans la durée du traitement.

2° **Tumeurs blanches suppurées (fermées).** — Avec les injections la durée du traitement est de 6 à 12 mois en moyenne, si ce n'est encore ici dans tel cas infiniment rare où tous les points malades ne communiqueraient pas avec la cavité renfermant la collection purulente.

3° **Tumeurs blanches fistuleuses.** — S'il s'agit d'une fistule non infectée, la durée du traitement par les injections sera la même que dans le cas précédent.

Si les fistules sont infectées, l'on ne peut rien préciser, car les injections ne sont plus indiquées. Il faut s'armer de patience et attendre parfois des années la guérison, lorsqu'on est décidé à ne pas la demander à une opération sanglante, qui ne serait qu'une amputation, la résection ayant, en pareil cas, plus de chance d'aggraver que d'améliorer le sort du malade et aussi plus de chances de retarder que d'avancer la guérison.

Au total, je vous demande de retenir de tout ce qui précède que la durée du traitement de la tumeur blanche ordinaire (non ouverte) est de :

1 an environ avec les injections;

3, 4, 5 ans, 8 ans, et quelquefois plus, avec le traitement conservateur (sans injections).

Et peut n'être que de 4 ou 5 mois, grâce à la résection : si celle-ci est bien réussie (complète et ne laissant pas de fistule). Mais vous savez déjà que la résection, parfois indiquée chez l'adulte, n'est pas soutenable chez l'enfant.

C. — *Comment le malade guérira-t-il?*
Avec une infirmité ou sans tare?

Je répondrai plus en détail à cette question à propos de chaque tumeur blanche en particulier (voir 3ᵉ partie), car la réponse diffère beaucoup suivant la jointure.

Pour l'instant, nous voulons simplement vous dire dans ce chapitre du pronostic ce que vous pouvez répondre aux parents qui vous demandent dans quel état sera la jointure après la guérison.

Eh bien, vous pouvez promettre la restitution d'un membre utile, solide et droit, mais non pas toujours d'une articulation mobile, car ceci dépend de plusieurs facteurs : *degré* du mal et son *siège*, *âge* du sujet — et non pas seulement du *traitement* fait.

1ᵉʳ cas. — *Mouvements pas encore perdus.* Le malade vous arrive tout au début avec une jointure non encore déviée ni enraidie, ou à peine (simple limitation de mouvements). Vous pouvez promettre de conserver les mouvements s'il s'agit du cou-de-pied et même du coude et du poignet, tout au moins chez les enfants de moins de 12 ans.

Vos chances diminuent pour l'épaule et surtout pour le genou où vous n'en avez guère plus de moitié d'y réussir *quoi que vous fassiez*; cela veut dire malgré les injections, car ce traitement est d'une manière générale celui qui sauvegarde le mieux la fonction parce qu'il est celui qui supprime le plus vite l'inflammation de la jointure[1].

Il faut dire enfin que c'est là, un peu aussi, affaire de tempérament, car on peut voir deux enfants du même âge, malades de la même articulation, au même degré, et traités de façon identique, guérir, l'un avec des mouvements, et l'autre avec l'articulation raide.

---

1. Si les parents vous disent : surtout ne mettez pas l'enfant dans le plâtre, cela pourrait l'ankyloser, vous leur répondrez : ce qui ankylose, c'est beaucoup moins le plâtre que les inflammations graves et prolongées; et le meilleur moyen d'éviter l'ankylose sera de supprimer l'inflammation le plus vite possible.

Or, il est certain qu'avec un plâtre et des injections articulaires, la guérison sera plus rapide et plus sûre qu'avec tous les autres traitements.

C'est pour cela que nous n'hésitons pas à faire à la fois des injections et un appareil plâtré. Avec ce traitement, la guérison de l'inflammation se fera généralement en 4 à 5 mois, après quoi nous enlèverons le plâtre. Or, en 4 à 5 mois, chez les enfants surtout, les mouvements n'ont pas eu le temps de se perdre ou tout au moins de se perdre sans retour.

Les anciens parlaient, pour expliquer ces différences de diathèse ostéophytique (Ollier) ou phosphatique (Lacroix)?...

2ᵉ Cas. — *Les mouvements sont déjà perdus en totalité ou en partie.*

Si la jointure, à l'arrivée, est déjà en mauvaise attitude, par exemple en flexion de 45°, et très enraidie, et à plus forte raison si elle ankylosée, vous ne promettrez pas de guérir avec les mouvements; mais seulement de rendre une jointure qui, malgré sa raideur, restera extrêmement utile.

Et cependant dites aux parents que la mobilité vient assez souvent par surcroît, c'est-à-dire que sans avoir rien fait pour recouvrer les mouvements, l'on a fréquemment chez les enfants l'agréable surprise de voir revenir la souplesse un an et demi ou deux ans après la guérison.

Nous l'avons vu bien souvent chez nos enfants de l'hôpital Cazin renvoyés guéris avec des genoux raides et un appareil plâtré. Ils abandonnent le plâtre un an plus tard, et, dans les six à douze mois qui suivent l'enlèvement de l'appareil, ils recouvrent une mobilité de 45 à 90° et même davantage. Cela se voit chez près de moitié de ces enfants.

Laissez donc entrevoir cette possibilité aux parents, mais sans rien promettre d'une manière formelle, pour les enfants compris dans le 2ᵉ cas.

PREMIÈRE PARTIE

TECHNIQUE GÉNÉRALE

———

La technique générale du traitement des tumeurs blanches comprend :

A. Le traitement du foyer tuberculeux, soit par les injections (presque toujours), soit par l'opération ou le traitement conservateur, pur (quelquefois).

B. Le traitement orthopédique.

———

CHAPITRE III

A. — TRAITEMENT DU FOYER TUBERCULEUX DE LA JOINTURE

I

EXPOSÉ DE LA QUESTION

Sommaire. — Supériorité du traitement par les injections intra-articulaires sur le traitement conservateur pur et sur le traitement sanglant.

Il y a quelque chose de changé, avons-nous dit, dans le traitement des tumeurs blanches depuis qu'on a eu l'idée de les traiter par des injections modificatrices intra-articulaires [1]. Il faut avouer cependant que l'importance de ce grand progrès thérapeutique est encore trop méconnue et que cette méthode est loin d'être entrée,

———

[1]. Ce n'est que bien longtemps après que les chirurgiens d'enfants avaient fait des injections intra-articulaires pour la tuberculose des jointures qu'on a songé à en faire aussi pour le rhumatisme articulaire.

comme elle le devrait, dans la pratique courante de tous les médecins.

Pour en bien saisir la valeur, il faut nous reporter à la lésion tuberculeuse type, à l'abcès froid.

Vous savez, car il n'est plus permis aux médecins de l'ignorer, la révolution profonde et bienfaisante qui s'est opérée dans le traitement des abcès froids par les ponctions et les injections modificatrices.

Sans doute, le traitement conservateur pur (repos et traitement général) peut guérir un assez bon nombre d'abcès froids, — mais il est trop incertain et trop long.

Sans doute, l'opération sanglante largement conduite peut revendiquer de même d'assez fréquentes guérisons. Mais il reste un trop grand nombre d'abcès froids, comme ceux de la coxalgie, par exemple, et plus encore ceux du mal de Pott, où l'opération sanglante « guérit rarement, aggrave souvent et mutile toujours ».

Au contraire le traitement par les ponctions et les injections, s'il est soigneusement fait, guérit toujours ou presque toujours, 99 fois sur 100 peut-être. C'est ce qu'il faut répéter jusqu'à ce que tous les praticiens en soient bien convaincus. Il guérit relativement vite et ne mutile jamais. C'est en plus un traitement bénin, simple, d'application facile pour tous les praticiens.

Parmi les médecins et chirurgiens d'enfants, familiers avec cette technique, il n'en est pas un qui me démentira, si je dis que c'est là le traitement par excellence de l'abcès froid, en attendant que le vaccin anti-tuberculeux ait été trouvé.

Pourquoi n'a-t-on pas déjà, comme la logique le commandait, étendu aux autres tuberculoses accessibles, aux tumeurs blanches en particulier, l'application de cette méthode de traitement de l'abcès froid?

C'est ce que, pour notre compte, nous faisons depuis longtemps. Et puisque nous ne devons parler dans ce livre que des tumeurs blanches, nous pouvons dire que depuis plus de dix ans notre traitement habituel et à peu près exclusif des ostéoarthrites tuberculeuses est celui de l'abcès froid, c'est-à-dire le traitement par les *injections intra-cavitaires.*

L'assimilation de la *tumeur blanche avec épanchement* à l'abcès froid s'impose à tous. Cette ostéo-arthrite est un véritable abcès froid des articulations. Donc, appliquer à la tumeur blanche avec épanchement le traitement de l'abcès froid ordinaire était chose toute naturelle.

Mais ne voit-on pas, en y réfléchissant un peu, que l'autre forme de tumeur blanche, la *tumeur blanche sans épanchement*, celle qui n'est pas encore arrivée au stade de suppuration, est également assimilable à l'abcès froid au point de vue anatomique et bactériologique? La cavité virtuelle de l'articulation tuberculeuse représente celle de l'abcès froid. C'est un abcès froid vidé si l'on veut, mais un abcès vide n'en reste pas moins un véritable abcès froid de par la persistance de sa paroi proliférante, active, infectée et infectante qui en est le seul élément caractéristique.

Le premier effet de nos injections intra-articulaires sera ici de fondre les fongosités et de provoquer un épanchement artificiel dans la jointure, c'est-à-dire de ramener ce deuxième cas au précédent; de sorte qu'en fin de compte, il ne reste plus une seule tumeur blanche [1] qui ne soit justiciable du traitement par les injections faites dans le foyer même du mal qui est, en ce cas, la cavité articulaire.

Si nous avons adopté et appliqué ce traitement, il y a déjà une douzaine d'années, comme l'avaient fait, dans quelques cas particuliers, Luton (de Reims), Le Fort, Mikulicks, etc., c'est parce qu'il nous avait paru, comme à eux, parfaitement logique et rationnel.

Mais aujourd'hui la logique de la théorie est passée dans les faits. Des centaines d'observations sont venues confirmer nos prévisions d'une manière éclatante. Ce qui était un essai est devenu une pratique invariablement couronnée de succès. Ce qui était une probabilité est devenu une certitude.

C'est forts de cette longue expérience, appuyés sur des résultats incontestables et qui se renouvellent quotidiennement sous les yeux de qui veut les voir, que nous nous sentons autorisés à dire à tous les praticiens : *le traitement de choix de la tumeur blanche est, dans l'immense majorité des cas, le traitement par les injections modificatrices intra-articulaires.*

L'immense majorité des cas, disons-nous; nous ne disons pas la totalité, nous gardant avec soin d'un exclusivisme absolu qui s'accorderait bien mal avec les indications si diverses de la clinique. Nous reconnaissons qu'il y a quelques cas particuliers

---

1. Nous ne parlons pas ici de la coxalgie ni du mal de Pott, mais des articulations entièrement et facilement accessibles.

où le traitement conservateur et le traitement sanglant restent indiqués.

Il n'est nullement question de les bannir à tout jamais de la thérapeutique. Ce qu'il faut c'est les faire passer au deuxième plan et les considérer désormais comme des traitements d'exception.

Le premier de ces deux traitements, en effet, *le traitement conservateur pur*, peut guérir un certain nombre de tumeurs blanches. Ce n'est pas nous qui vivons à Berck qui allons le contester. Mais il ne guérit guère que les malades qui peuvent vivre à la mer ou à la campagne, et lorsqu'il guérit, c'est, généralement, après un très long temps : 3, 4, 5, 6 ans et même plus ; c'est un inconvénient que tous ceux qui l'emploient sont obligés de reconnaître.

En somme, il est trop long, par suite trop coûteux, pour être à la portée de tous les malades. Il est de plus trop incertain. Même dans les meilleures conditions, il ne guérit guère plus de la moitié des cas environ. Dans l'autre moitié le mal progresse, la tumeur blanche suppure ou s'éternise. Ce sont là des raisons suffisantes pour que le traitement conservateur pur ne soit pas adopté comme méthode générale de traitement.

Il doit être rejeté en particulier lorsqu'il s'agit de malades de la classe ouvrière : enfants ou adultes ; et des habitants des grandes villes qui ne peuvent pas quitter ce milieu malsain.

Mais il est acceptable, par contre, pour un enfant appartenant à une famille aisée qui nous arrive avec une arthrite bacillaire bénigne et récente. Les parents s'inquiètent à la seule pensée de la moindre injection à faire dans la jointure, ils déclarent qu'ils ne sont nullement pressés et que la question de durée est pour eux secondaire. Ils s'arrangeront pour que l'enfant vive au bord de la mer le temps qu'il faudra, trois ans, quatre ans et plus, dans les conditions d'hygiène et d'alimentation qui lui seront prescrites. Les parents ont grand tort de redouter des injections bien anodines, c'est entendu ; mais enfin puisqu'elles ne sont pas toujours indispensables pour les tumeurs blanches récentes et bénignes, nous pouvons mettre tout simplement cet enfant au repos sans même lui appliquer d'appareil plâtré.

Dans tous les cas où le repos seul de la jointure suffit à assurer la disparition de la douleur, et la bonne attitude du membre, ce minimum de traitement local présente assez de chances d'amener la guérison, pour que nous ayons le droit de nous y tenir au début, sauf à l'abandonner pour recourir aux injections, lorsque la famille elle-même finira par s'impatienter ou que, le mal s'éternisant et s'aggravant, la preuve sera faite, pour tous, de l'insuffisance du traitement conservateur pur.

Quant au *traitement sanglant* des tumeurs blanches, traitement qui est malheureusement encore celui de presque tous les chirurgiens, nous allons essayer d'en déterminer la valeur.

Nous ne parlons pas de l'amputation, qu'il faut considérer comme une catastrophe, mais seulement de la résection.

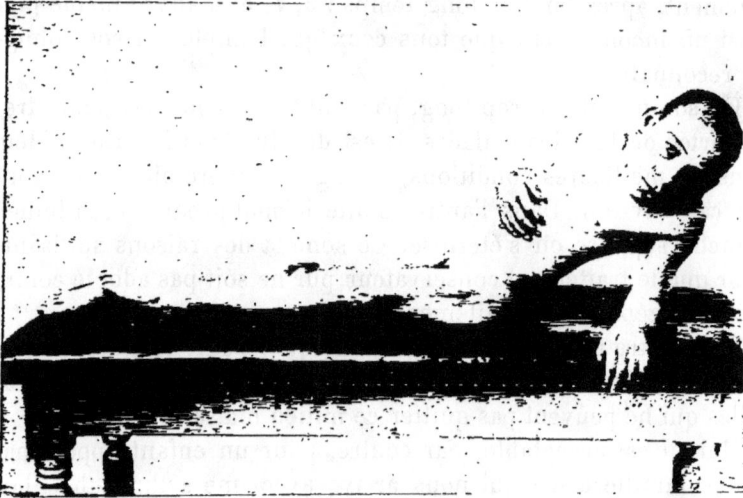

Fig. 23. — Un exemple des résultats déplorables laissés par la résection du genou chez un enfant : il existe 11 centimètres (!) de raccourcissement réel au bout de cinq ans. plus une pseudarthrose très lâche.

Nous ne craignons pas d'être contredit, en venant affirmer ici qu'il faut toujours rejeter la résection pour les sujets qui n'ont pas fini leur croissance. Tout le monde accordera que, si elle est économique, elle est insuffisante à guérir le foyer et qu'elle peut même laisser une fistule. Pratiquée largement, elle mutile gravement le sujet par la suppression des cartilages de conjugaison et cette mutilation ne peut que s'aggraver par la suite (v. fig. 23).

Mais il nous faut dire aussi que, chez l'adulte comme chez l'enfant, les opérations sanglantes faites contre la tuberculose entraînent avec elles un certain danger de généralisation bacillaire, petit, si l'on veut, cependant réel et qu'il n'est plus permis de nier, aujourd'hui. Sachez que *la tuberculose n'aime pas le bistouri*.

Et cependant le traitement sanglant lui-même est indiqué dans quelques cas spéciaux chez un adulte ouvrier, par exemple, pour une tumeur blanche du genou. Il n'y a pas de question de croissance qui puisse nous arrêter ici. D'autre part, cet homme est pressé de reprendre son travail. Au lieu de lui appliquer le traitement ordinaire des injections modificatrices qui mettraient de huit à douze mois à le guérir, avec une ankylose en fin de compte, nous pouvons le réséquer d'emblée; la résection nous donne un résultat fonctionnel équivalent et réduira de moitié la durée du traitement.

Par contre, dans un hôpital d'enfants payants, comme l'hôpital Cazin, de Berck, où la résection nous est moralement interdite par l'âge des malades, tandis que, d'autre part, les modestes ressources des parents pressés nous font un devoir d'abréger le plus possible le traitement, nous soignons *toutes* les tumeurs blanches sans exception *par les injections modificatrices*, et vous verrez un peu plus loin les résultats qu'elles nous donnent.

Nous aurons grand soin d'indiquer au cours de ce livre (voir la 2e partie, partie clinique) la méthode qui convient le mieux à chaque cas particulier, suivant l'âge et la situation des malades et suivant la forme clinique de la tumeur blanche. Mais ce que nous venons de dire suffit à prouver que nous voulons et savons demander à chaque méthode ce qu'elle a de bon, sans y mettre l'ombre d'un parti pris.

N'est-ce pas ainsi, du reste, que nous agissons pour l'abcès froid où, dans tel cas exceptionnel, nous recherchons, soit la résorption (abcès intra-abdominal profond), soit l'extirpation (abcès très accessible chez un ouvrier pressé)...

Pour vous donner dès maintenant une idée des résultats des injections, nous ne pouvons mieux faire que de consigner ici la statistique intégrale des tumeurs blanches soignées pendant 10 ans, de janvier 1895 à janvier 1905, à l'hôpital Cazin, de Berck[1], dont nous parlions tout à l'heure, où toutes les tumeurs blanches sans distinction sont soignées par les injections intra-articulaires.

Le nombre de ces tumeurs blanches atteint 311 (176 genoux,

1. Cette statistique de l'hôpital Cazin est la plus démonstrative de toutes celles que je pourrais citer :
1° Parce qu'à l'hôpital Cazin *toutes* les tumeurs ont été traitées par les injections;
2° Parce que la méthode y a été suivie dans toute sa rigueur.

77 cous-de-pied, 18 autres articulations du pied, 8 épaules, 15 coudes, 17 poignets ou autres articulations de la main.

Tous ces enfants sont guéris. Tous ont guéri dans un espace d'une année, avec une série de 12 injections, à l'exception de 7 d'entre eux chez qui la guérison s'est fait attendre de 2 ans à 3 ans et a nécessité une 2ᵉ série d'injections, et même pour quatre d'entre eux, une 3ᵉ série : sans doute parce qu'il existait plusieurs foyers indépendants, qui n'avaient pas été tous atteints par les premières séries.

Donc pas une mort, pas une amputation ni même une résection vraie; nous n'avons fait, dans cet hôpital, depuis 10 ans, que trois résections du genou dans *un but purement orthopédique*....

Ces enfants ont guéri disons-nous, dans un temps moyen de 8 à 12 mois, à savoir : 2 mois pour les injections proprement dites, 3 mois de compression et de repos à la suite des injections, et enfin de 4 à 6 mois de surveillance, encore au repos, pour bien s'assurer de la guérison, avant de reprendre l'usage du membre.

Au point de vue de la qualité des résultats, non seulement nous obtenons des membres de longueur, d'attitude et de solidité normales, mais, dans la grande majorité des cas, la mobilité même est sauvegardée, si ce n'est cependant au genou; mais il faut dire que nous ne faisons rien dans les hôpitaux pour conserver cette souplesse au genou, parce que ces enfants d'ouvriers peu ou pas surveillés dans la suite, ont davantage besoin pour l'instant d'un membre solide qui demeure bien guéri, que d'une jointure souple qui, parce qu'elle est souple, expose à des entorses et aux rechutes. — Plus tard, après un an et demi ou deux ans d'attente, la mobilité revient assez souvent d'elle-même dans ces genoux....

Disons un mot, dès maintenant, sur la manière dont guérissent les injections.

Elles guérissent tantôt comme le traitement conservateur pur, tantôt comme le traitement sanglant; c'est-à-dire tantôt par la transformation fibreuse des fongosités tuberculeuses, tantôt par leur expulsion hors de l'organisme au moyen de la ponction, après qu'elles ont été ramollies et liquéfiées par les injections. Cela dépend du liquide injecté.

Le premier mode de guérison est obtenu par les injections à « type sec » (iodoforme et créosote).

Le second par les injections à « type liquide » (naphtol camphré mêlé à la glycérine, laquelle nous a permis de rendre le naphtol camphré inoffensif sans lui rien enlever de son action).

Ces injections à type liquide, plus efficaces et plus sûres, amènent l'évacuation complète des produits tuberculeux par le minime orifice d'une aiguille aspiratrice, et par suite sans aucun des risques de fistule ou de généralisation tuberculeuse qu'entraînent toujours avec elles les opérations sanglantes.

Il n'y a donc là rien qui heurte les idées reçues et acquises, depuis le jour où l'on a guéri les abcès froids par cette méthode.

C'est manifestement un traitement rationnel, qui concilie les indications de la bactériologie et de la clinique : la première réclamant l'expulsion des produits tuberculeux hors de l'organisme, la deuxième exigeant que cela se fasse sans aucun dommage pour le malade ; — un traitement qui a déjà fait ses preuves dans plus d'un millier de cas ; — un traitement bénin, simple, et d'application facile pour tous les praticiens....

Trop de fleurs !... direz-vous tout de suite. Il a vraiment trop de qualités !... Pourquoi, si tout cela est vrai, n'est-il pas encore entré dans la pratique courante?... Car, en fait, ils sont en petite minorité les médecins qui traitent les tumeurs blanches par les injections modificatrices.

Cela est parfaitement exact, malheureusement, et il n'est pas étonnant qu'on ait peine à le comprendre. Nous vous devons l'explication d'un fait en apparence aussi paradoxal.

Cela tient à deux raisons :

La 1re, c'est que ce traitement, sans être difficile, réclame une technique précise, il veut être fait d'une certaine manière et non pas n'importe comment, — avec tel liquide, et non pas avec tel autre, — avec telle dose, avec tel nombre d'injections.

La 2e, c'est que le nombre des séances nécessaires (une douzaine en général) rend ce traitement assez assujettissant, et s'il demande moins de temps au malade pour guérir, il faut avouer qu'il en demande au médecin bien davantage que les deux autres où l'on se borne, dans l'un (le traitement conservateur pur) à faire un appareil plâtré tous les six mois, ce qui demande un quart d'heure deux fois par an, — et dans l'autre (le traitement sanglant), à exécuter une fois pour toutes une opération qui demande de vingt à trente minutes en moyenne.

Or, si l'on ne veut pas suivre la technique spéciale (très facile d'ailleurs) que nous dirons, si l'on ne veut pas y consacrer le temps nécessaire, en un mot si le traitement est appliqué « à la diable », il ne guérira pas.

C'est à cause de la mauvaise technique suivie par eux, que quelques médecins, qui ont essayé de traiter les tumeurs blanches par les injections, n'ont rien su en tirer [1].

Notre premier devoir sera donc de donner la technique détaillée, nette et simple qui permettra à tous d'obtenir de ce traitement les résultats promis. Ajoutons que cette technique, on était jusqu'à ce jour bien excusable de l'ignorer, puisqu'elle n'a encore été exposée nulle part, à notre connaissance tout au moins.

La deuxième raison, c'est-à-dire la nécessité de consacrer de 12 à 15 séances au traitement, explique suffisamment que la plupart des chirurgiens, gens pressés en général, n'aient guère voulu essayer de cette méthode.

Je me garde de parler ici des sourds et aveugles volontaires, à l'inertie ou à l'hostilité desquels se heurte toute méthode un peu nouvelle.

Mais ce livre s'adresse à des praticiens de bonne volonté, qui n'ont aucune espèce de parti-pris et me demandent simplement ce qu'ils doivent faire. A tous ceux-là je dirai sans hésitation : Traitez vos tumeurs blanches par les injections en vous guidant à chaque pas sur les indications techniques données dans cet ouvrage. Vous pouvez appliquer sans crainte ce traitement, car il est inoffensif. Vous verrez bien alors par vous-même, de vos propres yeux, ce que valent les affirmations des partisans des injections et celles de leurs contradicteurs, de quel côté se trouve la vérité.

Je suis tranquille sur votre jugement, et sur le jugement de l'avenir, ayant moi-même, comme je vous l'ai déjà dit, longuement expérimenté la valeur des diverses méthodes rivales.

Mais, au fait, n'allez pas vous imaginer, d'après ce que je viens de dire, que je sois seul de mon avis.

Depuis le jour où Luton (de Reims) a le premier traité ainsi une tumeur blanche, il y a trente-cinq à quarante ans, nombreux sont les chirurgiens qui ont, en la modifiant bien entendu, adopté cette méthode.

---

[1]. De même que ces médecins ou d'autres n'ont pas su guérir les abcès froids par cette méthode, et de même aussi que ces médecins ou d'autres déclarent encore la luxation congénitale de la hanche une maladie incurable, parce qu'ils n'ont pas su la guérir davantage....

Au dernier congrès international (Madrid, 1903), où cette question des traitements des tumeurs blanches était à l'ordre du jour, à la première séance, que nous avions l'honneur de présider, tous ceux qui ont pris la parole : Kirmisson, Hoffa, chargé du rapport, et les autres, ont reconnu comme nous (à une exception près, celle de M. Ribera, chirurgien d'adultes, qui préconisait les résections), tous les autres, dis-je, médecins et chirurgiens, ont reconnu que le traitement par les injections intra-articulaires était de beaucoup le meilleur de tous ceux que nous avions. Il n'est pas douteux que le nombre des opposants n'aille chaque jour en diminuant, pour le plus grand bien des malades et des médecins.

Et voici (précieuse recrue) M. Lannelongue lui-même qui, dans une communication faite à l'Académie il y a deux ans (1904), préconise les injections *intra-articulaires* d'iodoforme et de créosote.

CHAPITRE IV

TECHNIQUE DU TRAITEMENT PAR LES INJECTIONS

Mais il est grand temps de vous indiquer la manière de faire le traitement d'une tumeur blanche par les injections intra-articulaires.

Je me suis attaché à ne vous donner dans ce 4ᵉ chapitre, que les notions pratiques nécessaires (mais suffisantes) pour mener à bien ce traitement.

Si vous êtes pressé, tenez-vous à la lecture de ces vingt pages de pratique pure. Lorsque vous aurez des loisirs, vous chercherez et trouverez dans le chapitre suivant [1] les longs détails sur le pourquoi de la technique indiquée ici, sur la manière dont les injections guérissent d'après les données de la bactériologie et de la clinique, sur la valeur respective des divers liquides modificateurs préconisés, et, en particulier, sur le naphtol camphré et sur les raisons qu'on a de s'en servir et la manière dont nous sommes arrivés aujourd'hui à assurer son innocuité sans rien lui enlever de son efficacité.

Les notions pratiques sur les injections intra-articulaires.

1° Où on les fait. — Il est bien entendu que c'est dans la cavité de la jointure et non pas autour que vous faites vos injections.

2° Ce qu'on injecte. — Vous injecterez l'un ou l'autre des deux liquides modificateurs suivants :

Le 1ᵉʳ est un mélange à parties égales d'éther iodoformé à 10 0/0 et d'huile créosotée à 4 0/0.

En d'autres termes, un liquide composé de :

> 50 gr. d'huile,
> 50 gr. d'éther,
> 2 gr. de créosote,
> 5 gr. d'iodoforme.

1. Dans le chapitre V.

Le 2ᵉ liquide est un mélange de naphtol camphré dans la glycérine : 1 gramme de naphtol camphré pour 5 ou 6 gr. de glycérine. Mélange bien brassé dans un mortier avec un pilon ou bien agité vigoureusement dans un flacon au moment de s'en servir [1].

3° **A quelle dose.** — De ces deux liquides modificateurs (de ces deux mélanges) vous injectez de 2 à 12 grammes suivant l'âge des sujets (enfants ou adultes).

4° **Les indications de chacun de ces deux liquides.** — Lorsqu'il s'agit

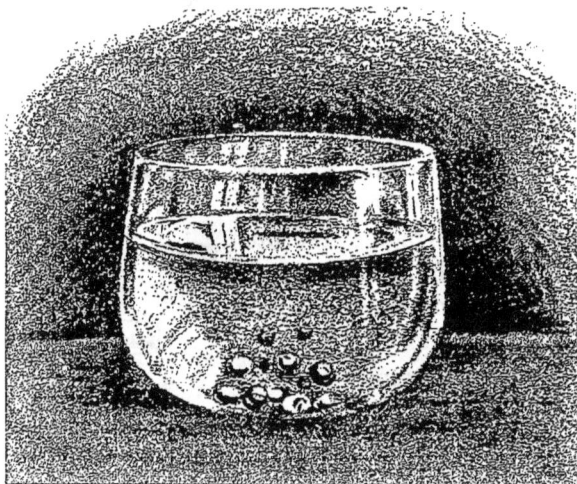

Fig. 24. — Le naphtol camphré dans l'eau. — Si on laisse tomber dans l'eau quelques gouttes de naphtol camphré, il y reste à l'état des sphérules autonomes, qui, si elles passaient dans le sang, seraient capables de provoquer des embolies. Ces sphérules ne se produisent plus lorsqu'on verse dans l'eau quelques gouttes du mélange de naphtol et de glycérine (à moins que le mélange n'ait pas été bien brassé ou que la proportion de glycérine ne soit pas suffisante).

d'une tumeur blanche avec épanchement, vous pouvez employer presque indifféremment l'un ou l'autre de ces liquides.

J'ai dit presque indifféremment; cependant, si la fonte des fongosités est à peu près complète, ou bien, s'il s'agit d'hydartrose tuberculeuse, employez de préférence le mélange d'iodoforme et de créosote.

1. Les pharmaciens vous livreront un naphtol camphré plus ou moins limpide. ce qui peut faire varier un peu la proportion de glycérine nécessaire. — Le mélange est à point lorsqu'il est bien miscible à l'eau. Vous *devez vous en assurer avant chaque injection* en laissant tomber dans un verre d'eau une goutte du mélange. Si la goutte disparaît, c'est bien, mais si des glomérules de naphtol camphré apparaissent instantanément ou se forment après une minute d'attente, c'est que votre mélange de glycérine et de naphtol camphré n'est pas assez brassé ou que vous n'avez pas mis une assez forte proportion de glycérine. Vous en ajoutez ou vous refaites le brassage jusqu'à ce que vous ayez un nouveau mélange ne laissant pas de sphérules de naphtol camphré dans l'eau (voir fig. 24).

Si la fonte des fongosités n'est que très partielle, employez

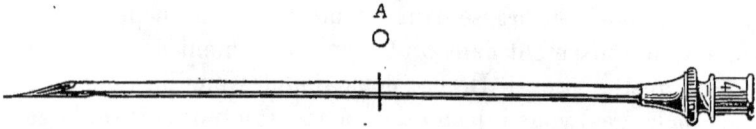

Fig. 25. — Aiguille n° 4 de Collin (grandeur naturelle).
A, lumière de cette aiguille.

plutôt le naphtol camphré, sauf à finir par une ou deux injections du mélange d'iodoforme et de créosote.

Lorsqu'il s'agit d'une tumeur blanche fongueuse que vous voulez ramollir, vous vous servirez du naphtol camphré glycériné.

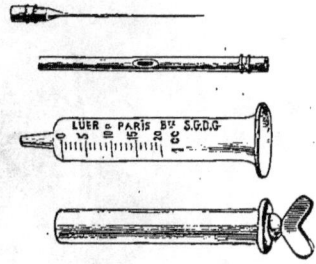

Si vous voulez simplement la scléroser, vous vous servez au contraire du mélange d'iodoforme et créosote. Mais il vaut mieux la ramollir que la scléroser (comme nous le dirons plus loin).

5° **Combien d'injections.** — Une dizaine en règle générale.

Fig. 26. — Seringue de Lüer.

6° **Les faire à 5 ou 6 jours d'intervalle** les unes des autres.

7° **La petite instrumentation nécessaire.**

Vous devez avoir trois instruments : une aiguille, un aspirateur et une seringue stérilisables qui s'adaptent à l'aiguille.

Tous les médecins doivent être pourvus de ce petit outillage pour le traitement des tuberculoses externes.

a) **Les aiguilles.** — Pour une injection simple on peut prendre

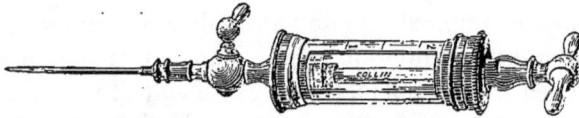

Fig. 27. — Aspirateur Calot, d'une capacité de 10 cmc. (modèle Collin).

une aiguille numéro 1 de Collin, ou l'aiguille de la seringue de Pravaz.

Mais le véhicule de la substance active de l'injection est assez souvent de l'huile ou de la glycérine, et c'est un fait dont il faut tenir compte dans notre choix. En pareil cas nous prenons une aiguille numéro 2 de Collin.

Lorsque l'injection est précédée d'une ponction, il faut se servir d'une aiguille n° 4, qui n'est ni trop grosse, pour ne pas risquer une fistule; ni trop petite, pour qu'elle puisse laisser s'écouler le pus épais ou grumeleux.

b) L'aspirateur. — Prenez un petit aspirateur du modèle que Collin a construit sous mon nom et que voici figuré : il est très commode, très simple et très solide; il a une contenance de huit à

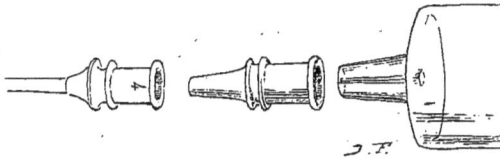

Fig. 28. — Pièce intermédiaire s'ajustant d'un côté à l'aiguille, de l'autre à l'aspirateur ou à la seringue de Collin ou de Lüer.

dix centimètres cubes, et cela suffit, en le vidant, au besoin, plusieurs fois (fig. 27).

c) La seringue. — Prenez une seringue en verre de Collin ou de Lüer, ou même une seringue quelconque facile à stériliser, s'adaptant à l'aiguille n° 4.

Si vous avez, comme nous, un grand nombre de malades à ponctionner dans la même séance, auquel cas l'on ne peut guère stériliser le tout de nouveau pour chacun d'eux, je vous recommande d'avoir plusieurs aiguilles n° 4, et plusieurs de ces petites pièces intermédiaires (fig. 28) fabriquées par Collin; elles s'adaptent à l'aiguille, à l'aspirateur et à la seringue et permettent

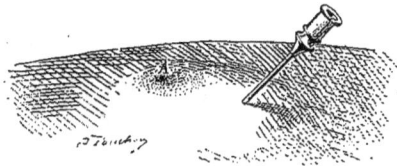

Fig. 29. — Dans le cas où l'abcès est prêt à s'ouvrir (en A), la ponction doit se faire en dehors du point menacé, c'est-à-dire dans la peau saine.

d'éviter d'un malade à l'autre la souillure de la seringue. On prend une de ces pièces intermédiaires pour chaque aspiration et une autre pour chaque injection.

Ajoutez à ce matériel si simple ce qu'il faut pour faire l'anesthésie locale, à savoir : un tube de chlorure d'éthyle ou de coryl.

Au total vous aurez (en plus de ce tube) :

1° Un aspirateur;

2° Deux ou trois aiguilles n°ˢ 1, 2, 3 et 4;

3° Une seringue stérilisable;

4° Deux pièces intermédiaires.

MANUEL OPÉRATOIRE

Il nous paraît préférable d'exposer la technique en prenant successivement les trois cas qui peuvent se présenter : tumeur blanche avec épanchement, tumeur blanche sans épanchement, et tumeur blanche déjà fistuleuse.

1° *La technique dans les tumeurs blanches avec épanchement.*

Traiter une tumeur blanche avec épanchement articulaire, ou un abcès froid, par les ponctions et les injections, est une chose à la fois simple et délicate. Je vois tous les jours des médecins qui n'y arrivent pas et qui se croient obligés finalement d'ouvrir ou de laisser s'ouvrir la collection purulente. *Cela provient uniquement de ce que leur technique est défectueuse.*

Il est donc indispensable d'entrer dans quelques détails sur cette technique, qu'il faut, de toute nécessité, connaître parfaitement.

Dès que vous avez trouvé la collection à ponctionner, vous lavez la peau en cet endroit, sur une large étendue avec un tampon à l'alcool, à l'éther, puis à la liqueur de Van Swieten (finir par le sublimé). Un aide pulvérise alors du chlorure d'éthyle sur le point le plus facilement accessible, que vous lui indiquez. Dès que la petite place est blanche, par une pression soutenue vous enfoncez l'aiguille jusqu'à la profondeur où vous pensez que se trouve le liquide purulent.

On a généralement, dès qu'après avoir traversé les tissus solides on arrive sur le liquide, une sensation spéciale. Parfois une gouttelette de pus vient sourdre à l'extrémité de l'aiguille, mais pas toujours. Dans les deux cas vous adaptez à l'aiguille l'aspirateur, dans lequel le vide a été préalablement fait par un aide; l'adaptation terminée, vous tournez le robinet de l'aspirateur : aussitôt le pus fait irruption dans celui-ci.

Si le pus est en petite quantité et est évacué par une seule aspiration, vous n'avez plus qu'à injecter le liquide modificateur avec votre seringue préalablement chargée de ce liquide.

S'il reste du pus, vous videz l'aspirateur et, après y avoir de nouveau fait le vide, vous le replacez sur l'aiguille, et ainsi de suite, jusqu'à ce que le pus soit entièrement évacué.

A quel signe reconnaît-on que la cavité articulaire est vidée? —
A ce que le pus ne vient plus dans l'aiguille (s'assurer qu'elle
n'est pas bouchée par un grumeau, en y poussant quelques
gouttes d'eau stérilisée), et à ce que le pus est venu à la fin légèrement teinté de rose. Il faut aussitôt enlever ou fermer l'aspirateur. Il vaut même mieux ne pas attendre le moment où le pus va
se teinter, c'est-à-dire qu'il ne faut pas faire saigner.

Pourquoi donc recourir à l'aspiration qui favorise ce saignement?

Parce que : 1° C'est une aspiration très faible que celle d'un
appareil de 8 à 10 centimètres de capacité ;

2° On peut l'atténuer encore en n'ouvrant qu'à moitié le robinet
de l'aspirateur ;

3° Grâce à cette toute petite aspiration, on évite la compression
qu'il faudrait presque toujours faire sur le cul-de-sac de la synoviale
avec les mains pour amener l'écoulement du pus. Or, ces malaxa-
tions exposent bien plus au saignement de la paroi que notre petite
aspiration.

En un mot, il faut un peu d'aspiration, très peu : de cette
manière, on met bien davantage à l'abri d'un traumatisme quelconque la paroi de la cavité articulaire.

Disons tout de suite qui si ce saignement n'est pas désirable, il
n'est jamais inquiétant. Lorsqu'il se produit vous retirez immédiatement l'aiguille et faites la compression de la région pendant
cinq à dix minutes avec un large tampon.

S'il faut éviter de faire saigner, c'est surtout pour éviter tout
danger possible d'inoculation.

Vous recommencez tous les cinq à six jours environ cette petite
opération, piquant chaque fois en un nouveau point, pour ne pas
risquer de favoriser la production d'une fistule.

Si le pus revient trop abondant, vous faites une ponction évacuatrice sans injection consécutive. En d'autres termes, vous faites
alors une injection pour deux ponctions.

Après avoir fait environ dix à douze *injections* (je ne dis pas
ponctions : il y a quelquefois beaucoup plus de ponctions que
d'injections, pour la raison que je viens de donner), le liquide que
vous retirez n'est plus du pus, mais un mélange de sérosité brune
et de liquide modificateur, parfois un peu teinté de rose. La paroi
étant assainie et avivée, saigne plus facilement à la fin qu'au début
de la période des ponctions; mais cela n'a plus les mêmes petits

inconvénients qu'aux premières ponctions, car à la fin le liquide n'est plus virulent.

Lors donc que le liquide à évacuer se sera modifié suffisamment, ce qui arrive souvent dès la huitième ou neuvième injection, on ne fera plus d'injection. L'évacuation terminée, on comprime la région articulaire avec des bandelettes d'ouate hydrophile entre-croisées, pour favoriser la cicatrisation de la paroi; cette compression sera faite méthodiquement, depuis l'extrémité du membre jusqu'au-dessus de la jointure atteinte, avec cette ouate et des bandes Velpeau, qui sont souples et légèrement élastiques.

Si la ponction s'est faite à travers une petite fenêtre pratiquée dans l'appareil plâtré, on bourre d'ouate l'ouverture de la fenêtre et on maintient avec une bande roulée par-dessus l'appareil, mais après avoir vérifié que tous les recoins de la synoviale sont bien atteints par la compression et que le pus ne peut pas fuser dans les parties non comprimées.

On laisse cette compression en place quinze à vingt jours; après quoi on y regarde pour la vérifier et la compléter au besoin par l'adjonction de quelques nouveaux carrés d'ouate.

On profite de l'occasion pour s'assurer que le liquide ne s'est pas reproduit, et pour l'évacuer s'il y en a, si peu que ce soit; puis on fait une nouvelle compression, qui durera encore de quinze à vingt jours, au bout desquels on en refait une troisième et même une quatrième pour la même durée; soit en tout deux à trois mois de compression après la dernière ponction.

La guérison de la collection articulaire s'obtient toujours de cette façon entre mes mains ou entre les mains de mes internes.

Pour arriver à des résultats aussi constants, il faut avoir une très grande habitude de ce traitement. Je dois signaler aux médecins moins exercés quelques difficultés qui peuvent se présenter et qu'il est bon de connaître à l'avance pour en avoir vite raison.

1° **Pourquoi la collection purulente ne se tarit pas.** — Parce qu'on a continué trop longtemps les injections, parce qu'on n'a pas su, après la onzième ou la douzième, les cesser complètement et ne plus faire, à partir de ce moment, que des ponctions évacuatrices à six ou sept jours d'intervalle, et sans injections consécutives; ou encore parce qu'après la dernière de ces ponctions supplémentaires, on n'a pas su faire une bonne, méthodique et forte compression sur la région articulaire, c'est-à-dire qu'on n'a pas su amener

l'accolement exact de tous les culs-de-sac de la synoviale, sans
« points morts ».

2° **Pourquoi la tumeur blanche suppurée s'infecte**. — Parce qu'on
a fait une faute d'antisepsie : la peau du malade, le chirurgien, les
instruments, le liquide de l'injection, les objets de pansement
doivent être parfaitement aseptiques comme s'il s'agissait d'une
laparotomie.

3° **Comment peut se produire une fistule** et le moyen d'éviter la
fistulisation.

a) L'aiguille doit être petite : le n° 3 ou le n° 4 de Collin, tel est le
calibre voulu. On se sert généralement d'un trocart trois ou quatre
fois plus gros. C'est une imprudence grave qui peut causer la
persistance de l'ouverture, c'est-à-dire une fistule (voir obs. 36,
page 184).

J'ai eu un interne qui se servait de préférence de l'aiguille
n° 5 ou n° 6, parce qu'elle n'est jamais oblitérée, sans doute, par
des grumeaux caséeux : il a eu plusieurs fistules. Je ne me sers
plus que du 4. Et même le n° 3 suffit lorsque le contenu de la
cavité est très liquide (dans le cas d'hydarthrose tuberculeuse).

Si des grumeaux caséeux bouchent parfois l'aiguille, on y
pousse avec force quelques gouttes du liquide modificateur qui
rejettent dans la cavité ces débris caséeux, et on voit l'écoulement
du pus reprendre.

Je ne fais pas de grands lavages à la suite de la ponction, pour
ne pas risquer d'infecter mon malade et pour ne pas prolonger la
séance.

Si tout est prêt à l'avance, la durée de la ponction et de l'injection est d'une minute et même moins. Ceci est important, car si on
laissait trop longtemps l'aiguille dans l'orifice, il se fermerait plus
difficilement. Donc, l'aiguille sera petite et l'intervention très courte.

b) Autre précaution à prendre tendant au même but : ne pas
piquer à chaque nouvelle ponction sur le même point, pour
ménager la peau.

c) Pour modérer la sécrétion de la paroi, parfois très abondante,
qui se fait sous l'action du liquide modificateur, en particulier du
naphtol camphré, on n'en injectera que la moitié de la dose
indiquée dans le chapitre précédent; une réplétion excessive pourrait être une cause d'ouverture par l'orifice de la ponction.

Lorsque la tension de la peau est trop grande, on fait une ponction évacuatrice sans injection consécutive, ou bien encore, comme

nous l'avons dit, on ne fait qu'une injection sur deux ponctions.

d) Après la ponction et l'injection, on applique par-dessus l'orifice un véritable pansement aseptique, plutôt qu'une couche de collodion, lequel n'empêche pas toujours l'infection.

Les débutants voyant, après une ou plusieurs injections, la peau tendue, peut-être déjà rougie et annonçant une ouverture imminente, croient la bataille perdue et cette ouverture inévitable. Ils s'y résignent et la laissent se faire spontanément, ou bien ils donnent un coup de bistouri pour la provoquer eux-mêmes, pensant qu'une incision franche vaut mieux que l'ouverture spontanée, ce qui ressemble un peu à la politique de Gribouille. Et désormais, à qui leur parlera de la méthode ils diront hardiment : « Je la connais ; elle ne vaut rien, elle n'empêche pas l'ouverture. »

Quelle erreur !... Pourquoi ne veulent-ils pas entendre ce que j'ai dit et redit à satiété, ce que je vais encore répéter pour eux ?

Généralement cette modification de la peau, qui rend l'ouverture de la collection articulaire immédiatement menaçante, vient de la tension causée par le liquide. Pourquoi donc, au lieu de renoncer à lutter, ne pas tenir la conduite suivante, qui est si simple ?

En un point non encore altéré de la peau on introduit l'aiguille ; on vide la poche complètement ; on ne fait pas d'injection, et on applique, par-dessus, un pansement légèrement compressif à l'aide d'un ou plusieurs tampons et d'une bande Velpeau.

On vérifie l'état de la peau une seconde fois le jour même : si le liquide s'est reproduit, on l'évacue encore par un autre orifice que le précédent, toujours sans injection consécutive. On recommence le lendemain et le surlendemain, se résignant à voir le malade deux ou trois fois par jour, jusqu'à ce que la peau, qui était rouge et mince, ait repris une consistance et une coloration sensiblement normales.

Lorsque je dis aux parents qui me parlent d'une tumeur blanche suppurée : « Hâtez-vous ; si vous venez me voir avant que la collection soit ouverte, je réponds de tout ; si vous venez après, je ne réponds de rien », cela veut dire — non seulement qu'il y a un abîme entre les tuberculoses ouvertes et les tuberculoses fermées, mais encore que, si l'ouverture n'est pas déjà produite, lors même qu'elle paraîtrait inévitable aux parents et à leur médecin, je saurai l'éviter quatre-vingt-dix-neuf fois sur cent. Et lorsque les parents m'ont averti que cette ouverture est considérée par tous les médecins comme absolument inévitable, je fais, dès l'arrivée du malade, sans perdre une heure, une ponction évacuatrice, — non suivie d'injection, bien entendu, — et je la répète encore une ou deux fois ce même jour. Après avoir continué ce traitement, dans certains cas jusqu'à huit et douze jours, je constate que la peau s'est raffermie; et au quinzième jour, par exemple, je me trouve en présence d'une collection purulente ordinaire que j'arriverai à tarir en deux mois environ.

Dans les cas où tout le monde vous pressera d'inciser, dirai-je donc aux médecins, vous n'en ferez rien, sachant bien que le mal que vous causeriez ainsi par une minute de précipitation mettrait un an, deux ans et plus, à se réparer, si tant est qu'il se réparât jamais, tandis que vous pouvez arriver à la guérison sans incision, avec un peu d'attention et de ténacité.

Malheureusement les médecins sont généralement les plus difficiles à convaincre, et il arrive tous les jours que des praticiens qui se déclarent partisans de la méthode des ponctions et des injections, ouvrent les abcès froids ou les tumeurs blanches suppurées, estimant que, dans le cas particulier qu'ils ont sous les yeux, la peau est déjà trop amincie et trop rouge pour qu'on puisse éviter cette ouverture; dès lors, ai-je dit, ils préfèrent une ouverture franche au bistouri, à l'ouverture spontanée par éclatement de la peau.

Eh bien, non; la règle que je pose ne doit jamais fléchir. Elle n'admet pas une seule exception. Il ne faut jamais désespérer de sauver la peau, même la plus compromise en apparence, ni d'empêcher l'ouverture dans les cas où cette ouverture paraît le plus inévitable.

J'ai cité dans le premier fascicule de ce traité des exemples cliniques venant à l'appui de ce que je dis (voir page 129 de mon livre de la Coxalgie).

Le succès dépend donc exclusivement du médecin. Parmi mes internes, j'en ai eu qui ne savaient pas éviter toujours l'ouverture, et d'autres qui y réussissaient à tous coups.

Mais en pareil cas il est nécessaire d'avoir le malade près de soi, de manière à le visiter deux et trois fois par jour au besoin.

Tout ce que je viens de dire s'applique également à tous les abcès froids qui avoisinent l'articulation malade, soit qu'ils communiquent avec la jointure, soit que cette communication n'existe pas, ou plutôt n'existe plus.

En ce dernier cas, si vous êtes sûr que l'abcès est indépendant, — et vous le reconnaîtrez à ce qu'un liquide diffusible, comme l'éther iodoformé, par exemple, introduit dans l'abcès, ne gonfle pas la grande cavité articulaire ou inversement, — vous ferez, bien entendu, les injections dans l'abcès, mais vous ferez aussi une série parallèle d'injections dans la cavité de la jointure, pour être assuré d'avoir atteint tous les tissus malades.

2° *Injections dans les tumeurs blanches sans épanchement.*

Nous devons distinguer, au point de vue de la technique, les deux cas suivants :

a) Le cas où la cavité synoviale est conservée (tumeur blanche récente) ;

b) Le cas où elle est cloisonnée, détruite par places (vieilles arthrites, traitées avec ou sans le repos depuis cinq, huit, dix ans, mais qui ne guérissent pas, conservant de petits foyers multiples et souvent isolés).

a) **Cavité synoviale conservée et à peu près libre.** — Il est toujours facile d'y introduire le liquide modificateur.

On choisit, pour y pousser l'injection, la partie de la cavité articulaire qui est le plus facilement accessible. Nous verrons quels sont les points d'élection pour chaque articulation (3ᵉ partie).

Parfois, exceptionnellement, la place de l'injection est déterminée, en dehors des points d'élection, par la présence, en un autre endroit, d'un amas de fongosités exubérantes.

On fait faire une pulvérisation au chlorure d'éthyle, sur la place choisie. Dès que la peau est blanche, on plante l'aiguille d'un coup sec jusqu'à la cavité articulaire ; — on sent très bien au demi-enclavement de la pointe de l'aiguille si l'on est en place. On attend quelques secondes pour voir s'il ne vient pas de sang. Si cela saigne, il vaut mieux enlever l'aiguille et la reporter dans un autre point de la cavité, et si cela saigne encore, on remettra l'injection au lendemain.

S'il n'y a pas de sang, on adapte la tubulure de la seringue à celle de l'aiguille et on pousse lentement son injection, en dix à vingt secondes. — Cela fait, on retire l'aiguille et la seringue d'un coup. On place un tampon sur l'orifice, puis on le remplace par un pansement aseptique légèrement compressif, et tout est dit.

La conduite à tenir pour produire la fonte
ou la sclérose des fongosités.

On se conduit ensuite d'une manière différente suivant qu'on veut on non produire un épanchement articulaire, c'est-à dire suivant qu'on recherche la fonte ou la sclérose des fongosités.

Pour obtenir la sclérose, on injecte de l'huile créosotée iodoformée et l'on ne fait qu'*une injection par semaine*, on cesse lorsqu'on est arrivé au chiffre de 8 ou 9 injections.

Pour obtenir la fonte des fongosités, on injecte le mélange de naphtol et de glycérine et l'on fait *une injection tous les jours*, jusqu'à ce que survienne l'épanchement articulaire.

Celui-ci se produit vers le 4ᵉ jour (quelquefois au 3ᵉ et quelquefois seulement au 5ᵉ ou au 6ᵉ jour).

Dès que le liquide s'est formé, on commence par une ponction et on finit par une injection, suivant la technique déjà étudiée précédemment pour les tumeurs blanches avec épanchement existant d'emblée.

Et à partir de ce moment, on espace les séances, on n'en fait plus qu'une tous les 5 ou 6 jours, ce qui repose le malade car les injections quotidiennes du début l'avaient fatigué...

La réaction causée par les injections. En effet les injections causent toujours une certaine fatigue et une certaine réaction, quelles qu'elles soient, même les injections d'iodoforme ; mais cette réaction est plus notable après les injections de naphtol, surtout après les injections qu'on est obligé de répéter chaque jour au début pour produire l'épanchement articulaire.

Il ne s'agit pas de la réaction immédiate produite par la piqûre, car la sensibilité est nulle ou insignifiante avec nos liquides (tandis qu'avec les injections de chlorure de zinc, la douleur est atroce pendant plusieurs heures, comme on sait).

Non, nous voulons parler de la réaction générale ; d'ailleurs voulue, du lendemain et des jours suivants — réaction qui se traduit par les phénomènes généraux et locaux d'une inflammation banale subaïgue, de la formation d'un abcès ni froid, ni chaud, d'un abcès « tiède » si j'ose dire. On observe un certain malaise, de l'inappétence, un sommeil moins bon, en même temps qu'un peu de gonflement et de sensibilité de la région articulaire.

La température atteint 38°, 38°,5 et même parfois 39° et 39°,5, avec les doses que nous avons indiquées.

Mais on peut modérer cette réaction, l'atténuer à volonté, tout en obtenant l'effet cherché, à savoir : la fonte des fongosités.

Si donc, après la 1re injection ou la 2e, la température monte, cela est un bon signe en ce sens que cela annonce la formation très prochaine de l'épanchement articulaire.

Mais il ne faut pas cependant que la douleur et les autres symptômes dépassent une certaine limite et que la température reste par exemple, au delà de quelques jours, à 39°.

Sachez qu'il est facile de faire tomber la réaction trop vive; il suffit pour cela de suspendre les injections pendant un ou plusieurs jours, ou bien de ne plus injecter que des doses de liquide moitié moindres.

Mais sachez aussi que vous avez besoin d'un certain degré de réaction.

La formule est celle-ci : provoquer assez de réaction pour obtenir l'épanchement articulaire, et pas trop pour ne pas causer de fatigue excessive au malade. On se maintient au degré voulu, autour de 38, en augmentant ou diminuant la dose du liquide injecté, et en rapprochant ou éloignant les injections.

D'ailleurs cette période de malaise va prendre fin dès que l'épanchement est amorcé et que la 1re ponction est faite; car la partie étant gagnée, on peut dès lors espacer les séances : une tous les 4 ou 5 jours suffira désormais, et l'on voit presque immédiatement tomber tous les phénomènes inflammatoires du début[1].

1. Obs. 6. Observation prise par mon interne Latour. Fr. Jean, six ans, entré en septembre 1904 à l'hôpital Cazin. Tumeur blanche du genou. Le genou est douloureux et bourré de fongosités.
Mis au repos avec un grand appareil et fenêtre antérieure pour les injections.

28 novembre....	Injection de 4cm3 de mélange de glycérine 3/4, et naphtol 1/4.	
2 décembre.. ...	Ponction 20cm3 de pus; injection 5cm3 de naphtol glycériné.	
5 décembre.....	— 30cm3 —	6cm3 de naphtol glycériné.
9 décembre.....	— 40cm3 —	pas d'injection.
12 décembre....	— 30cm3 —	injection 6cm3 de glycérine et naphtol.
14 décembre...	— 20cm3 —	— 6cm3 de naphtol).
16 décembre....	— 40cm3 —	pas d'injection.
19 décembre....	— 20cm3 —	pas d'injection.
23 décembre....	On n'obtient pas de pus par ponction; compression du genou.	

24 février 1905. On remplace le grand appareil par une simple genouillère. L'enfant marche correctement et sans douleur depuis ce jour-là.
1er août. Va très bien.
Obs. 7. (Latour). Arm. Vincent, douze ans, entré en août 1904 à l'hôpital Cazin. Tumeur blanche du genou.
Le genou est très douloureux et l'on sent des fongosités dans toute l'articulation.
Grand appareil et repos pendant quelques jours.

1. Lorsque je dis, par abréviation, injections de naphtol, il reste sous-entendu qu'il s'agit en réalité d'injections du mélange de naphtol et de glycérine.

b) **La cavité synoviale est cloisonnée et détruite par places.** — Il faut pousser l'injection sur les parties accessibles de l'interligne,

15 septembre.	Injection de glycérine 3/4 et naphtol 1/4...................	3 ^{cm3}.
18 septembre.	Ponction, pas de pus; injection de ce même mélange......	2 ^{cm3}.
20 septembre.	Ponction 10 ^{cm3} de pus; injection de naphtol..............	5 ^{cm3}.
22 septembre.	— 25 ^{cm3} — — —	6 ^{cm3}.
25 septembre.	— 40 ^{cm3} — pas d'injection.	
27 septembre.	— 30 ^{cm3} — injection de naphtol..............	6 ^{cm3}.
29 septembre.	— 40 ^{cm3} — pas d'injection.	
30 septembre.	— 20 ^{cm3} — injection de naphtol..............	5 ^{cm3}.
2 octobre.....	— 25 ^{cm3} — — —	5 ^{cm3}.
4 octobre.....	— 30 ^{cm3} — — —	4 ^{cm3}.
6 octobre.....	— 30 ^{cm3} — pas d'injection.	
8 octobre.....	— 10 ^{cm3} — injection d'éther iodoformé........	6 ^{cm3}.
10 octobre....	— 10 ^{cm3} — compression du genou.	
12 octobre....	Il n'y a plus de pus, on fait un nouvel appareil; l'enfant reste au repos jusqu'au 25 décembre.	

A cette époque, on lui met une genouillère plâtrée, il marche correctement et sans douleur.

En mars 1905 on change son appareil, le genou est en très bon état.

1er août. La guérison s'est parfaitement maintenue.

Obs. 8. Gioz, huit ans (hôpital Cazin). Tumeur du genou, déjà traitée à Paris depuis plusieurs mois, entré le 19 février 1903.

Le genou est criblé de traces de pointes de feu profondes.

On met un grand appareil plâtré, avec une fenêtre permettant de panser les plaies, qui suppurent pendant très longtemps.

En juillet, après cicatrisation complète, on essaie de le faire marcher, mais bientôt la douleur reparaît.

Le genou, d'ailleurs, est toujours resté empâté. On le met au repos avec un grand appareil.

Fin avril 1904, il souffre encore, et devant l'insuffisance manifeste du traitement conservateur pur l'on se décide *enfin* à faire des injections.

2 mai......	Injection de naphtol 1/4 et glycérine 3/4....................	4 ^{cm3}.
5 mai......	Ponction 10 ^{cm3} de pus; injection de naphtol.......	4 ^{cm3}.
7 mai......	— 20 ^{cm3} — — —	6 ^{cm3}.
10 mai.....	— 50 ^{cm3} — pas d'injection.	
12 mai.....	— 30 ^{cm3} — injection de naphtol...............	6 ^{rm3}.
14 mai.....	— 20 ^{cm3} — — —	5 ^{m3}.
17 mai.....	— 40 ^{cm3} — pas d'injection.	
18 mai.....	— 20 ^{cm3} — injection de naphtol..............	5 ^{cm3}.
20 mai.....	— 20 ^{cm3} — — —	5 ^{cm3}.
23 mai.....	— 30 ^{cm3} — pas d'injection.	
25 mai.....	— 15 ^{cm3} — injection de naphtol..............	5 ^{cm3}.
27 mai.....	— 20 ^{cm3} — pas d'injection.	
30 mai.....	— 10 ^{cm3} — injection d'éther iodoformé..........	6 ^{cm3}.
1er juin ...	— 20 ^{cm3} — on change son appareil.	
3 juin......	— 5 ^{cm3} — compression; il reste encore un peu d'empâtement.	

Au bout de huit semaines l'empâtement a disparu et l'enfant peut marcher sans douleur avec une genouillère.

Revu en mars 1905 : son genou reste parfaitement guéri.

Obs. 9. Observation prise par mon interne Michel. — Albert C., 9 ans. Hôpital de l'Oise. Tumeur blanche fongueuse du genou depuis 18 mois.

29 mars 1905, injection de 2 centimètres cubes et demi d'une solution ainsi composée :

     Naphtol camphré. 1

     Glycérine. 4

en choisissant un point différent de pénétration à chaque nouvelle injection, afin de se donner le plus de chances possibles d'atteindre tous les points malades.

Exemple : un genou qui vous vient avec encore des douleurs, après 5, 8, 10 ans de traitement conservateur sans injections.

Qu'est-ce qui cause ces douleurs? Un petit point où les os

1er avril. Ponction donnant 4 centimètres cubes de pus, suivie d'une injection de la solution ci-avant donnée.

Les 3, 5, 7 et 9 avril, ponctions et injections.

Le 11, la ponction ne donne plus rien. On ne fait pas d'injection; compression ouatée. On revoit le malade le 15 mai. Le genou est sec, indolore et le malade peut s'appuyer dessus, avec une simple genouillère plâtrée.

Depuis lors, pas la moindre douleur au genou.

20 juin. Le malade se sert de sa jambe, sans douleur. Il a encore un appareil plâtré.

15 décembre. La guérison s'est bien maintenue.

Obs. 10. Voici un cas rebelle, à traitement plus long peut-être parce que le traitement des injections avait été irrégulièrement conduit, et que l'on n'avait pas fait d'emblée un nombre suffisant d'injections. Fret. Clémence, dix ans. Hôp. Cazin. Tumeur blanche du genou droit.

Entrée le 10 juillet 1904.

Elle avait souffert depuis deux mois; on ne trouve presque pas de fongosités dans son genou. Après une quinzaine de jours de repos, elle est capable de marcher sans douleur, avec un petit appareil prenant le pied.

Mais aux premiers jours d'octobre, elle souffre de nouveau, nous y regardons, nous trouvons le genou bourré de fongosités; repos, grand appareil et injections.

20 octobre......	Injection de naphtol 1/4 et glycérine 3/4...............	2 cm3.
23 octobre......	Ponction, pas de pus; nouvelle injection de ce mélange.	3 cm3.
28 octobre......	Quelques gouttes de pus; injection de naphtol..........	2 cm3.
7 novembre.....	On n'a pas trouvé de pus; compression du genou et repos.	
13 janvier 1905 .	Le genou reste toujours très fongueux. Le nombre des injections n'avait pas été suffisant, nous les recommençons en injectant 3 grammes du mélange.	
15 janvier......	On retire quelques gouttes de pus du cul-de-sac latéral; injection de naphtol......................................	2 cm3.
17 janvier......	Ponction 10 cm3 de pus; pas d'injection.	
20 janvier......	— 25 cm3 injection de naphtol............	4 cm3.
21 janvier......	— 30 cm3 de pus.	
22 janvier......	— 30 cm3 —	
23 janvier.....	— 20 cm3 —	
25 janvier......	— 15 cm3 de pus; injection d'éther iodoformé.	
27 janvier......	Il reste encore des fongosités dans la partie supérieure de l'articulation; injection de glycérine et naphtol..........	4 cm3.
29 janvier......	Ponction, pas de pus; injection de naphtol.............	2 cm3.
1er février.......	Ponction 30 cm3 de pus; injection de naphtol...........	5 cm3.
3 février........	— 40 cm3 de pus.	
4 février...... .	— 40 cm3 —	
6 février........	— 20 cm3 de pus; injection d'éther iodoformé.....	4 cm3.
8 février........	— 10 cm3 compression du genou, repos.	

Deux mois après, elle marche sans douleur avec une genouillère plâtrée, cette fois la guérison était bien acquise.

Revue neuf mois plus tard, la guérison s'est bien maintenue.

Obs. 11. Dans certains cas, à allures graves, nous faisons d'emblée 15 à 16 injections. Exemple (obs. prise par mon interne Benoit). Gaston C..., dix-huit ans, de Reims. Tumeur blanche, genou droit, depuis quatre ans et demi. Traitement. Grand appa-

ulcérés sont en contact, où, en tout cas, il existe un petit foyer tuberculeux.

Il faut atteindre ce point, ou ces points, lesquels sont souvent situés au milieu des deux plateaux articulaires, et ne communiquent plus avec ce qui reste de la cavité synoviale, presque entièrement détruite et remplacée par un tissu cicatriciel.

Si l'on veut faire un traitement suivant le type sec, c'est-à-dire si on recherche la transformation fibreuse des fongosités et non pas leur fonte, la conduite à tenir est très simple :

L'on injecte 2 fois par semaine de 5 à 6 grammes d'huile créosotée iodoformée dans un des points accessibles de l'interligne articulaire, jusqu'à ce qu'on ait fait une dizaine d'injections; puis on arrête les injections et l'on comprime.

reil plâtré de l'ombilic aux orteils, fenêtre au niveau du genou et injections de naphtol camphré dans la glycérine (à raison de 1 gramme de naphtol camphré par injection).

Trois injections amorcent la fonte des fongosités en trois jours.

Depuis ce jour, la suppuration bien établie est entretenue par une série d'injections pratiquées toutes les fois que celle-ci paraît se ralentir, suspendues, au contraire, lorsque la fonte des fongosités devient trop active et donne lieu à une réaction trop accentuée.

Nous présentons le tableau du traitement de ce malade, tableau dans lequel on peut suivre la corrélation qui existe entre les injections de naphtol et la quantité de liquide retiré à la séance suivante, en tenant compte du nombre de jours qui séparent les séances :

Date	Ponction		Quantité		Injection
Mardi 28 mars 1904					1re injection.
29 mars					2e —
31 mars					3e —
1er avril	1re ponction.		2 aspirateurs de pus.		4e —
3 avril	2e	—	2	—	5e —
4 avril	3e	—	3	—	6e —
10 avril	4e	—	5	—	7e —
13 avril	5e	—	4	—	8e.
17 avril	6e	—	6	—	pas d'inject.
20 avril	7e	—	3	—	pas d'inject.
24 avril	8e	—	2	—	9e injection.
28 avril	9e	—	3	—	10e. —
30 avril	10e	—	2	—	pas d'inject.
1er mai	11e	—	2	—	pas d'inject.
5 mai	12e	—	1	—	11e injection.
8 mai	13e	—	2	—	pas d'inject.
12 mai	14e	—	2	—	12e injection.
15 mai	15e	—	3	—	13e —
16 mai	16e	—	2	—	14e —
17 mai	17e	—	3	—	15e —
18 mai	18e	—	5	—	16e —
19 mai	19e	—	5	—	pas d'inject.
23 mai	20e	—	2 1/2	—	pas d'inject.
28 mai	21e	—	1 1/2	—	pas d'inject.

Puis repos de la jointure pendant deux mois, après lesquels le malade se lève.

Ce jeune homme est resté depuis parfaitement guéri et a recouvré même spontanément 20 à 30° de mouvements de flexion.

Si, au contraire, on veut provoquer un épanchement, on se sert du mélange de glycérine et de naphtol camphré et on l'injecte tous les jours.

Mais les choses les plus simples ont leurs petites difficultés dans la pratique. En voici quelques-unes que je dois signaler.

Les unes viennent de l'état général du sujet. A de certains moments, le malade est fatigué. Il faut alors, sinon interrompre, du moins espacer les injections; et, pendant ce temps de répit, le travail de réaction inflammatoire dans la jointure, qui était près d'aboutir à la production du liquide, s'arrête et avorte.

Lorsqu'on reprend les injections c'est presque à recommencer.

D'autres difficultés peuvent tenir aux modifications locales survenues : la peau est rouge; les tissus péri-articulaires sont infiltrés sans qu'il y ait du liquide dans la profondeur.

On pourrait, par suite de cette tension et de cette inflammation de la peau, provoquer, en insistant, une eschare cutanée avant d'avoir du liquide dans la cavité articulaire.

Ce sont là des inconvénients qui n'existent pas lorsqu'on injecte dans une cavité synoviale encore bien conservée, ou au moins retrouvée, c'est-à-dire dans le cas d'une tumeur blanche pas trop ancienne.

Mais, dans le cas de vieilles tumeurs blanches à cavité cloisonnée et obturée plus ou moins complètement, le liquide ne pénètre que difficilement entre les deux extrémités articulaires; parfois il reflue vers les tissus péri-articulaires, c'est-à-dire les tissus sous-cutanés, et il infiltre la peau même.

On évitera cet ennui, en portant le liquide aussi loin que possible entre les deux extrémités articulaires, pour en localiser, de son mieux, l'action entre les deux os. C'est, en effet, là qu'est le mal.

Du même coup, on atteint ainsi le mal plus sûrement et on ménage plus parfaitement les tissus mous et la peau. Mais lorsque, malgré tout, la peau rougit, s'infiltre, menace de craquer, — et même sans attendre ce moment, — il faut lui donner le temps de se refaire, de se raffermir et, pour cela, interrompre pendant quelques jours les injections.

Dès que la peau n'est plus rouge, ni douloureuse, ni infiltrée, on recommence, en prenant encore plus de précautions pour porter le liquide entre les deux surfaces osseuses malades.

On finira bien par atteindre les fongosités et les produits tuber-culeux, de manière à les transformer ou à les ramollir en un épan-

chement, lequel se fera péri-articulaire au cas où l'interstice inter-
osseux ne serait pas suffisant pour le contenir. Et tout cela sera
produit en sauvegardant l'intégrité de la peau.

De cette façon on aura un traitement efficace contre les lésions
tuberculeuses profondes, et cependant inoffensif pour la peau ; détail
important, car une eschare pourrait s'infecter et cette infection
cutanée risquerait d'amener l'infection du foyer osseux profond.

Supposons cependant que, malgré toutes les précautions, la peau
craque en un endroit : que faudra-t-il faire ?

Avant tout, ne pas perdre son sang-froid, ne pas croire que tout
est perdu. Rien n'est encore perdu. Il n'y a qu'une difficulté de
plus à surmonter.

Évidemment les chances de complications sont plus grandes.

Mais si vous faites bonne garde, si vous faites une asepsie
rigoureuse, la pénétration des micro-organismes du dehors ne se
produira pas, l'infection secondaire n'aura pas lieu.

Donc, dès que la peau a craqué, cessez toute injection ; lavez
bien la peau au niveau de la fissure et assez loin dans les parties
voisines. Vous vous servirez d'alcool et de sublimé au 1/1000, et
vous recouvrirez d'un pansement de gaze soigneusement stérilisé,
plutôt que de poudres pharmaceutiques dont l'asepsie est toujours
moins assurée que celle d'un tissu sortant de l'étuve.

Vous renouvellerez ces pansements, parfaitement stérilisés, tous
les jours ou tous les deux jours, et vous attendrez ainsi que la peau
se soit décongestionnée et ait eu le temps de se refaire, de se
cicatriser.

Quand cette cicatrisation sera complète, le danger sera écarté
et vous recommencerez les injections en attaquant l'articulation
par un autre point, et en prenant encore plus de précautions que
la première fois, pour éviter tout nouvel incident.

On devine que c'est au cou-de-pied, à la main, au poignet, là
où la peau est plus particulièrement collée contre les jointures, où
la collection a moins d'espace pour se développer, que le danger est
le plus réel de voir la peau craquer en un point, sous l'influence
des injections faites dans la jointure ou autour d'elle ; d'autant
qu'il s'agit ici d'injections répétées et pour ainsi dire intensives.

Il semble qu'on soit « enfermé dans ce dilemme » :

Si l'on ne fait que des injections péri-articulaires et très espacées,
on n'a rien à craindre pour la peau, mais on ne détermine pas
d'épanchement ;

Si l'on fait des injections très actives et répétées, on augmente les chances de provoquer une réaction plus forte aboutissant généralement à un épanchement intra- ou péri-articulaire, mais cette réaction court risque de ne pas se limiter au point voulu, de s'étendre, de se propager à la peau et d'en amener la rupture.

C'est un double écueil dont une attention minutieuse, au service de quelque expérience, vous gardera presque toujours dans la pratique.

Je répète, d'ailleurs, que nous ne sommes pas désarmés dans les cas exceptionnels où la peau vient à se rompre.

Tout se réduit à un petit retard, à une perte de temps fâcheuse, sans doute, mais qui ne compromet pas la guérison définitive.

3e *Injections dans les tumeurs blanches fistuleuses.*

Les injections n'ont leur raison d'être que dans les fistules non infectées, c'est-à-dire dans les fistules purement tuberculeuses.

Les fistules infectées (par infections secondaires septiques) sont plutôt aggravées par les injections, telles que nous les entendons ici. Tout au plus y peut-on faire avec discrétion des lavages antiseptiques avec une solution phéniquée ou de permanganate de potasse ou d'eau oxygénée.

Nous verrons dans la partie clinique à quoi l'on distingue une fistule infectée d'une fistule non infectée (page 179).

Dans celle-ci, au contraire, les injections donnent ordinairement les mêmes résultats que dans le traitement de la tumeur blanche fermée. Cela se comprend, puisque, au point de vue bactériologique, il n'y a pas de différence entre l'une et l'autre.

Seulement, il faut obtenir que le liquide modificateur reste en place dans le foyer malade, malgré la présence de la fistule.

Pour cela, on bouche celle-ci dès que les liquides ont été injectés, et on maintient l'occlusion aussi exactement que possible d'une injection à l'autre.

Il est deux manières d'y arriver.

La *première*, c'est de faire, par l'orifice déjà existant, avec une seringue bien aseptique, à embout très fin qui ne distende pas cet orifice, une injection de 1 à 2 grammes de naphtol camphré, par exemple, et d'oblitérer l'orifice immédiatement après, avec un tampon d'ouate hydrophile stérilisée, qui en repousse les lèvres légèrement en dedans et le déprime de façon à empêcher l'écou-

lement du liquide introduit. On maintient le tampon avec une
bande Velpeau. On recommence le lendemain et tous les jours
suivants : chaque fois on enlève le tampon, on laisse se vider la
cavité et on fait une nouvelle injection.

Lorsque l'orifice est béant, que l'introduction de l'embout de la

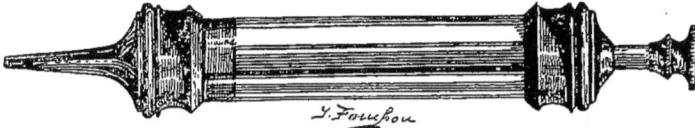

Fig. 30. — Seringue en verre et ébonite qui suffit pour le traitement des fistules (à conserver
dans un récipient aseptique ou dans l'eau stérilisée); chaque malade a sa seringue.

seringue et le contact du liquide irritant l'agrandissent trop pour
que ce liquide reste en place, il peut être utile d'interrompre un
jour ou deux les injections, après avoir vidé à fond la cavité, ce
qui permet à l'orifice de se rétrécir un peu.

Vers le dixième jour, après une dizaine de ces injections, la
paroi active est suffisamment modifiée
et avivée pour qu'on puisse cesser les
injections et accoler les parois du trajet par une compression faite à l'aide
de petites lanières d'ouate hydrophile

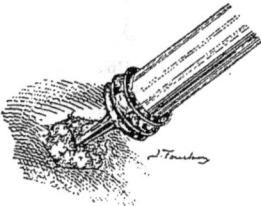

Fig. 31. — L'embout de la seringue recherche le trajet entre les bourrelets de l'orifice fistuleux.

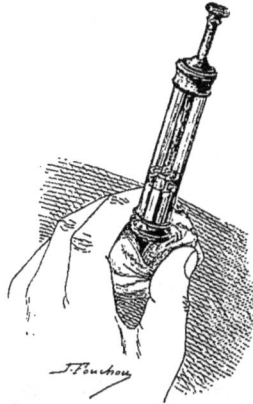

Fig. 32. — Injection intra-fistuleuse. Une lanière
d'ouate hydrophile mouillée est enroulée autour
de l'embout de la seringue : la main gauche de
l'opérateur maintient ce tampon serré sur la
plaie pendant que la main droite enlève la seringue aussitôt que l'injection est terminée.

entrecroisées, et maintenues solidement avec les bandes Velpeau.

Si l'accolement ne s'obtient pas du premier coup, si, après les
quinze jours pendant lesquels doit s'exercer cette compression, il
reste un suintement, il faut recommencer une nouvelle série de
huit à dix injections, en procédant de la même manière, et cette
deuxième série aura suffisamment modifié et assaini la paroi pour
que, cette fois, l'accolement se produise.

La *deuxième manière* d'arriver à la guérison par des moyens conservateurs est d'injecter, à l'aide d'une fine aiguille, le liquide dans la cavité articulaire, sur un point éloigné de l'orifice fistuleux, et de chercher à amener la fermeture de celui-ci en y appliquant et y maintenant constamment un tamponnet d'ouate hydrophile. On continue à injecter et à ponctionner la cavité articulaire en cet autre point, comme s'il s'agissait d'un abcès fermé.

En dérivant ainsi l'écoulement du pus, on arrive parfois à la fermeture de la fistule.

Si la peau n'était pas complètement

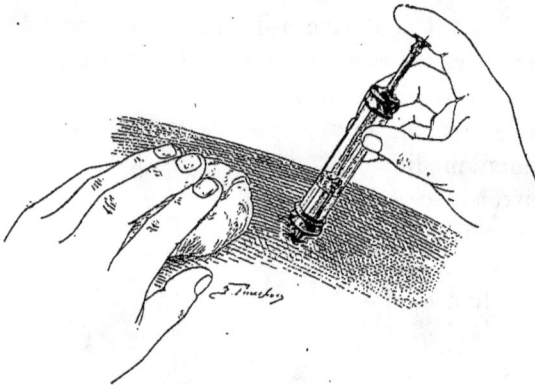

Fig. 33. — Fistules communicantes. — On pousse l'injection dans l'une des fistules pendant que la main gauche, pour conserver en place le liquide injecté, oblitère l'autre ou les autres fistules au moyen d'un très large tampon.

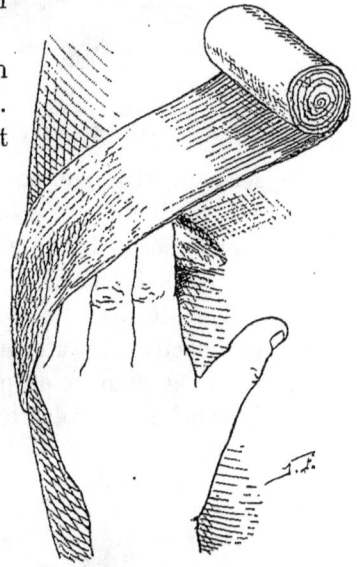

Fig. 34. — Un aide maintient ces tampons pendant l'enroulement de la bande : on assure l'oblitération de la fistule d'une injection à l'autre.

cicatrisée après et malgré l'assainissement et la guérison du foyer articulaire, il n'y aurait plus, en tout cas, qu'une petite plaie superficielle, bien facile à fermer, du moment qu'elle ne serait plus entretenue par un foyer profond de fongosités.

On voit combien il est difficile de préciser la technique pour tous les cas qui peuvent se présenter. C'est uniquement à sa plus grande expérience que tel chirurgien doit d'arriver à la guérison, là où d'autres échouent constamment, si tant est qu'ils essaient et ne considèrent pas *a priori* la bataille comme perdue.

On me pardonnera d'entrer dans de si petits détails, parce que l'on comprendra que la guérison dépend de l'observance de ces minuties.

CHAPITRE V

DOCUMENTS SUPPLÉMENTAIRES SUR LA MÉTHODE DES INJECTIONS INTRA-ARTICULAIRES

I. — *Pourquoi l'on doit faire les injections modificatrices dans la cavité articulaire et non pas autour.*

Sommaire. — L'on doit faire les injections *dans la cavité articulaire* et non pas autour d'elle, de même que dans l'abcès froid, on fait des injections intra et non péricavitaires.

Il est logique de porter le remède là où est le mal, c'est-à-dire dans la cavité articulaire.

De même, lorsqu'on traite un abcès froid, c'est dans la cavité et non pas autour, qu'on porte le liquide modificateur.

L'anatomie pathologique nous enseigne en effet que la tumeur blanche, qui à un certain moment intéresse à la fois la séreuse et les os, a pour point de départ tantôt la face interne de la synoviale, tantôt les extrémités osseuses.

Dans les deux cas et dès le début, nous sommes sûrs d'atteindre les lésions si nous portons le liquide dans la cavité articulaire dont les parois sont formées par les extrémités osseuses et par toute la face interne de la synoviale.

Le liquide modificateur baignera la surface articulaire des os comme il baignera la surface interne de la séreuse dont il va petit à petit dérouler, développer et pénétrer tous les culs-de-sac.

Il pénétrera de même dans tous les prolongements fongueux que la tumeur blanche envoie vers les parties voisines; il pénétrera en particulier dans les boyaux de fongosités qui, de la cavité, s'enfoncent dans la profondeur des os plus ou moins loin, et saura les atteindre, pour les modifier ou les détruire, plus sûrement encore que la curette la plus habile.

Et ces espérances ont été pleinement confirmées par les faits.

Et l'on ne saurait s'étonner si, par contre, les injections faites en dehors du foyer, c'est-à-dire en se tenant de parti pris en dehors du pourtour de la synoviale, comme dans la méthode sclérogène, se sont montrées impuissantes à supprimer le mal et même à l'empêcher de progresser. Nous en savons quelque chose personnellement [1].

Si nous ajoutons qu'en dehors de son inutilité, la méthode sclérogène est horriblement douloureuse et nécessite l'emploi du chloroforme, on comprendra qu'à l'heure actuelle les chirurgiens y aient renoncé d'une manière générale, comme nous l'avons fait nous-même depuis longtemps.

II. — *Comment les injections agissent et guérissent.*

Sommaire. — Elles guérissent, soit en sclérosant les fongosités, soit en les liquéfiant et en permettant leur évacuation par ponction.
Ce deuxième mode de guérison est le plus sûr, la bactériologie nous l'enseigne, et la clinique et l'observation clinique le confirment.
Cependant le premier qui est un peu plus anodin peut être employé pour les malades peu pressés, chez qui il suffira quelquefois.

Ce traitement, avons-nous dit, s'applique à toutes les tumeurs blanches avec ou sans épanchement.

Mais la nature des liquides et leur mode d'action diffèrent un peu suivant qu'il s'agit de l'un ou de l'autre cas.

1er Cas. — Tant qu'il s'agit d'une tumeur blanche avec épanchement (véritable abcès froid articulaire), on emploie les mêmes liquides, aux mêmes doses et de la même manière que dans l'abcès froid ordinaire.

Il se produit dans la cavité articulaire injectée les mêmes modifications successives.

---

1. Obs. 12. Insuccès des injections sclérogènes péri-articulaires. Guérison par le naphtol camphré. En voici un exemple, entre beaucoup d'autres.
Far..., entré à l'hôpital Cazin-Perrochaud pour une tumeur blanche du genou, le 18 mai 1894.
La tumeur blanche a été traitée à l'hôpital Trousseau par la méthode sclérogène, et remonte à plus d'un an. Insuccès complet. Le genou à l'arrivée est très gros, douloureux et fongueux; on ne constate pas de points de fluctuation; il existe des amas de fongosités dans la région poplitée, et de chaque côté de la rotule. On fait à Berck une série de 8 injections de naphtol dans la jointure. L'enfant marche avec des béquilles pendant la durée du traitement, sur la demande expresse des parents.
Compression ouatée pendant deux mois. Les fongosités ont complètement disparu : les mouvements sont même revenus spontanément dans une étendue de 40°. — L'enfant repart avec un plâtre amovible complètement guéri après un séjour de huit mois seulement à Berck.

Les ponctions enlèvent la partie du tuberculome déjà liquéfiée spontanément; et si cette fonte spontanée intéresse la totalité des produits tuberculeux, ce qui se voit dans certains cas d'abcès ou de tumeurs blanches très « mûrs », on conçoit que l'évacuation complète, par une ou plusieurs ponctions successives, de ce contenu, puisse suffire à amener la guérison, sans même qu'il soit fait une seule injection modificatrice.

En ce même cas, l'ouverture, spontanée ou par le bistouri, de cette collection, pourrait donner aussi la guérison. Mais dans la pratique cela se voit bien exceptionnellement; on ne peut pas, on ne doit pas y compter; au contraire, on doit tout faire pour éviter cette large ouverture de la collection articulaire pour deux raisons principales :

1° Parce qu'il est rare que la totalité des produits tuberculeux soit entièrement liquéfiée et que tous les ennemis, jusqu'au dernier, puissent s'écouler ainsi à l'extérieur; or, si cela n'est pas, les fongosités qui restent vont donner une suppuration qui peut s'éterniser; parce que ces fongosités n'ont presque pas de tendance à évoluer vers la guérison.

2° Parce que, en attendant, on risque trop de voir pénétrer jusque dans la cavité anfractueuse de l'articulation, par cette ouverture toujours béante, des microorganismes du dehors; et alors gare aux infections secondaires si graves, si difficiles à guérir.

Ce double risque : fistule persistante et fistule qui s'infectera, disparaît lorsque nous traitons ces mêmes collections articulaires par des ponctions et des injections.

1° En obtenant l'évacuation du liquide par le canal d'une aiguille très fine on évite la fistule et ses risques immédiats et éloignés, car l'orifice de la piqûre se referme de lui-même aussitôt que l'aiguille a été retirée.

2° En faisant des injections de liquides modificateurs à la suite de la ponction, on amène à maturité, c'est-à-dire à l'état liquide les fongosités encore existantes dans la paroi de la collection tuberculeuse, ce qui rend leur évacuation possible par des ponctions successives; ou bien on amène la transformation fibreuse de ces fongosités. Il y a, comme vous savez, deux modes de guérison des produits tuberculeux : ou fonte caséeuse et évacuation en dehors, ou transformation fibreuse *in situ*.

2ᵉ Cas. — Tumeur blanche sans épanchement.

Le traitement des injections et leur mode d'action ne sont plus aussi connus dans ce 2ᵉ cas, où il s'agit d'une tumeur blanche fongueuse et sèche.

Ici la nature des liquides à injecter, ou tout au moins leur mode d'action, a quelque chose d'un peu spécial, bien qu'en y regardant de près, on reconnaisse que les différences entre les deux cas sont plus apparentes que réelles.

Dans la tumeur blanche avec épanchement, le liquide modificateur injecté à la suite de la ponction va guérir le foyer malade, soit en fondant et liquéfiant les fongosités de la paroi tuberculeuse, les préparant ainsi pour la ponction suivante, soit en les sclérosant sur place.

Eh bien, l'injection faite dans une tumeur blanche fongueuse sans épanchement ne peut agir que de l'une ou l'autre de ces deux manières.

En quoi cette tumeur blanche fongueuse diffère-t-elle, en effet, de la tumeur blanche suppurée? — En cela seulement qu'il n'y a pas encore de liquide dans la jointure; mais, pour tout le reste, les os et la synoviale présentent les mêmes lésions; de même il y a, dans ce cas de tumeur blanche comme dans l'autre, une cavité, — cavité virtuelle il est vrai, et vide, tandis qu'elle est remplie dans le 1ᵉʳ cas.

Le liquide modificateur injecté dans cette cavité virtuelle va évidemment, comme s'il y était injecté après ponction, agir sur les fongosités qui tapissent les surfaces articulaires et la paroi interne de la synoviale et de ses prolongements.

Il va provoquer tantôt la transformation fibreuse des fongosités, tantôt leur fonte et leur liquéfaction. D'où la production d'un épanchement artificiel, et le second cas est ramené dès lors au premier.

La seule différence véritable à noter c'est que, si nous recherchons le ramollissement des fongosités plus fermes d'une tumeur blanche primitivement sèche, cette fonte est parfois assez difficile à obtenir; tandis que le ramollissement est déjà produit dans le 1ᵉʳ cas, ou tout au moins amorcé, ce qui, on le devine, facilite beaucoup le traitement.

Dès maintenant la question qui se pose tout naturellement c'est de savoir lequel est, de ces deux modes de guérison, sclérose ou fonte, le meilleur et le plus sûr.

Nous touchons ici à un grave problème de pathologie générale qu'on peut énoncer en ces termes :

Vaut-il mieux garder dans l'organisme les produits tuberculeux modifiés, mis vraisemblablement hors d'état de nuire, ou vaut-il mieux que tous ces produits soient expulsés au dehors?

Interrogeons la microbiologie et la clinique.

Les microbiologistes les plus éminents, à qui nous avons bien souvent posé la question, sont unanimes à répondre :

Il ne suffit pas d'avoir tué les bacilles dans l'organisme si tant est qu'on puisse arriver à les tuer sûrement; il faut encore jeter dehors ces « cadavres de bacilles », pour se servir d'une expression célèbre ; *car la présence de ces microbes, même morts, n'est pas absolument indifférente.* Même l'enveloppe du bacille, même « la graisse de cette enveloppe », nous disait l'un d'eux [1], est un danger pour l'avenir.

Les conclusions du laboratoire sont donc très nettement en faveur de l'expulsion complète, hors de l'organisme, de tous les produits tuberculeux, plutôt qu'en faveur de leur simple modification dans les tissus.

C'est ce qui fait que l'intervention chirurgicale doit paraître, au premier abord, logique et rationnelle. Mais faut-il répéter encore ce que nous avons déjà dit plusieurs fois? Faut-il rappeler les mécomptes, les déceptions que l'intervention chrurgicale a donnés dans le traitement de la tuberculose externe, les complications septiques, les propagations locales ou les généralisations viscérales de la maladie, les mutilations lamentables, surtout chez les enfants? Combien de malades pour qui le remède a été pire que le mal!... On veut écraser la mouche, on tue l'homme!

Nos injections à type liquide, au contraire, qui ont tous les avantages théoriques des opérations sanglantes se trouvent n'avoir aucun de leurs inconvénients. Ces injections répondent à tous les desiderata.

C'est donc vraiment le traitement idéal!...

2° Les observations de la clinique sont venues confirmer les conclusions du laboratoire.

Tout ce que nous avons observé depuis plus de dix ans nous permet de dire que les injections à type liquide assurent mieux la guérison que les injections à type sec.

Aussi bien cette observation s'applique-t-elle à toutes les tuberculoses externes.

Il y a bien longtemps que nos pères avaient remarqué, à propos des adénites tuberculeuses, que les cous les plus couturés étaient

---

1. L'éminent directeur de l'Institut Pasteur de Lille, le Dr Calmette.

les mieux guéris. Ce qui revient à dire que plus les cous étaient complètement débarrassés, *par évacuation*, de tous les produits tuberculeux, plus la guérison était complète.

Mais à quel prix n'achetait-on pas cette guérison!... tandis qu'aujourd'hui, avec nos injections à type liquide, nous pouvons guérir ces cous aussi complètement, par une évacuation aussi parfaite, mais *sans les couturer*, sans mutiler le sujet, sans qu'il garde les tares indélébiles, si désolantes, des écrouelles et du bistouri.

Pour ce qui est des tumeurs blanches, nous avons constaté, et tout le monde autour de nous l'a constaté également, que celles qui ont été traitées par les injections à type liquide, qui comportent l'évacuation des produits tuberculeux, guérissent mieux que les autres, plus sûrement et plus définitivement.

Nous pourrions citer, à l'appui, des faits nombreux, et d'abord la statistique tout entière de l'hôpital Cazin.

Si, dans cet hôpital, les injections ont donné une si merveilleuse proportion de guérisons, et si nulle part ailleurs on n'a obtenu de pareils résultats, c'est parce qu'on y emploie toujours les injections à type liquide, tandis que dans la clientèle de ville cela ne se fait pas toujours.

Et pourquoi pas toujours chez les enfants de la ville?

Parce que la plus belle médaille a son revers, parce que les injections à type liquide, à côté de leurs immenses avantages, de leur indéniable supériorité, ont le petit inconvénient, déjà mentionné, d'amener une réaction plus vive qui se traduit par une certaine élévation de température (38 à 39) pendant quelques jours et une certaine fatigue chez les enfants. Notez qu'on peut doser et régler à volonté cette réaction. Mais cela inquiète un peu quelques parents timorés, même avertis.

Ils n'acceptent pas toujours non plus, volontiers, qu'on provoque un épanchement artificiel, qu'on amène du pus dans les jointures.

Du pus! Ce mot est malheureux, il effraie; il faudrait dire, *ce qui est d'ailleurs la réalité, qu'il ne s'agit pas de vrai pus*, qu'on va fondre les fongosités et évacuer ensuite par ponction le liquide résultant de cette fonte.

Enfin, au point de vue de la fonction, par cela même que les injections à type liquide sont plus énergiques, qu'elles agissent plus profondément sur les parties malades, il semble *a priori* qu'elles peuvent excorier un peu la surface cartilagineuse de la cavité articulaire et faciliter ainsi la production de quelques adhérences entre les points avivés de cette paroi.

Cependant, ce n'est là, d'après mon expérience, qu'une objection purement théorique et l'on ne perd rien d'une manière générale même à ce point de vue de la fonction, à préférer les injections à type liquide.

Ces dernières, guérissant plus vite, en un espace de quelques mois, ne laissent pas à la mobilité le temps de se perdre, si elle existait à la date de la mise en traitement, c'est-à-dire au moment de la première injection. Ne savons-nous pas, d'ailleurs, qu'à la suite même des arthrites suppurées ordinaires, qui guérissent rapidement, les mouvements reviennent, en règle générale. Les injections à type sec, au contraire, mettent deux et trois fois plus de temps à guérir lorsqu'elles guérissent, — et par cela même nécessitent une immobilisation sévère plus prolongée.

Ainsi donc, à ne considérer que la fonction, les injections à type liquide valent au moins autant que les injections à type sec ; mais surtout celles-ci guérissent moins bien, moins sûrement, moins solidement, moins vite, et c'est ce qui prime tout.

En somme et tout bien pesé, nous ferons de préférence des injections à type liquide.

Cependant, pour des parents très timorés, s'il s'agit d'enfants aisés, nullement pressés par la question de temps, il est permis de commencer par les injections à type sec, surtout pour les formes peu ou pas fongueuses et les hydarthroses tuberculeuses, où elles peuvent suffire. Si ce traitement est reconnu insuffisant, il sera toujours temps de recourir aux injections à type liquide que les parents accepteront cette fois, après l'échec constaté des précédentes.

III. — *Quelques objections à la méthode des injections modificatrices, et réponse à ces objections.*

Sommaire. — Trois objections principales. — Comment les injections intra-articulaires peuvent-elles guérir :
1º S'il existe, dans l'os ou les parties molles, un foyer tuberculeux indépendant de la cavité articulaire ;
2º Si la cavité articulaire est détruite ou divisée en quantité d'alvéoles cloisonnées et indépendantes les unes des autres ;
3º S'il existe un séquestre?
4º L'objection tirée de la minutie du traitement et du nombre des séances qu'il exige.

Les principales objections qu'on a faites et qu'on fait encore à la méthode des injections modificatrices se ramènent aux trois suivantes :

Comment peuvent-elles guérir, demante-t-on :

1° S'il existe un foyer tuberculeux de l'os ou des parties molles, sans communication avec la grande cavité articulaire;

2° Si cette cavité articulaire est presque détruite ou divisée en plusieurs alvéoles (vieilles tumeurs blanches);

3° S'il existe un séquestre?

Nous avons déjà répondu à ces questions, implicitement, au cours des précédents chapitres. Reprenons-les une par une, pour mieux montrer qu'elles n'ont rien d'embarrassant.

1re Objection. — Comment les injections intra-articulaires pourraient-elles assurer la guérison lorsque existe, à côté des lésions de la grande cavité, un point malade sans communication avec elle?

Nous répondrons :

Ce point malade, accessoire et indépendant, se trouve dans les parties molles ou dans l'épaisseur de l'os. Dans le 1er cas, il est appréciable par nos procédés d'exploration ordinaires et nous le traiterons parallèlement au foyer principal, en faisant, dans ce tuberculome des tissus mous, des injections de même nature et en nombre égal que dans l'articulation.

C'est par une double série d'injections modificatrices simultanées et parallèles que nous traitons couramment les tumeurs blanches s'accompagnant d'un abcès circonvoisin péri-articulaire, dont la communication n'existe pas ou n'existe plus avec la grande cavité synoviale.

Dans le 2e cas, le point malade accessoire se trouve dans l'épaisseur de l'os, dans la profondeur de la diaphyse, à une distance de 3 ou 4 cm., par exemple, de la surface articulaire de l'os.

Il faut noter d'abord que, bien souvent, ce point profond reste en communication avec la cavité articulaire par des tractus fongueux plus ou moins développés — qui serviront de conducteurs aux liquides injectés dans la grande cavité articulaire pour atteindre ce point secondaire, le modifier et le guérir. Ne voyons nous pas souvent dans la polyadénite cervicale ces mêmes injections faites dans l'épaisseur d'un ganglion superficiel, modifier et même guérir les ganglions profonds.

Mais admettons que cette communication n'existe pas ou n'existe plus, et que le liquide injecté dans la grande cavité ne puisse pas,

même en restant en place jour et nuit pendant des semaines,
arriver à aucun moment jusqu'au point secondaire.

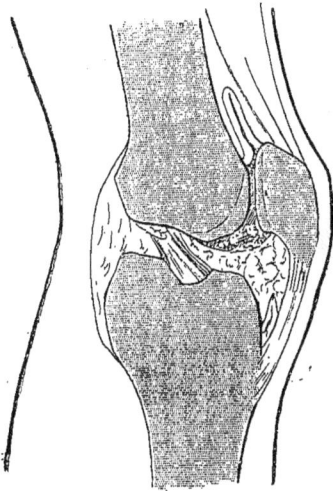

Fig. 35.

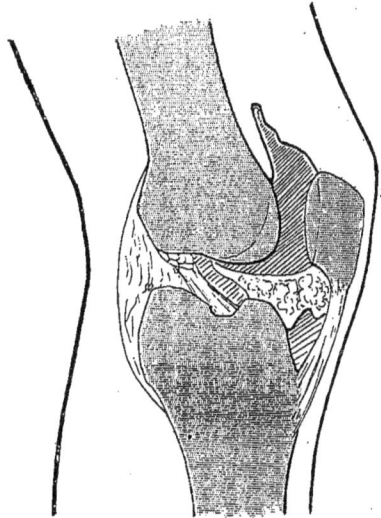

Fig. 36.

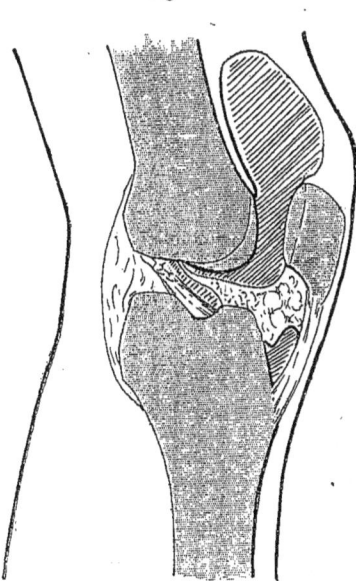

Fig. 37.

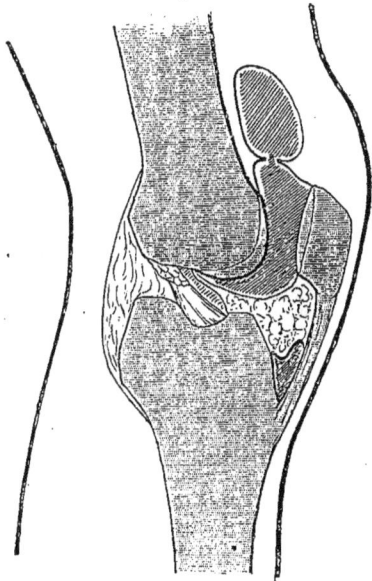

Fig. 38.

    C'est un cas infiniment rare; mais enfin, il peut exister. J'avoue
qu'alors la guérison du sujet par les injections intra-articulaires
pourra ne pas être définitive.

Mais de deux choses l'une : ou ce foyer accessoire latent guérira spontanément après l'extinction du foyer morbide principal; ou bien il se développera, cessera, à un moment donné, d'être latent, et sortira de l'os, à travers le périoste, pour arriver aux parties molles, ou bien à travers le cartilage diarthrodial pour pénétrer dans la grande cavité.

Et dès lors, il nous sera facile de l'atteindre soit dans les parties

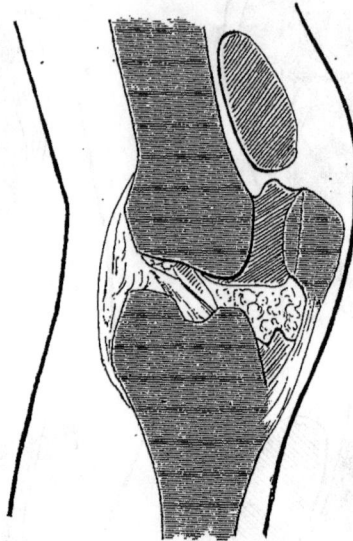

Fig 39.

Fig. 35 à 39. — *Analogie de la tumeur blanche suppurée avec l'abcès froid* : ces cinq figures permettent de se rendre compte qu'une partie de la synoviale (le cul-de-sac sous-tricipital) peut se séparer du reste de la cavité articulaire (adhérences pathologiques) et former un abcès; cet abcès est guéri par les ponctions et les injections, l'épanchement articulaire doit guérir logiquement par la même méthode.

molles soit dans la grande cavité, par une série nouvelle d'injections modificatrices.

A vrai dire, cette objection est presque exclusivement théorique; car à ce compte, et si l'on voulait pousser les choses à fond, il faudrait, chaque fois qu'on fait le traitement local d'un foyer tuberculeux, atteindre non seulement ce foyer, mais les lymphatiques et les ganglions du groupe correspondant, puisque nous savons que le système lymphatique est toujours intéressé par ces lésions.

D'ailleurs, l'objection s'applique aussi bien à la méthode sanglante, au profit de laquelle elle est fréquemment soulevée. Il ne serait plus permis d'escompter la guérison d'une tumeur blanche du genou à la suite de la résection la plus large, si l'on n'avait pas en même temps extirpé les ganglions et les lymphatiques de la région.

Mais surtout, l'opération sanglante n'assurerait pas davantage la guérison du foyer osseux, indépendant de la grande cavité arti-culaire

Supposons, en effet, l'articulation ouverte en vue d'une résection.

Il est évident que le chirurgien enlève seulement les lésions qu'il voit. Après l'ablation d'une petite rondelle osseuse, si la surface des os a une apparence normale, il s'en tient là; il ne s'amuse pas à découper ces deux os en rondelles successives, sous prétexte que la théorie enseigne qu'il peut exister, dans la profondeur de l'une et l'autre diaphyses, un petit tubercule accessoire. Ce serait folie!

Dans la tuberculose d'un ganglion du cou, allons-nous enlever la totalité des ganglions du cou des deux côtés et tous ceux des territoires voisins pour la même raison?

Dans la tuberculose génitale de l'homme, si nous intervenons sur le testicule, enlèverons-nous en même temps et à tout coup les vésicules séminales, le canal déférent et la prostate, toujours malades cependant, et aussi les ganglions inguinaux et intra-pel-viens auxquels aboutissent les lymphatiques du système?

Donc cette 1re objection, faite quelquefois à la méthode des injections, qu'on ne pourra pas agir sur un foyer indépendant qui serait dans la profondeur de l'os, — cette objection ne vaut rien, — ou, tout au moins, n'atteint pas davantage cette méthode que la méthode sanglante, — bien au contraire.

2e Objection. — S'il s'agit d'une vieille tumeur blanche, d'une cavité presque détruite, ou extrêmement cloisonnée avec dix loges différentes, ou avec adhérence intime et presque complète entre les deux surfaces articulaires, comment le liquide modificateur atteindra-t-il la totalité des lésions?

Je le répète, un liquide comme l'éther iodoformé, injecté dans des points très différents du pourtour de l'articulation agissant et péné-trant pendant deux mois, finira bien par atteindre et par consé-quent modifier et guérir tous les points malades.

Cependant j'accepte que quelquefois dans tel cas très excep-tionnel de très vieilles tumeurs blanches, et chez l'adulte, cela ne se produira pas. C'est à la rigueur possible, et le fait est démontré si le malade continue à souffrir.

On pourrait faire alors une arthrotomie exploratrice, pour véri-fier s'il reste un ou plusieurs points non encore modifiés, et si oui, finir par une arthrectomie ou une résection qui seraient alors bien bénignes, puisqu'on arriverait sur une région et sur des tissus déjà très assainis par les injections.

3ᵉ **Objection**. — Lorsqu'existe un séquestre il est, dit-on, de toute nécessité de l'enlever, sans quoi le malade ne guérira pas, en dépit des injections.

Nous répondrons tout d'abord que ces séquestres sont infiniment rares dans les tumeurs blanches, si ce n'est à la main et au pied.

Et puis, il y a deux espèces de séquestres.

a) Les *séquestres aseptiques*, il n'en peut exister que de ceux-là dans toute tumeur blanche non ouverte, non infectée.

Il ne faut pas plus nous en occuper que des séquestres, petits ou grands, que nous savons exister toujours dans le mal de Pott et qui n'empêchent pas cependant le mal de Pott non ouvert de guérir. Et nous n'allons pas opérer les maux de Pott sous prétexte que l'anatomie pathologique nous enseigne qu'ils renferment tou-jours des petits séquestres!.....

De même dans les tumeurs blanches fermées, ces séquestres ne gênent en rien pour la guérison par la méthode des injections modificatrices.

b) Ceux de la seconde espèce, les *séquestres infectés*, n'existent que si l'on a ouvert et laissé s'infecter l'articulation, c'est-à-dire si l'on n'a pas bien appliqué la méthode des injections.

Il se peut, à la rigueur, dans le cas de vieille fistule, qu'un séquestre joue le rôle d'un corps étranger, qu'il entretienne l'in-fection et doive être enlevé.

Dans les vieilles fistules, il est donc permis de faire une opé-ration sanglante, non pas à prétention de cure radicale, mais pour voir s'il n'existe pas, par un heureux hasard, dans la cavité articu-laire un séquestre infecté, dont la simple ablation avancerait beau-coup la guérison.

Toutefois cette arthrotomie, même au cas d'un séquestre infecté, n'est pas toujours indispensable.

Le séquestre peut être usé par certaines injections; il peut sur-tout s'user de lui-même à la longue.

4ᵉ **Objection**. — Quant à l'objection tirée du temps et de la minutie que ce traitement réclame du médecin, elle n'est guère sérieuse : car qui veut la fin, veut les moyens; et les guérisons que vous donnera cette méthode vous dédommageront, je pense, assez amplement, du temps que vous aurez passé à les obtenir...

IV. — *Choix des liquides modificateurs à injecter.* — *Dose et formule de leur emploi.*

Sommaire. — Liquides modificateurs; deux classes :

1° Ceux qui sclérosent les fongosités : à retenir, l'huile créosotée iodoformée;

2° Ceux qui les ramollissent et les liquéfient : à retenir, le naphtol camphré incomparablement supérieur au gaïacol camphré et au salol thymol camphré, etc.

Le *naphtol camphré* est un médicament extrêmement précieux, qui guérit bien des cas de tuberculose contre lesquels l'iodoforme serait impuissant.

Mais il est dangereux à une certaine dose par sa toxicité; et il n'est pas inoffensif même aux petites doses s'il est employé pur, à cause de son état physique; car il est insoluble dans le sang, et ses sphérules peuvent provoquer mécaniquement des embolies.

Pour le rendre sûrement inoffensif, il faut l'employer :

1° A la dose de 2 à 40 gouttes, suivant l'âge du sujet. — Cette dose, injectée quotidiennement, suffit amplement à tous les besoins;

2° Mélangé avec la glycérine : 1 partie de naphtol camphré, 5 à 6 de glycérine; ce mélange est miscible au sérum des tissus et du sang.

Observations démontrant son innocuité et son efficacité dans ces conditions.

Aucun liquide modificateur ne donne, dans les cas de tumeurs blanches sans épanchement, des résultats aussi sûrs et aussi complets que le naphtol camphré. Mais dans les tumeurs blanches avec épanchement séreux ou purulent, les résultats donnés par l'éther iodoformé sont sensiblement aussi bons — et nous sommes les premiers à dire que l'iodoforme peut être employé, à la place de naphtol, dans ces cas particuliers.

Les liquides modificateurs à injecter dans le traitement des tumeurs blanches sont, d'une manière générale, les liquides reconnus bons dans le traitement des abcès froids et des adénites tuberculeuses.

Il sont nombreux. On en pourrait dresser une liste de 20 au moins, qui tous peuvent revendiquer quelques succès.

20 liquides modificateurs !... C'est beaucoup trop ! n'est-ce pas une preuve qu'il n'en est pas un seul d'absolument bon?

C'est un peu vrai.

Cependant nous en avons déjà deux ou trois qui, lorsqu'ils sont employés avec discernement et dans des cas appropriés, donnent à peu près entière satisfaction. Nous avons personnellement essayé de tous les liquides préconisés; je mentionnerai particulièrement :

l'acide phénique au 1/20, l'eau oxygénée, la glycérine formolée au 1/100; le chlorure de zinc au 1/50 et même au 1/10 (mais à ce dernier titre il est horriblement douloureux et nous avons dû y renoncer); le sulfate de zinc au 1/50, l'iodoforme dans l'éther ou la glycérine ou l'huile, l'essence de térébenthine au 1/10, la liqueur de Villatte, les essences de girofle et de thym, de teinture d'aloès très étendue, le salol thymol camphré, le gaïacol camphré, etc.

Avec tous ces liquides et bien d'autres encore, nous avons obtenu quelques guérisons.

Il n'en faudrait pas conclure qu'ils ont une valeur égale.

Nous allons indiquer les résultats pratiques que nous avons retirés de leur usage et les conclusions auxquelles nous avons été conduit. Cela évitera à d'autres les tâtonnements par lesquels nous avons passé.

Suivant leur mode d'action sur le foyer tuberculeux, nous pouvons diviser ces liquides en deux groupes.

1° Ceux qui provoquent ou favorisent la transformation fibreuse de la fongosité;

2° Ceux qui provoquent sa fonte, sa liquéfaction, sa maturation, si vous voulez.

Introduisez au centre d'un tuberculome ou d'une adénite tuberculeuse dure quelques gouttes d'huile iodoformée et répétez ces injections, vous favoriserez la rétraction et la sclérose des tissus malades.

Mettez-y, avec une seringue de Pravaz, quelques gouttes de naphtol camphré sous la forme que nous indiquerons plus loin, et répétez l'injection tous les jours pendant une semaine, vous provoquerez la fonte centrale du tuberculome, et, au quatrième ou cinquième jour, vous percevrez de la fluctuation au centre de la gomme tuberculeuse.

Il en est de même dans le cas de tumeur blanche sèche ou fongueuse, comme nous l'avons déjà vu.

Retenons pour notre pratique, parmi les injections à type sec, celles *d'iodoforme et de créosote* ou plutôt des deux produits mélangés, — et, parmi les injections à type liquide, les injections de *naphtol camphré* dans la glycérine.

Nous allons dire la dose et la formule des principaux liquides qui peuvent nous servir.

Doses et formules (posologie) des liquides modificateurs.

1° L'iodoforme s'emploie, soit sous forme d'éther iodoformé, dans la proportion de 10 p. 100, soit sous forme d'huile iodoformée ou de glycérine iodoformée à 8 p. 100.

L'éther iodoformé est certainement un peu plus actif que les deux autres préparations ; mais il est douloureux et il peut amener des décollements ou des sphacèles de la peau, s'il est injecté et laissé dans la cavité en trop grande quantité ; il ne faut pas dépasser la dose de 2 à 10 grammes, suivant l'âge du malade et la capacité de la jointure.

Il ne faut pas l'employer dans les cas de tumeur blanche sup-purée lorsque la peau est près de se rompre, sous la pression du liquide contenu, car il pourrait hâter, par sa tension, la rupture de cette pellicule.

Vous laisserez en place la quantité injectée indiquée plus haut.

Cela vaut mieux et c'est plus simple que d'en injecter une plus grande quantité et d'en laisser ressortir une partie [1].

Cette deuxième manière de faire demande beaucoup plus de temps et est beaucoup moins précise, en ce que l'on ne sait pas exactement combien il est resté d'éther iodoformé et combien il en est sorti.

Avec une peau saine, il ne faut pas craindre la tension d'une petite quantité d'éther iodoformé laissée en place ; cette tension aide à la pénétration du liquide dans les fongosités, et c'est un peu pour cela que l'éther iodoformé est plus actif que l'huile ou la glycérine iodoformée.

Ces derniers produits n'étant nullement douloureux ont par contre leurs indications chez les enfants un peu nerveux. Ils sont injectées aux mêmes doses.

On se sert également de :

Créosote à 3 p. 100 ou de gaïacol à 1 p. 100, dans de l'huile d'olives stérilisée.

Cette solution peut être mélangée à l'éther iodoformé par par-ties égales, sous cette forme :

      { Huile créosotée à 3 p. 100, 25 gr. ;
      { Ether iodoformé à 10 p. 100, 25 gr.

---

1. D'autant que parfois le liquide injecté ne ressort pas, de même qu'après les injections faites dans la vaginale pour l'hydrocèle.

Ce mélange s'emploie aux mêmes doses, à savoir de 4 à 15 grammes suivant l'âge du sujet; et c'est de ce mélange que nous nous servons de préférence lorsque nous croyons devoir faire des injections à type sec.

Passons aux liquides du deuxième groupe. Ils sont en assez grand nombre, mais leur valeur varie beaucoup de l'un à l'autre.

Pour amorcer l'épanchement, je me suis servi quelquefois avec succès de la solution de *chlorure de zinc* au 1/50 (et non pas au 1/10) ou bien d'*essence de térébenthine* au 1/10, car, employée pure, l'essence serait horriblement douloureuse. Pour prévenir tout risque d'eschare cutanée, on injectera ces deux liquides par un trajet oblique partant d'un point de la peau assez éloigné de la synoviale, et on injecte ensuite une seringue d'eau stérilisée, qui enlève les vestiges de la solution de l'orifice de la peau et de la partie sous-cutanée du trajet. On obtient l'épanchement au 4e ou 5e jour, après 1 ou 2 injections de 2 à 3 grammes de ces deux solutions.

Dès que vous avez ainsi obtenu l'épanchement articulaire désiré, vous continuerez le traitement, comme s'il s'agissait d'un abcès froid, avec de l'huile créosotée et de l'éther iodoformé ou mieux avec le mélange de l'un et de l'autre.

On guérit, ainsi, mieux qu'avec les injections à type sec, mais cependant moins bien qu'avec le naphtol camphré. Ces deux liquides ne seront employés pour amorcer l'épanchement que par ceux qui ne veulent à aucun prix du naphtol camphré[1].

Le naphtol camphré. — Pourquoi donc ne voudrait-on pas du naphtol camphré?

C'est qu'il a actuellement un très mauvais renom, un peu mérité du reste; c'est qu'employé pur, il s'est montré toxique et dangereux à de certaines doses et dans certaines conditions.

Nous devons de toute nécessité nous expliquer ici sur cette toxicité du naphtol camphré et sur la technique que nécessite son emploi.

On faisait naguère son procès à la Société de Chirurgie. Il a eu, avouons-le, une très mauvaise presse. On ne parlait de rien de

---

1. J'ai essayé de la solution de pancréatine à la dose de 5 centigrammes en solution aqueuse. Elle digère les fongosités et donne un épanchement et une émulsion, avec leurs débris, en milieu neutre (les abcès froids), tandis que la pepsine n'agit qu'en milieu acide.

Mais la solution de pancréatine est très difficile à maintenir aseptique sans lui enlever ses propriétés. Son emploi régulier ne peut pas encore entrer dans la pratique courante, tant que ces difficultés de préparation et de conservation ne seront pas résolues.

moins que de le bannir à jamais de la thérapeutique, à n'importe quelle dose.

Eh bien, c'est là un jugement et une condamnation auxquels il n'est pas permis de souscrire. C'est comme si l'on voulait proscrire la morphine, la cocaïne, le mercure, parce que, à certaines doses et sous une certaine forme, ils tuent, quand on sait qu'à d'autres doses et employés d'une autre manière, ils sont, au contraire, sans danger et demeurent des médicaments très précieux, qu'il serait même impossible de remplacer.

Nous estimons qu'il en est exactement de même pour le naphtol camphré. A certaines doses et avec une certaine technique, il n'est nullement dangereux.

D'autre part, il est bien des cas où il est impossible de le remplacer par un autre agent modificateur.

Ce n'est certes pas nous qui méconnaîtrons la toxicité du naphtol camphré, employé tel quel, puisque c'est nous qui, le premier, il y a douze ans, à la *Société de Chirurgie* même, avons appelé l'attention du monde médical sur cette toxicité. Il était classique jusqu'alors de considérer le naphtol camphré comme absolument inoffensif, depuis que Périer avait pu en injecter impunément des doses de 60 à 100 grammes.

La question que nous soulevons est très grave et très grosse de conséquences pratiques. Nous n'avons donc pas attendu cette récente discussion pour nous en occuper et pour chercher le moyen de rendre le naphtol camphré sûrement inoffensif sans lui enlever son efficacité. Plusieurs de nos élèves, en particulier le Dr Bergugnat, d'Argelès-Gazost, et le Dr Cayre, de Berck, ont de leur côté étudié très attentivement ce problème.

Nous sommes en mesure aujourd'hui d'apporter des indications très précises, qui permettront à tous les médecins d'employer ce médicament, sans danger, dans des conditions où nous garantissons son innocuité.

Voici en deux mots toute la question. On verra que le problème de rendre le naphtol camphré inoffensif est absolument résolu.

Le naphtol camphré est dangereux de deux manières :

1° A une dose élevée, 10 grammes chez l'adulte, 5 grammes chez l'enfant, il devient toxique ; 2° à une dose même moins élevée, il présente encore quelques inconvénients parce qu'il n'est pas soluble dans le sang ; de sorte que si, par mégarde ou par une erreur qui n'est pas toujours évitable, on le laisse pénétrer immédiatement dans le sang, il y pénètre à l'état de petites « goutte-lettes » qui peuvent produire mécaniquement des embolies.

Du premier de ces dangers on se garde sûrement, puisque c'est seulement une question de dose. Il suffit de ne pas dépasser 4 à 20 gouttes pour l'enfant; 20 à 40 gouttes pour l'adulte. Or, cette dose répond à tous les besoins.

Exemple : pour ramollir un ganglion 10 gouttes de naphtol camphré, et même moins, injectées tous les jours, donneront du pus au 4e jour.

Pour une tumeur blanche sèche, une injection quotidienne de 5 à 15 gouttes de naphtol camphré, s'il s'agit d'un enfant, de 20 à 40 gouttes, s'il s'agit d'un adulte, donneront du pus au 4e jour, quelquefois dès le 3e, mais quelquefois aussi au 5e seulement.

Je ne vois nullement la nécessité d'injecter des doses de 5 à 10 grammes ou plus.

Mais cela oblige, dira-t-on, à faire une injection tous les jours?

On peut n'en faire que tous les deux jours et l'on arrive presque toujours à avoir du pus après la 4e injection; mais, dût-on en faire une par jour, c'est là un détail bien insignifiant.

Si pourtant l'on trouvait, toute suffisante qu'elle est réellement, cette dose bien petite, on pourrait faire deux ou trois injections par jour, et même dans une seule séance, *pourvu qu'on mît dix minutes d'intervalle entre elles* [1] (avec l'anesthésie au chlorure d'éthyle, les piqûres sont indolores).

On arriverait ainsi, sans l'ombre de danger, à injecter une dose double ou triple de celle indiquée plus haut, et on obtiendrait un peu plus vite le ramollissement.

Mais je répète que cela n'est pas nécessaire. Les faits ont démontré qu'une injection par jour suffit, qu'elle est même préférable pra-tiquement, parce que le traitement ainsi conduit n'amène pas une réaction trop vive et ne cause ni fatigue ni malaise notables au sujet.

Du deuxième danger on pourra se garder aussi, puisque c'est une question de forme, ou de préparation pharmaceutique. Au lieu d'employer le naphtol camphré pur, on s'en servira sous la forme d'une préparation pharmaceutique où il sera divisé à l'infini et ne pourra plus donner d'embolies mécaniques, même en sup-posant le cas infiniment rare où il pénétrerait dans le sang. Cette préparation, c'est un mélange de naphtol camphré avec de la gly-

---

1. Parce qu'après une attente de 1 ou 2 ou 3 minutes l'on est sûr que le naphtol camphré injecté n'est pas entré, par effraction, dans une veine.

cérine[1]. Les sphérules de naphtol camphré employé pur peuvent donner à la rigueur de petites embolies cérébrales ou pulmonaires — de la même manière que les gouttelettes huileuses des fractures de jambe, ou l'entrée de l'air dans les veines, ou le petit caillot du phlébitique, ou le mercure dans les injections de sel insoluble.

Pour vérifier la chose, versez dans l'eau 1 gramme de naphtol camphré pur. Vous verrez le naphtol camphré se diviser en une série de petits grains brunâtres, sphérules ou gouttelettes indépen-

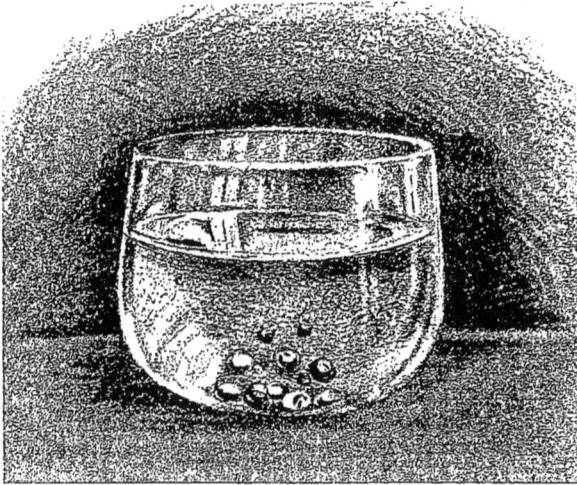

Fig. 40. — Le naphtol camphré dans l'eau. — Si on laisse tomber dans l'eau quelques gouttes de naphtol camphré, il y reste à l'état de sphérules autonomes, qui, si elles passaient dans le sang, seraient capables de provoquer des embolies. Ces sphérules ne se produisent plus lorsqu'on verse dans l'eau quelques gouttes du mélange de naphtol et de glycérine (à moins que le mélange n'ait pas été bien brassé ou que la proportion de glycérine ne soit pas suffisante.

dantes et qui se reforment promptement lorsque vous avez cru les faire disparaître en remuant violemment et longuement l'eau avec le doigt ou avec une baguette de verre. En voyant ces petits grains de naphtol, on a bien l'impression que s'ils passaient dans le torrent circulatoire, ils donneraient presque fatalement des embolies mécaniques.

Vous me direz qu'il est bien facile de ne pas pousser son aiguille dans une veine; que pour cela il faut ne pas injecter dans un tissu qui saigne, ni dans un tissu presque sain qui absorbe immédiate-

___

1. Ou encore, dans le lait — comme me l'ont montré mes internes — mais nous n'avons pas encore assez largement employé l'émulsion dans le lait pour vous la recommander définitivement.

ment, exemples : une jointure peu malade; le tissu cellulaire sous-cutané, un ganglion dur, etc., qu'il ne faut injecter que dans un abcès froid ou dans une cavité articulaire où existe déjà un épanchement.

Vous ajouterez que, dans tous les cas, il est facile de s'assurer directement et séance tenante si l'on a pénétré accidentellement dans une veine; qu'il suffit pour cela, l'aiguille mise en place, d'attendre pour voir s'il ne s'écoule pas quelques gouttelettes de sang, avant de pousser l'injection.

Eh bien, non, ce n'est pas si facile que cela.

Vous avez planté l'aiguille; il ne s'écoule pas de sang; vous poussez l'injection, et lorsque l'injection est faite et que vous retirez l'aiguille, vous voyez du sang pur s'écouler par l'orifice cutané.

C'est qu'une veinule ouverte était bouchée par la présence et la simple pression de l'aiguille, de sorte que le liquide injecté a bien pu pénétrer en partie dans le sang. Or, qu'on le sache bien, cette particularité se voit assez souvent, contrairement à l'opinion générale.

Il faut donc, lorsque nous faisons une injection, — et ceci s'applique à toutes les injections faites en médecine avec n'importe quel liquide, — que nous ayons prévu le cas et accepté cette possibilité, c'est-à-dire que nous soyons sûrs que, lors même que le liquide pénétrerait directement dans les vaisseaux sanguins malgré nous, il n'en résulterait aucun danger sérieux pour le malade à la dose où nous l'employons.

Nous n'injecterons donc jamais que la dose de naphtol camphré à l'absorption immédiate de laquelle nous pouvons souscrire, et sous une forme où il ne peut pas produire d'embolie mécanique.

C'est dire combien nous sommes loin de passer par-dessus les précautions nécessaires. La question était même tellement grave à nos yeux et tellement grosse de conséquences, que, si nous n'avions pas réussi à assurer la sécurité complète dans l'emploi du naphtol camphré, nous y aurions renoncé absolument pour toujours.

Mais cette difficulté capitale a pu être résolue d'une manière tout à fait satisfaisante et pratique.

Nous avons essayé de plusieurs modes d'emploi du naphtol camphré, mais le plus pratique est incontestablement celui qui est dû à notre ami et ancien interne le Dr Cayre, de Berck, qui le brasse intimement en un mélange avec la glycérine, dans la proportion de 15 pour 100 ou de 2 pour 15 environ.

Depuis plus de quatre ans, à l'hôpital Cazin, le Dr Cayre se sert exclusivement et quotidiennement de cette préparation et n'a jamais eu le plus petit incident.

Son expérience et la nôtre démontrent non seulement qu'on n'a plus d'accident à redouter, mais encore que ce mélange agit aussi bien que le naphtol camphré pur pour fondre les fongosités.

Au 4e ou 5e jour vous aurez avec ce mélange l'épanchement articulaire;

Aux 3e ou 4e jour, la fonte d'un ganglion quelconque.

Le mélange que nous indiquons est donc exactement ce que nous recherchions : un agent 1° efficace et 2° absolument inoffensif.

Il n'y a même plus lieu désormais de maintenir les réserves faites par nous autrefois, lorsqu'on se servait de naphtol camphré pur ni l'interdiction d'injecter en plein tissu fongueux

Vous pouvez injecter les doses que nous avons dites dans un tuberculome dur et dans la cavité d'une jointure peu malade, tout aussi bien que dans la cavité de l'abcès froid ou de la tumeur blanche suppurée.

Après des études et des observations nombreuses, après plusieurs milliers d'injections faites depuis plus d'un an, nous pouvons dire qu'il est arrivé quatre ou cinq fois que le mélange a pénétré dans le sang, mais qu'il n'a jamais causé cependant aucun des troubles que le naphtol camphré pur cause ou peut causer.

Un de nos malades nous disait : « Je sens le goût de camphre plein la bouche », ce qui l'a fait tousser deux fois.

Un autre : « C'est comme si l'on me coulait du camphre dans la gorge ».

Mais aucun phénomène cérébral ne s'est produit.

Dans ces quelques cas, après l'enlèvement de l'aiguille, la plaie saignait et il est à peu près certain que le liquide avait passé dans le sang. Cependant il n'y eut rien autre chose comme symptôme.

Il va de soi que cela ne dispense pas cependant de prendre les précautions qu'on doit prendre toujours lorsqu'on fait une injection quelconque.

Vérifiez si par l'aiguille préalablement mise en place, il vient du sang. Si oui, vous choisissez un autre point.

Mais si, une fois l'injection faite, en retirant votre aiguille, vous voyez du sang, quoiqu'il n'y en eût pas avant de faire l'injection, ne vous effrayez pas, dites-vous bien que vous n'avez rien à craindre, rien de sérieux tout au moins, si vous avez injecté notre mélange sans dépasser la dose de naphtol indiquée [1].

Mais quelques-uns d'entre vous ne se rendront pas encore, j'en ai peur, et diront :

Pourquoi se donner tant de mal pour rendre le naphtol camphré inoffensif, lorsque nous avons tant d'autres substances qui peuvent le remplacer, par exemple, l'éther iodoformé, qui donne à M. Guinard et à M. Kirmisson des résultats au moins égaux, déclarent-ils, à ceux du naphtol camphré dans le traitement des tuberculoses externes? Je répondrai que M. Guinard et M. Kirmisson ne parlent pas des mêmes cas que nous.

Ils parlent des abcès froids et des tuberculoses externes suppurées, mais non pas des tuberculoses fongueuses ou dures.

Pour les cas dont ils parlent, oui, je suis d'accord avec eux, l'éther iodoformé vaut peut-être autant, ou sensiblement autant que le naphtol camphré, et si l'on y tient, qu'on emploie exclusivement le premier, je n'y vois pas de mal.

Mais il n'en est pas de même lorsqu'il s'agit de tuberculoses non fondues, non liquéfiées, non ramollies, d'une adénite dure comme un caillou, si je puis dire, d'un tuberculome dur, d'une tumeur blanche fongueuse dure, sans tendance au ramollissement, à l'épanchement.

Si vous injectez de l'éther iodoformé dans cette tumeur blanche sèche, dans ce tuberculome dur, dans cette adénite, vous n'aurez rien, ou bien seulement, et pas toujours, un petit travail de sclérose qui ne suffira pas généralement à les guérir. Jamais, ou presque jamais, vous ne les ramollirez.

Au contraire, il n'y a qu'à injecter quelques gouttes de naphtol tous les jours, dans le centre de cette masse dure, pour avoir aux 4e, 5e ou 6e jour, une fluctuation nette. Et, cela acquis, la fonte étant amorcée, on n'a plus qu'à continuer ponctions et injections

---

1. J'ai même réussi à ramollir avec ce mélange de naphtol un goitre parenchymateux qui a finalement bien guéri après des ponctions, et ce traitement s'est fait sans aucun incident.

Mais à chaque injection j'avais bien soin de jeter préalablement une goutte du mélange de naphtol dans l'eau pour vérifier qu'il ne persistait pas la plus petite trace de naphtol.

N'ayant pas pris cette précaution indispensable, l'un de mes aides a observé deux fois un violent accès de toux à la suite de l'injection. Nous avons pu vérifier qu'en jetant dans l'eau quelques gouttes de ce qui restait de son mélange, l'on voyait apparaître quelques glomérules de naphtol, c'est-à-dire que ce mélange avait été mal préparé.

successives, pour arriver à évacuer au dehors la totalité du tuberculome, ce qui en assure la guérison, mieux que tout, vous le savez.

En présence d'un tuberculome dur, non ramolli, les injections à
type sec ne valent que des demi-succès ; cela a été dit et démontré [1].

1. Obs. 13. *Insuccès de l'iodoforme, guérison par le napthol camphré.* — Marcelle D...,
six ans, 9 septembre 1903, tumeur blanche du genou gauche qui date de six mois.
Genou fongueux et douloureux, à peine fléchi de 10 à 15°. Les parents me demandent
d'injecter ce que je voudrais, *à l'exception de naphtol camphré.*

Il est fait huit injections d'huile créosotée iodoformée, dans l'espace de deux mois ;
puis deux mois de repos et de compression. Après ces quatre mois, le genou reste
gros et un peu sensible. Nous attendons encore deux, trois, quatre mois. Mais le
genou est toujours sensible et fongueux. — 1er juin 1904, devant l'insuccès de ces
injections, je décide les parents à accepter les injections de naphtol camphré. J'en
fais 12, avec douze ponctions, le traitement dure deux mois et demi. Puis quatre
mois de compression.

15 décembre. — L'enfant ne souffre plus et le genou est sec. On supprime l'appareil
mais on laisse encore l'enfant au repos pendant deux mois et demi. L'enfant est
mise sur pieds le 1er mars 1905 avec une petite genouillère ; marche sans douleurs.

Le 1er juillet, débarrassée de sa genouillère, elle recouvre 10 à 12° de mouvement
après trois semaines de liberté.

Le 1er août les mouvements ont atteint 20°, pas de douleurs, le genou conserve sa
bonne attitude.

Obs. 14. Autre exemple de l'insuccès de l'iodoforme, Antoinette H..., six ans.
Tumeur blanche du genou gauche, m'a été adressée par mon distingué confrère le
Dr Huette le 4 juillet 1901.

Je fais 7 injections d'huile créosotée iodoformée dans ce genou fongueux ; cela
dure trois mois et l'enfant quitte Berck peu après avec un appareil plâtré.

Dix mois plus tard, elle revient à Berck, elle souffre encore et je retrouve des
fongosités.

Elle n'est pas guérie.

Je fais alors quinze injections de naphtol camphré et 10 ponctions, dans l'espace
de deux mois, puis repos de quatre mois dans une genouillère plâtrée avec laquelle
elle quitte Berck. Quatre mois plus tard genouillère en celluloïd.

Je la retrouve un an plus tard parfaitement guérie, le genou sec, indolore et
pliant de 50 à 60°, sans qu'on ait rien fait pour provoquer ou développer les mouvements.

1er janvier 1906. Les parents m'écrivent que l'enfant a recouvré la totalité des
mouvements de son genou et peut être considérée comme une enfant absolument
normale.

Obs. 15. A. L..., de Tours, onze ans. Arthrite bacillaire du cou-de-pied et du pied.

Vers le mois d'avril 1901, l'enfant ressentit, au retour d'une excursion, une assez
vive douleur au pied gauche, cela se dissipa un peu les jours suivants pour repa-
raître bientôt à des intervalles de plus en plus rapprochés, jusqu'à ce qu'enfin toute
marche est devenue impossible. Il fut d'abord soigné pour du rhumatisme ; mais
voyant que le traitement n'amenait aucun résultat, sa mère le conduisit à la fin
de juin chez un très habile chirurgien qui diagnostiqua immédiatement une ostéo-
arthrite de l'astragale et du calcanéum. Il fit un premier plâtre, prescrivit un
régime fortifiant et renvoya l'enfant à la campagne en lui donnant rendez-vous
pour la fin de septembre. A ce moment on ouvrit le plâtre et la situation se trouvait
avoir empiré. Le chirurgien opéra un redressement du membre malade et fit des
pointes de feu très profondes, puis il remit un autre plâtre et envoya l'enfant à
Biarritz en lui donnant un nouveau rendez-vous pour la fin de novembre. Pendant
tout cet été, aussi bien à la campagne qu'à la mer, l'état général de l'enfant n'avait
cessé de s'améliorer beaucoup. Mais ceci n'avait pas empêché le mal d'empirer et
fin novembre son chirurgien ayant enlevé le plâtre, jugea indispensable une opération qui aurait consisté à enlever l'astragale, une grande partie du scaphoïde
et du calcanéum, à creuser dans les malléoles et peut-être à aller plus loin, si au

Or, parmi les injections à type liquide, le naphtol camphré, répétons-le, est le seul agent qui, jusqu'à ce jour, fond et liquéfie sûrement les fongosités ; c'est aussi celui qui permet l'évacuation la plus facile de la totalité des produits tuberculeux. Tous les autres liquides sont plus ou moins insuffisants, sans en excepter même le gaïacol camphré, le salol et le thymol camphré qu'avec le Dr Baillet nous avons employés, les premiers, pour le dire en passant, il y a quelque quatorze ans déjà, à l'hôpital Rothschild, et qui nous a donné des résultats incomparablement moins bons que le naphtol camphré.

Nos observations nous autorisent à dire que le naphtol camphré semble avoir une action chimique élective sur les fongosités.

Il y a quelques années, lorsque nous n'avions pas encore trouvé un mode de préparation tout à fait sûr du naphtol camphré, il

cours de l'opération les lésions se révélaient plus graves et dépassaient ces limites.

C'est à ce moment que je vois l'enfant et je promets de le guérir radicalement par des injections modificatrices. Son chirurgien, très consciencieux, à qui j'ai fait connaître mon sentiment très net veut bien consentir à laisser essayer le traitement proposé par moi, sans qu'il m'ait caché d'ailleurs, me parlant en toute franchise, qu'il ne croyait aucunement à son efficacité, l'affection lui paraissant particulièrement maligne chez cet enfant.

Décembre 1901. La famille, qui avait été mise en garde contre les injections de naphtol camphré, dont les dangers lui ont été signalés, accepte tout, sauf ces injections de naphtol camphré. Pour obéir à cette injonction, je commence par faire une série de 8 injections iodoformées. L'enfant étant assez sensible à l'action des injections, la température s'élève une fois à 39° ; les injections sont faites tous les cinq jours.

Le pied repose dans une gouttière plâtrée. On constate, au bout de deux mois, une atténuation manifeste des douleurs, une diminution légère des masses fongueuses qui siègent en arrière des malléoles, mais il n'y a pas, à proprement parler, de guérison.

On attend pendant encore trois mois, du temps et du séjour au bord de la mer, la venue de cette guérison qui ne se produit pas.

Devant cet échec des injections de créosote et d'iodoforme, j'affirme la nécessité absolue de recourir aux injections de naphtol camphré qui, seules, peuvent guérir un cas aussi grave ; la famille finit par accepter après avoir constaté elle-même l'insuffisance des injections iodoformées.

Une première injection de naphtol est faite le 28 juin 1902. Elle est suivie d'une élévation assez sensible de la température et de douleurs lancinantes légères. On défait le pansement le lendemain et l'on trouve une poche fluctuante rouge et tendue dont la ponction retire 15 grammes de pus. On continue, en suivant, la marche habituelle des traitements similaires. Huit injections de naphtol sont faites à des intervalles variables de trois, quatre, cinq jours.

Ce traitement actif dure six semaines pendant lesquelles le pus augmente progressivement, puis diminue ; les fongosités s'éliminent, l'articulation diminue de volume. On fait ensuite la compression ouatée de toute la région. Cinq mois après, l'enfant était guéri, mais pendant encore un an, l'enfant est resté sous notre surveillance.

Deux ans plus tard. — Août 1905. L'enfant, m'écrit sa mère, vient de passer une année excellente, il fait une moyenne de 4 à 5 kilomètres par jour, et sa démarche est absolument normale.

nous est arrivé à plusieurs reprises de l'abandonner pour recourir à d'autres injections : essence de térébenthine, formol, chlorure de zinc.

Chaque fois que nous nous sommes éloigné du naphtol camphré, nous avons eu des résultats moindres.

Chaque fois que nous y sommes revenu, nos résultats sont redevenus meilleurs.

A l'hôpital Cazin « l'on ne jure » que par le naphtol camphré et l'on n'injecte plus jamais que lui.

Nos enfants, traités quelquefois par d'autres liquides dans d'autres milieux, sur la demande des parents, ont des guérisons moins solides et assez souvent des récidives, et nous sommes obligés finalement de leur faire une deuxième série d'injections, de naphtol camphré, cette fois.

Nous nous permettons d'ajouter que notre témoignage en faveur du naphtol camphré a quelque valeur, puisque nos élèves ou nous l'avons employé depuis 15 ans plus de 50 000 fois.

Il est des jours où nous faisons à nous tous une centaine d'injections de naphtol camphré dans les divers hôpitaux dont nous sommes chargé.

On croira, j'espère, à la sincérité de ma conviction personnelle quand j'ajouterai que je me suis fait injecter du naphtol camphré à la dose indiquée (2 grammes de naphtol camphré) dans le tissu cellulaire sous-cutané du bras, sans l'ombre d'inconvénient, car je n'ai même pas eu le goût du camphre. Mon ami et ancien interne Cresson, de Saint-Pétersbourg, qui a fait de même, n'a éprouvé également qu'une réaction locale.

J'ai donné, sans autre parti pris que celui de la vérité, le moyen de rendre le naphtol camphré inoffensif, et les raisons qu'on a de s'en servir.

Notez qu'il n'est pas un seul médicament qui n'ait quelque méfait à son actif...

Prenez l'iodoforme, qui paraît être très innocent. Sans aller bien loin, et sans faire aucune recherche bibliographique, je connais deux cas de mort par l'iodoforme, cités incidemment par les chirurgiens qui les ont observés : Moty et Delbet. Mikulicz m'en avait signalé un troisième qui lui était personnel. Nous-même ou nos aides avons noté quatre accidents très graves, heureusement pas mortels, avec des doses moyennes d'iodoforme.

Et la cocaïne en injections sous-cutanées, dans l'hydrocèle par exemple, ne compte-t-elle pas des accidents mortels?

Et les injections de morphine?

Et les injections mercurielles?

Va-t-on pour cela renoncer au mercure, à la morphine, à la cocaïne, à l'iodoforme?

Je crois en avoir dit assez pour convaincre tous les médecins non prévenus et non butés.

Si pourtant je n'y ai pas réussi, eh bien! vous emploierez les injections d'iodoforme ou de créosote, ou plutôt le mélange indiqué d'iodoforme et de créosote. Vous guérirez ainsi un certain nombre de fois, et même assez souvent. Il se peut que vous arriviez ainsi à 60 ou 70 guérisons p. 100 tumeurs blanches, contre les 98 ou 99 guérisons p. 100 que vous donnerait le naphtol camphré. Et vous mettrez deux ou trois fois plus de temps à guérir avec la créosote ou l'iodoforme qu'avec le naphtol camphré....

C'est à vous de choisir entre les deux. Mais ce qui est permis, surtout chez les enfants de la classe aisée toujours moins pressés que les autres, c'est, comme nous l'avons déjà dit, de commencer par des injections à type sec, beaucoup plus anodines, et de ne recourir à une deuxième série d'injections, — celles-ci avec du naphtol camphré, — que lorsque les premières n'auront pas suffi.

CHAPITRE VI

TRAITEMENT CONSERVATEUR SANS INJECTIONS

Sommaire. — Formule du traitement conservateur pur :
  Traitement général : la vie à la mer ou à la campagne;
  Traitement local : repos, pendant des années avec un plâtre qui est
    presque toujours nécessaire pour assurer la bonne attitude.
  Ce traitement n'est efficace que dans la moitié des cas, et, si l'appareil est
    nécessaire, il ne donne guère la guérison qu'avec ankylose ou atrophie
    notable du membre. Acceptable dans les cas de tumeur blanche bénigne
    ou récente, il est, pour tous les autres cas, trop infidèle et trop long.

Puisqu'il est des cas où nous nous en tiendrons au traitement conservateur pur, suffisant quelquefois à donner la guérison, il faut savoir exactement en quoi il consiste.

En voici la brève formule.

a. **Traitement général.** — Séjour au bord de la mer, ou tout au moins à la campagne; suralimentation; usage de quelques médicaments reconnus bons contre la tuberculose : huile de foie de morue, arsenic, gaïacol, etc.

b. **Traitement local.** — *Repos de la jointure malade* : pour le membre supérieur, bras en écharpe; pour le membre inférieur, interdiction de marcher même avec des béquilles.

Pour le genou et le pied la position couchée, ou mieux assise, mais les jambes étendues, reposant sur un plan horizontal.

La jointure étant au repos, allons-nous mettre un *appareil plâtré?* Oui et non; cela dépend des cas.

Oui, si le malade souffre, ou s'il existe une petite tendance à l'apparition d'une attitude vicieuse.

Non, si le repos suffit à supprimer les douleurs et à nous garantir d'une attitude vicieuse.

On ne mettra donc un appareil sévère que lorsqu'on y sera obligé.

N'oublions pas, en effet, qu'un appareil sévère, maintenu en place pendant plusieurs années, puisque le traitement conservateur pur met généralement un très long temps à guérir, laissera presque fatalement une ankylose de la jointure et une atrophie notable du membre tout entier.

Au contraire, les longs repos sans appareil ont infiniment moins d'inconvénients à ce double point de vue.

Quant aux traitements par les pointes de feu, par les révulsifs, par la teinture d'iode, par les emplâtres et les pommades, etc., ils ne valent rien ou pas grand'chose ; ils n'ont guère qu'une action morale sur le malade et surtout sur son entourage.

Si les pointes de feu superficielles ne peuvent avoir aucune action sur le foyer articulaire, il n'en est pas de même des pointes de feu profondes qui, traversant la jointure de part en part, modifient les fongosités qu'elles touchent. Elles ont des avantages certains, mais encore plus d'inconvénients : elles n'agissent que sur les parties qu'elles ont touchées directement, mais, surtout, elles peuvent laisser une fistule qui risque trop de s'infecter par la suite. J'ai soigné 5 ou 6 cas de fistules ainsi produites par des chirurgiens avec leur ignipuncture tant vantée.

Il n'est pas douteux que, dans ces cas, ils avaient fait beaucoup plus de mal que de bien et que leur intervention avait été tout bonnement désastreuse[1].

Nous venons d'indiquer la formule du traitement conservateur pur, lequel n'est en réalité que le traitement orthopédique dont nous allons parler plus loin.

c. **Résultats du traitement conservateur.** — Voici son bilan :

1° Au point de vue du temps que demande la guérison ;

2° Au point de vue du nombre et de la qualité de ces guérisons.

---

1. OBS. 16. Tumeur blanche du cou-de-pied gauche.

J..., Coulommiers, trois ans et demi.

Au mois de mars 1903, gonflement au-dessous des malléoles. — Après avoir vu plusieurs médecins, le père consulte un chirurgien de Paris qui, après radiographie du pied, diagnostiqua une tumeur blanche et fit, le 13 juillet, des pointes de feu et mit un appareil plâtré. Mais le mal ne s'améliora pas ; neuf mois plus tard, on fait de nouvelles pointes de feu plus pénétrantes que les premières.

C'est peu après que je vois l'enfant à Paris le 14 mai 1904, et je propose des injections.

29 mai, première injection ; je constate que le liquide injecté dans l'articulation s'échappait *par un tout petit orifice laissé par une pointe de feu qui avait donc créé une fistule*. — Cependant avec un tampon nous arrivons à boucher l'orifice, et à retenir en partie le liquide dans la jointure.

Après 15 injections faites pendant l'espace de deux mois, le pied était complètement guéri. Il est mis dans un appareil plâtré qui fut gardé quatre mois.

Aujourd'hui, un an et demi plus tard, l'enfant va parfaitement bien, il a recouvré tous les mouvements et marche sans la moindre douleur.

Il est certain que le traitement conservateur pur peut guérir en favorisant la tendance naturelle du foyer tuberculeux à évoluer vers la transformation fibreuse.

Il faut bien savoir, néanmoins, qu'il ne guérit pas toujours et n'importe où, mais seulement dans certaines conditions déterminées.

Voici ces conditions essentielles :

Avoir du temps devant soi. Ce temps se chiffre par des années : 3, 4, 5, 6 ans et plus!...

Pouvoir assurer au malade un traitement général parfait, à savoir le séjour dans un climat et un milieu très sains, — à la mer, si c'est possible, — pendant toute la durée de la maladie; ce qui n'est pas à la portée de toutes les familles;

Avoir affaire à une tumeur blanche d'une forme bénigne ou de date récente;

Traiter un malade jeune, les adultes se montrant beaucoup plus réfractaires à l'influence de ce traitement.

Si ces conditions ne sont pas remplies, le traitement conservateur pur guérit rarement. Et alors même qu'elles sont réunies, il arrive fréquemment, il faut bien le dire, que ce traitement ne suffit pas à enrayer le mal. Il survient de la suppuration, ou bien la maladie s'éternise, 5 ans, 8 ans, 10 ans, 15 ans, sans modification favorable et avec des douleurs persistantes, de sorte qu'on est finalement obligé de recourir à l'un des deux autres traitements : opération sanglante ou traitement par les injections modificatrices.

On peut compter que cela arrive dans près de la moitié des cas.

Mais dans l'autre moitié, celle où le traitement conservateur guérit, comment guérit-il?

La qualité de la guérison est, en effet, le deuxième objectif de tout traitement des tumeurs blanches.

De deux choses l'une : ou bien le membre malade a été laissé constamment au repos sans appareil, parce qu'il a toujours gardé sa bonne attitude — ce qui n'arrive, d'ailleurs, que dans les cas très bénins, — et alors la guérison se fait généralement avec la conservation des mouvements et avec des muscles peu atrophiés; c'est-à-dire que le fonctionnement du membre reste très satisfaisant.

Ou bien, au contraire, on a mis, soit d'emblée et de parti pris, soit qu'on y ait été obligé, un peu plus tôt ou un peu plus tard, un appareil immobilisateur sévère pour sauvegarder la bonne attitude de la jointure. En ce cas cette immobilisation sévère ayant duré généralement plusieurs années, la guérison n'est presque jamais obtenue qu'avec un enraidissement de la jointure et une atrophie marquée du membre. C'est une guérison par ankylose, c'est-à-dire avec une impotence, plus ou moins notable, du membre atteint.

Or, il faut savoir que, dans la grande majorité des cas, au membre inférieur tout au moins (genou ou cou-de-pied), l'appareil est nécessaire. Dès lors, le traitement conservateur pur perd les avantages qui pouvaient le faire rechercher, et donne un résultat fonctionnel inférieur à celui que donnerait le traitement par les injections modificatrices. Celui-ci nécessite aussi l'emploi des appareils, il est vrai, mais pendant quelques mois seulement et non plus pendant trois, quatre, cinq et six ans. — C'est une différence énorme en sa faveur, car en quelques mois ni l'ankylose, ni une atrophie notable du membre n'ont le temps de se produire.

Si la clinique se prêtait aux formules radicales, on pourrait donc, pour les tumeurs blanches, s'en tenir à celle-ci :

Ou le traitement conservateur pur sans appareil ; ou le traitement par les injections.

Cela veut dire que si l'appareil est nécessaire, il faut abandonner le premier traitement pour recourir au deuxième. Quant à l'opération sanglante, elle doit être écartée d'une manière presque absolue, comme nous allons le démontrer dans le chapitre suivant.

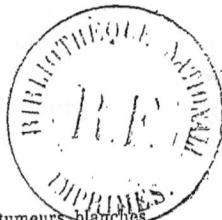

CHAPITRE VII

LE TRAITEMENT SANGLANT

Sommaire. — Traitement opératoire à proscrire chez l'enfant qu'il mutile trop gravement, mais par contre à conseiller assez souvent chez l'adulte ouvrier pour la tumeur blanche du genou.

Comment il guérit. — Extirpation large et aseptique du foyer tuberculeux. — Inefficacité trop fréquente du traitement sanglant dans les tumeurs blanches suppurées. Fistule, conséquence possible de la résection, d'où aggravation du mal.

Qualité de la guérison : bonne ankylose ; pseudarthrose, attitude vicieuse ; raccourcissement.

Utilité du drainage et nécessité pour tous les médecins de savoir drainer.

Nous dirons ici ce qu'il est nécessaire et suffisant de savoir sur le traitement sanglant ; sur ses résultats ; sur ses indications et ses contre-indications.

Nous y ajouterons quelques remarques sur la technique de la résection du genou et du drainage des articulations.

1° *Bilan du traitement sanglant.*

Pour établir le bilan du traitement sanglant, il nous faut examiner comment il satisfait au double objectif que nous devons nous proposer : 1° supprimer le foyer morbide, 2° conserver au malade un membre utile.

Il supprime le mal en extirpant, non pas seulement les fongosités tuberculeuses, mais encore les tissus qui les renferment, parties molles et extrémités osseuses.

Le traitement est parfaitement fondé en théorie ; mais, en fait, les choses ne vont pas comme on pourrait l'espérer.

Voici, tout d'abord, pour ce qui est de la guérison du foyer morbide, les réserves à faire.

La guérison n'est obtenue complète que si l'extirpation est faite très aseptique et très large. — Donc pas d'arthrotomie, pas de synovectomie ou d'arthrectomie économiques. Seule sera logique une résection qui empiète franchement sur la partie saine de l'os.

Si l'on opère autrement, l'on court au devant d'une fistule ou d'une récidive.

S'il y a récidive, tout est à recommencer; et s'il y a fistule, non seulement tout est à recommencer, mais la situation du malade est cent fois pire qu'avant l'intervention, par le seul fait qu'on a transformé la tumeur blanche fermée en une tumeur blanche ouverte, laquelle s'infecte fréquemment dans ces conditions.

Le malheur est qu'une résection, même largement pratiquée, laisse encore trop souvent une fistule.

Je sais bien qu'il est des chirurgiens qui disent : — Dans nos résections du genou, nous avons toujours des réunions par première intention. — C'est, en effet, la règle au genou pour la tumeur blanche au début, avec une résection large et bien aseptique, mais les exceptions ne sont pas rares, même au genou ; et, dans les autres jointures, c'est la fistule qui est la règle [1].

Pour le cou-de-pied, par exemple, Ollier en arrive à dire que, pour éviter les fistules interminables il vaut mieux ne pas rechercher la réunion par première intention. Malgré le respect que j'ai pour la grande mémoire d'Ollier ceci me paraît ressembler encore

---

1. Obs. 17. Quelques exemples d'opérations sanglantes faites pour des tumeurs blanches fermées et ayant laissé des fistules (donc ayant aggravé très notablement la situation du malade, au lieu de la guérir et même de l'améliorer.

Résection du poignet; échec. Mlle P., Strasbourg, quarante-cinq ans. Tumeur blanche du poignet droit. Début de l'affection en mars 1904.

Le 1er mars 1905 résection du carpe et de la partie supérieure du troisième métacarpien, par un très habile chirurgien.

Cependant l'opération laisse après elle deux fistules. L'articulation suppurant toujours et se tuméfiant de nouveau, la malade vient à Berck le 17 mai.

Le 16 juin, après un mois de séjour au bord de la mer. nous faisons par les fistules une série de 17 injections de naphtol camphré (naphtol et glycérine) qui ramollissent rapidement les fongosités et assainissent les os malades. Ce traitement actif dure un mois.

Le 23 juillet, les fistules se ferment.

Le 30 juillet, toute tuméfaction a disparu. La malade paraît guérie.

1er janvier. La guérison s'est maintenue parfaite.

Obs.18. Mlle D..., de la Creuse, vingt-quatre ans.

Tumeur blanche du pied droit apparue en mai 1902.

Première intervention chirurgicale en janvier 1903. Résection atypique, appareil plâtré pendant un mois. Il reste une fistule qui ne se ferme pas.

Deuxième intervention en août 1904, motivée par la tuméfaction de la face interne

un peu trop à la politique de Gribouille. Laisser la plaie ouverte pour éviter les trop longs traitements!

Le nombre est donc grand des fistules laissées par les résections les mieux conduites.

Notez que je ne parle que des tumeurs blanches sèches ou fongueuses; car lorsqu'on intervient pour une tumeur blanche suppurée la fistule est encore bien plus la règle; — et lorsqu'on opère une tumeur blanche déjà fistuleuse, cette règle ne souffre, pour ainsi dire, pas d'exception; — quelle que soit ici l'étendue des os enlevés, les surfaces saines cruentées s'inoculent séance tenante, du fait même de l'acte opératoire.

Personne ne peut contester que si tel est le résultat de l'intervention, cette intervention a été désastreuse, — que non seulement l'opération n'avance pas la guérison, mais qu'elle la recule notablement et parfois même la compromet d'une façon définitive.

de la tibio-tarsienne. Incision bilatérale. Curettage. Il persiste, à la suite de cette seconde opération, 4 fistules, deux de chaque côté.

La malade nous arrive à Berck le 27 avril 1905.

Nous lui faisons un appareil plâtré circulaire, avec fenêtres latérales permettant les pansements des 4 fistules.

Le 2 juin on commence une série de 14 injections de naphtol par les orifices fistuleux à raison d'une tous les deux jours. Dernière injection le 30 juin.

Le 3 juillet tout écoulement cesse par l'une des fistules; et le 30 juillet les 4 fistules sont complètement cicatrisées. — Guérison qui s'est bien maintenue.

Obs. 18. Mme Louise B..., de Paris, cinquante-neuf ans. Nous vient le 3 mars 1904 de l'hôpital Saint-Louis où, pour une tumeur blanche fermée du cou-de-pied gauche on lui a fait une **opération sanglante** qui a laissé **3 fistules** douloureuses.

Les fistules sont infectées. Les injections réussissent mal; elles donnent une fièvre de plus de 39° et une réaction locale très douloureuse. Nous sommes obligés de les cesser et de faire de simples pansements à plat.

A la suite de ces fistules infectées qu'a laissées l'opération, nous ne savons pas en somme quand nous pourrons guérir cette malade, ni même si nous pourrons la guérir sans amputation.

Obs. 19. Mme Marie H., trente-six ans, Paris. Tumeur blanche du genou gauche, tumeur blanche fermée.

Réséquée par un habile chirurgien de Paris.

L'opération a laissé **3 fistulettes** au niveau de la ligne de suture.

Arrivée à Berck à la villa de Notre-Dame en mars 1898 avec ces 3 fistules infectées, température 38 à 38 et demi tous les soirs.

Les injections dans ce foyer infecté n'amènent aucune amélioration, *au contraire*. Peu après, la température monte progressivement. — Elle atteignait bientôt 39 et 40 et nous avons vu apparaître un peu d'albumine dans l'urine.

Après avoir drainé, lavé, lutté pendant trois semaines, inutilement, contre cette fièvre continue à 40°, nous avons dû, pour sauver la malade, l'amputer.

C'est indubitablement à l'infection laissée par la résection que cette femme doit d'avoir perdu sa jambe.

Obs. 20. Mme Blanche C..., vingt-sept ans, de Paris.

Tumeur blanche du genou gauche encore fermée, **réséquée** il y a deux ans par un habile chirurgien.

Depuis, il reste **2 fistules** infectées que nous traitons depuis trois mois par des pansements aseptiques, sans progrès bien apparents, hélas!...

Ces opérés, s'*ils savaient*, seraient en droit de dire de leur chirurgien, qui leur voulait tant de bien d'ailleurs : Dieu nous garde de tels amis !...

Donc la formule à retenir est celle du « tout ou rien » :

Ou bien le bistouri enlèvera tout et donnera la réunion par première intention, ou bien on a le devoir de « remiser » son bistouri.

Vous voyez les conséquences auxquelles cela nous conduit.

Chez l'enfant nous sommes « enfermés dans le dilemme » suivant :

Ou bien nous faisons une opération économique (ménageant les cartilages de conjugaison), et nous risquons non pas seulement de ne pas enlever la totalité du mal, mais encore de laisser une fistule ;

Ou bien nous faisons une résection très large (au delà des cartilages de conjugaison), et nous le guérissons, mais en le mutilant gravement.

Il ne sera plus malade, si vous voulez; « il ne sera plus qu'infirme » (!) et malheureusement son infirmité grandira, à défaut de son os, avec les années...

Cela rappelle un peu trop ces malades opérés « qui meurent guéris! »

Qualité de la guérison. — C'est là, en effet, le deuxième objectif du traitement.

La résection, en enlevant la synoviale, laisse une ankylose, — ou bien une pseudarthrose, ce qui est pis, au membre inférieur tout au moins.

Si la pseudarthrose est parfois utilisable au membre supérieur, il n'en est pas moins vrai que la résection ne va jamais sans impotence fonctionnelle plus ou moins grave, compliquée trop souvent d'attitudes vicieuses extrêmement rebelles.

D'autre part, en enlevant les extrémités osseuses articulaires, l'opération sanglante laisse un raccourcissement qui peut être immédiatement gênant, même chez l'adulte, et qui, chez l'enfant, ne fera qu'augmenter gravement par la suite, parfois du double ou du triple de sa valeur primitive (voir fig. 41).

On aura beau ménager le plus possible les cartilages de conjugaison; leur destruction n'est pas absolument nécessaire pour donner lieu à des raccourcissements lamentables chez les enfants; dans les cas de résection dite économique, la perturbation profonde

amenée dans leur fonction, par un traumatisme trop voisin, équivaut trop souvent à leur suppression entière comme le remarque
M. Broca.

Cela explique que la résection soit proscrite, d'un accord à peu
près unanime, quand il s'agit d'un enfant.

Mais ce que nous venons de dire ne s'applique pas à la résection
du genou chez l'adulte.

En effet : 1° L'ankylose du genou peut-être une guérison satisfaisante, si cette ankylose est solide et en bonne attitude ;

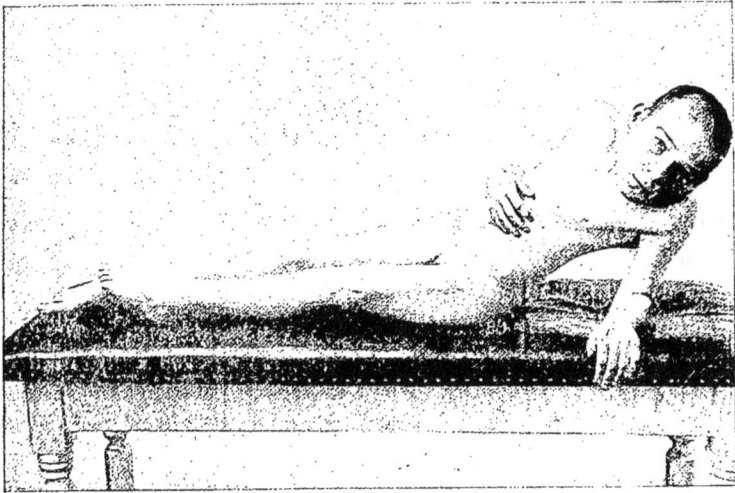

Fig. 41. — Un exemple des résultats déplorables laissés par la résection du genou chez un
enfant : il existe 11 centimètres (!) de raccourcissement réel au bout de cinq ans et une
pseudarthrose flottante.

2° Puisque la croissance est terminée, il ne faut plus compter
avec les lésions des cartilages de conjugaison ; le raccourcissement
immédiat produit par la résection n'augmentera donc pas, restera
tel quel ; et il suffit généralement d'une ablation osseuse de 2 à
3 centimètres pour enlever la totalité des lésions.

Or, un raccourcissement de 2 à 3 centimètres ne gêne guère
pour la marche. On pourrait même soutenir qu'avec un genou
ankylosé dans la rectitude du membre, la marche est moins facile
si cette jambe a la longueur de l'autre, que si elle a 2 centimètres
en moins, car le deuxième temps de la marche est en ce dernier
cas plus aisé.

Mais le traitement sanglant ne doit pas être considéré uniquement de ce point de vue local, si je puis dire.

Il n'est pas toujours sans retentissement sur l'état général du sujet.

Ce retentissement est favorable parfois, en ce que l'opération aide l'organisme à se débarrasser d'un foyer d'infection centrale, qui était alimenté par l'infection périphérique, mais son influence s'exerce plus souvent d'une manière inverse, car on met en liberté, par l'acte opératoire, des milliers de bacilles qui, lancés dans le torrent de la circulation, peuvent infecter d'autres points et coloniser, par exemple dans les viscères, le poumon ou le cerveau.

C'est là un risque que je ne voudrais certes pas exagérer, mais qu'on ne peut plus nier aujourd'hui.

Il est petit, je l'accorde; mais il n'en est pas moins réel.

Enfin, il faut noter encore, pour établir le bilan complet de la méthode opératoire, qu'elle est réservée aux seuls chirurgiens.

Le fait qu'elle n'est pas à la portée de la généralité des médecins est un désavantage, selon moi; car tous les médecins ont des tumeurs blanches à soigner, et s'il fallait chaque fois faire appel à un chirurgien de profession, les trois quarts de ces malades ne recevraient jamais les soins qui leur conviennent.

2° *Indications et contre-indications du traitement sanglant.*

On voit par ce qui précède que je suis loin de réprouver absolument l'opération sanglante dans tous les cas de tumeurs blanches, excepté pour l'enfant, chez lequel j'estime qu'il n'est pas un cas sur cent où l'on ne puisse la remplacer avantageusement par la méthode des injections.

Mais s'agit-il d'un adulte ouvrier avec une tumeur blanche *non suppurée* du genou, le chirurgien a les plus grandes chances de le guérir par une opération sanglante dans l'espace de trois à six mois, tandis qu'il faudrait de six mois à un an pour obtenir la guérison par les injections modificatrices, sans pouvoir promettre un résultat fonctionnel beaucoup meilleur. Le traitement sanglant fait donc gagner du temps, et généralement ne fait rien perdre au point de vue de la qualité de la guérison.

Remarquez bien que je ne dis pas, que je n'ose pas dire, que cela vaut toujours mieux. Je dis simplement que, pour un ouvrier, ce procédé peut soutenir sans désavantage la comparaison avec le traitement par les injections. En effet, si l'on observe parfois à la suite de la résection une tendance à la flexion du genou ou une certaine impotence, et toujours un raccourcissement, que les injections ne laissent pas, il n'en est pas moins vrai que dans la majorité des cas, cette opération conserve à l'adulte un membre solide et utile.

D'autre part, chez l'adulte et dans les vieilles tumeurs blanches surtout, les injections ne guérissent guère non plus qu'avec l'ankylose du genou.

Par conséquent, si vous êtes chirurgien, réséquez, cet ouvrier adulte.

Au contraire, si vous êtes médecin, tenez-vous-en, même dans ce cas, au traitement par les injections. Elles vous donneront une guérison égale, au prix d'un peu plus de patience et de temps, mais sans risque aucun pour le malade.

Cependant, dans tel cas exceptionnel, dans les très vieilles tumeurs blanches, par exemple, datant de plusieurs années, où la cavité articulaire est disparue, nous devons, *de toute nécessité quelquefois*, en venir à l'opération.

Il se peut, à la rigueur, que les injections ne guérissent pas tel de ces cas, parce qu'elles ne peuvent pas atteindre la totalité des foyers tuberculeux, trop nombreux et indépendants les uns des autres existant ici.

Si le mal résiste plus d'un an au traitement par les injections, on se décidera à intervenir par une résection très économique. Mettant à nu la totalité des points malades, elle permettra de compléter le résultat des injections. Celles-ci n'auront pas été inutiles, en effet, elles auront déjà assaini le terrain et supprimé la plus grande partie des lésions, rendant ainsi l'opération plus facile et plus sûre, comme le serait l'extirpation d'un abcès froid déjà modifié par des injections préalables[1]...

1. Obs. 21. Rosario B..., de Saint-Omer, âgé de vingt-neuf ans. Tumeur blanche du genou droit, de forme grave, avec fistule.

Le chirurgien de Lille qui le soigne propose l'amputation de la cuisse au tiers moyen. Le malade s'y oppose voulant à tout prix conserver son membre.

Il s'installe à Berck en avril 1896; le genou est gros, fléchi à 20°, les douleurs sont vives, on sent plusieurs paquets de fongosités disséminés autour de l'articulation, les mouvements sont abolis.

Suppuration abondante par la fistule. Il est fait une série de 24 injections de naphtol camphré et 4 d'éther iodoformé en dernier lieu.

Les séances ont lieu tous les deux jours, la fistule finit par se fermer.

Fin juin. Redressement du genou et appareil plâtré qui est laissé jusqu'à la fin du mois d'août 1896.

Le malade quitte Berck avec une genouillère silicatée en septembre; beaucoup trop tôt, car un peu de sensibilité persiste encore dans le genou.

En outre, le malade a eu le tort de marcher beaucoup en décembre 1896, il nous

3° *Quelques remarques sur la technique du traitement sanglant.*

Pas plus que je n'exposerai la technique des amputations, je ne m'attarderai pas à vous décrire ici toutes les opérations sanglantes qu'on a pu faire ou proposer contre les tumeurs blanches : les grattages, les synovectomies, les arthrectomies ; — et je le ferai d'autant moins que je considère ces opérations économiques comme de mauvaises opérations et que je vous conseille de ne les faire jamais.

Ne dépassant pas les limites du mal, ces opérations n'ont presque aucun des avantages de la résection. Elles n'ont pu guérir que des tumeurs blanches tout à fait au début, où les lésions étaient presque nulles, où un traitement par les injections et même un traitement conservateur auraient suffi. C'est-à-dire qu'elles étaient parfaitement inutiles ; mais à leur inutilité il faut ajouter presque tous les désavantages des larges opérations sanglantes.

Vous n'en ferez donc jamais !

En fait d'opérations sanglantes, tout se réduira pour vous à pratiquer quelquefois une résection du genou chez l'ouvrier adulte.

Ce que vous ferez surtout c'est le drainage des articulations pour les tumeurs blanches, qu'on aura par une faute commise, ou par simple omission laissées s'ouvrir, — et, par une deuxième faute, laissées s'infecter.

Nous dirons un mot seulement sur la technique de la résection du genou, et nous décrirons ensuite la technique du drainage d'une articulation.

revient, il ne peut plus marcher. Il souffre beaucoup de nouveau ; cependant la fistule est restée fermée, il n'y a pas de fluctuation, ni même de fongosités appréciables en aucun point.

Pour en finir promptement chez cet ouvrier pressé je propose la résection qui est faite le 6 décembre, nous trouvons alors deux très petits foyers caséeux, du volume de deux lentilles, enkystés dans le périoste de l'extrémité supérieure du tibia, l'un en avant, l'autre en arrière, et ne communiquant pas avec l'articulation.

1ᵉʳ février 1897. Ablation de l'appareil plâtré ; la cicatrisation est complète, mais il existe un empâtement fongueux au niveau du condyle interne du fémur. Le malade, qui marche avec des béquilles, continue à ne pas pouvoir poser son pied par terre sans douleur.

Bientôt cet empâtement devient fluctuant. Mais on se garde bien de l'ouvrir.

8 injections de naphtol et une d'éther iodoformé ont raison de cette collection, dans l'espace de deux mois. Puis compression à l'aide d'ouate et de bandes de flanelle pendant un mois. A partir de ce moment il n'y a plus de douleurs, pas de points douteux.

Le malade a marché depuis, sans soutien, et a repris le métier de doreur. Il a été revu six ans plus tard, il va toujours parfaitement bien.

Sur la résection du genou.

On trouvera la technique des diverses résections longuement et merveilleusement bien décrite dans le livre de Farabeuf. Voici

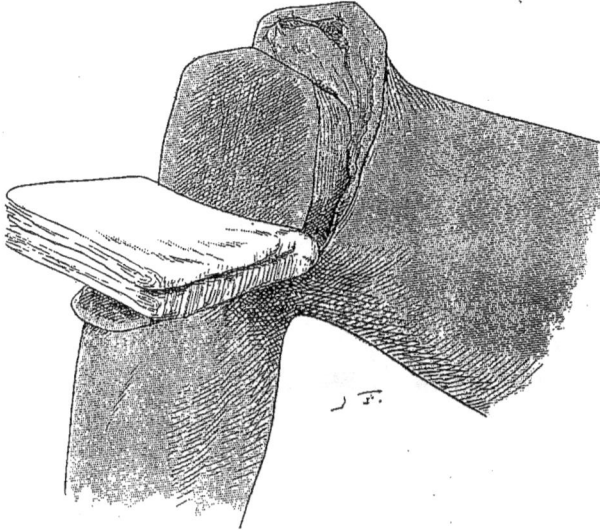

Fig. 42. — Hémostase après la résection du genou. — *1er temps* : on place, entre les deux surfaces osseuses saignantes, une compresse pliée en plusieurs doubles.

simplement, à propos de celle du genou, quelques remarques personnelles qui compléteront les notions que vous avez déjà.

Vous vous servez de la bande d'Esmarch, qui vous donne beaucoup de facilité pour voir et enlever les points malades.

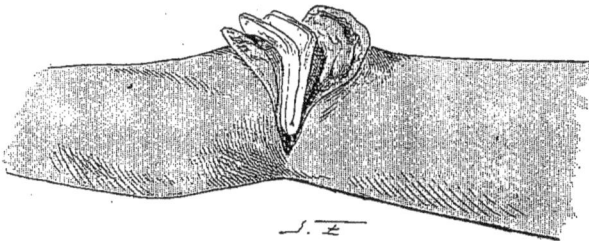

Fig. 43. — *2e temps* : Le membre est ensuite placé dans la rectitude.

Vous faites une résection, à la petite scie ou au très large ciseau à froid, des deux extrémités articulaires, — résection ni trop large ni trop économique, afin d'enlever la totalité des points osseux malades et de mordre de quelques millimètres, pas plus, sur la zone saine; puis vous enlevez tous les tissus mous suspects avec les ciseaux et la pince à disséquer, en y mettant l'attention et le temps voulus.

La toilette des os et des parties molles bien faite, l'adaptation exacte des surfaces osseuses bien vérifiée, vous placez des compresses entre les deux surfaces osseuses, la jambe étant légèrement fléchie au besoin; vous mettez deux autres compresses en avant des os, entre l'os et les parties molles correspondantes, et vous

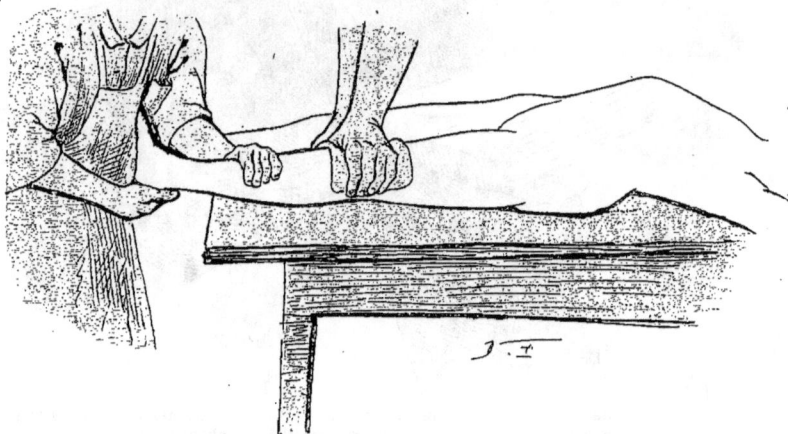

Fig. 44. — *3e temps* : une ou deux compresses sont placées sur la plaie; le chirurgien exerce une compression soutenue avec ses deux mains pendant que son aide maintient le pied et repousse la jambe vers le haut, en appuyant le pied contre sa poitrine.

vous préparez à faire la compression, tandis qu'on enlève la bande d'Esmarch (voir fig. 42, 43, 44).

Vous comprimez ainsi très exactement pendant dix à douze minutes. Cela suffit pour assurer l'hémostase sans avoir à faire de ligatures. — Je n'en fais presque jamais de ces tous petits vaisseaux, — et l'avantage est grand de ne pas laisser de corps étranger dans la plaie, pour obtenir sûrement la réunion par première intention.

Si cela saigne encore après douze minutes, maintenez la compression pendant cinq à six minutes de plus; ce ne sera pas du temps perdu.

Si, ce qui ne se voit guère, un vaisseau saigne encore à ce moment-là, il vous est bien permis de le serrer dans un catgut, mais vous aurez toujours gagné beaucoup à cette compression prolongée, puisque, au lieu de vingt ligatures, vous n'en aurez qu'une seule à faire.

L'hémostase assurée, vous passez à l'adaptation des os. Vous n'aurez pas à suturer les os grâce à l'appareil de maintien que nous allons dire; vous suturerez seulement la peau avec un surjet de catgut que voici figuré (fig. 45).

Cette suture demande une minute; les douze minutes qu'on a perdues pour la compression, on les regagne donc ici.

On introduit trois mèches de fils de catgut ou trois petits

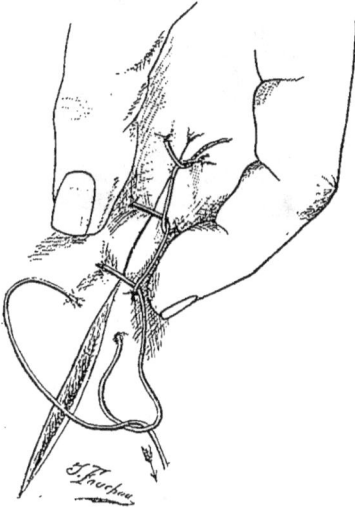

Fig. 45. — Manière de suturer la peau (surjet au catgut).

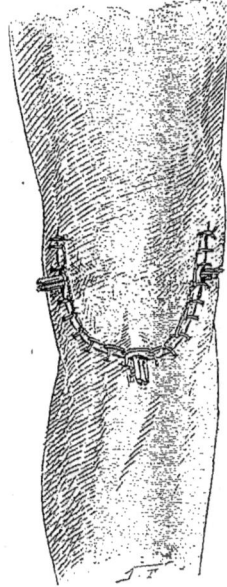

Fig. 46. — Suture terminée : En trois points différents on a introduit des mèches de fils de catgut pour assurer le drainage.

drains, pour empêcher l'accumulation d'un épanchement séro-sanguin dans la plaie (fig. 46).

La suture de la peau et le drainage peuvent être ainsi faits avec des corps entièrement résorbables.

L'appareil est ici d'une importance capitale, et mérite tout spécialement de fixer l'attention. C'est un grand appareil plâtré, très précis, qui va de l'ombilic au pied, et que voici figuré (fig. 47).

On commence par faire la partie de l'appareil qui va des orteils à la racine du membre, en le modelant bien autour du genou et des malléoles, puis, lorsque la prise du plâtre est chose acquise, ou à peu près (après cinq à dix minutes d'attente environ), on construit la partie abdominale de l'appareil.

Le sujet est mis pour cela sur un pelvi-support. — Le raccord est facile à faire entre la pièce abdominale et la pièce jambière,

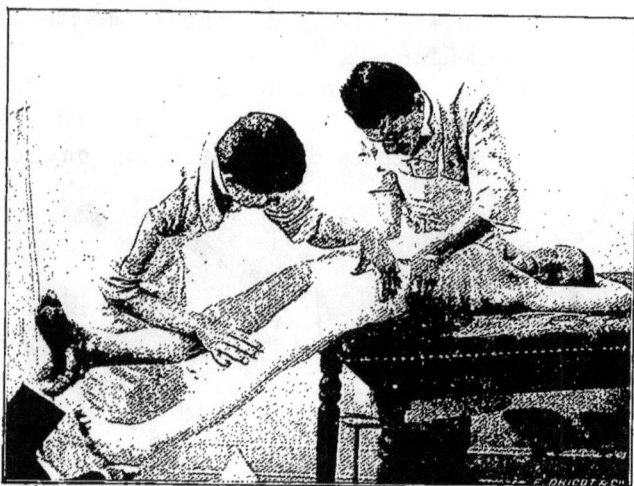

Fig. 47. — Notre appareil plâtré allant de l'ombilic aux orteils et assurant l'immobilisation absolue de tout le membre inférieur.

avec quelques tours de bande plâtrée, roulés en spica de l'une à l'autre et avec quelques carrés de renforcement.

(Voir page 121 la manière de construire l'appareil plâtré.)

Dès que la dernière bande est roulée, on modèle l'appareil très exactement au niveau du bassin. Cette précision empêchera tout déplacement, si petit soit-il, des deux surfaces articulaires mises au

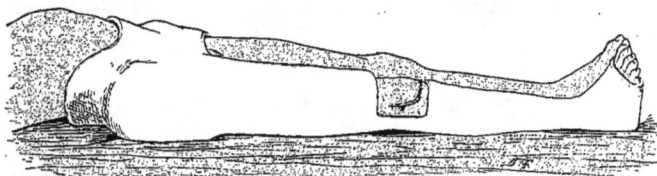

Fig. 48. — Appareil plâtré muni d'une fenêtre qui permet de surveiller et de panser la plaie opératoire ; on la referme chaque fois avec une bande plâtrée.

contact ; on obtient ainsi une réunion parfaite, en attitude correcte ; je ne parle pas de l'avantage qu'ont ces appareils d'assurer l'hémostase et d'empêcher toute inflammation et toute douleur, — par l'immobilité mathématique qu'ils donnent.

Si, par extraordinaire, il survenait de la fièvre, rien n'empêche de faire une ou plusieurs fenêtres temporaires, au niveau de la suture, pour surveiller la plaie et vérifier le drainage (fig. 48).

Au cinquantième jour, on enlève le plâtre ; on le remplace par un autre, ou bien par un appareil orthopédique avec lequel le sujet pourra marcher après encore une semaine de repos, au soixantième jour environ.

Mais à la rigueur le malade pourrait, s'il est pourvu du grand appareil plâtré que nous venons de dire, se tenir sur pieds 15 ou 20 jours après l'opération, et marcher avec des béquilles.

Technique du drainage des articulations.

On aura soin d'ouvrir la cavité articulaire dans ses points les plus déclives. Il nous faut insister un peu sur la technique de ce drainage au genou (fig. 49 et 50).

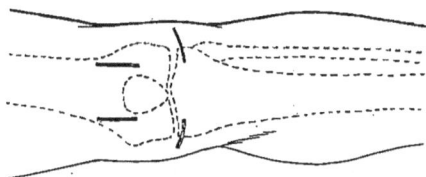

Fig. 49. — Drainage de la jointure du genou. — Pour les deux incisions supérieures et l'incision inféro-interne, suivez les indications de la figure ; mais l'incision postéro-latérale externe ne doit pas se faire comme cela est figuré dans une direction perpendiculaire à l'axe du membre ; donnez lui une direction parallèle à cet axe pour être absolument sûr d'éviter le sciatique poplité externe.

Vous savez que, fait méthodiquement comme il doit l'être, ce

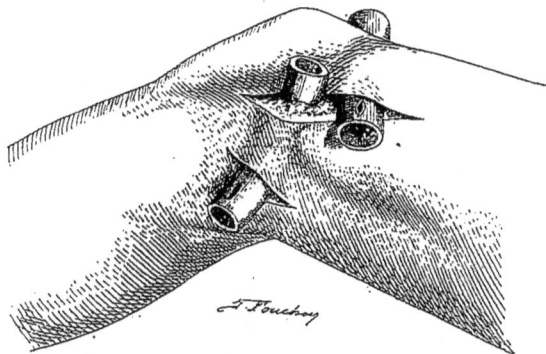

Fig. 50. — Genou vu par sa face interne. — Les diverses incisions donnent passage à des drains qui les réunissent.

drainage comprend quatre incisions « latérales », parallèles à l'axe du membre, deux de chaque côté — d'une longueur de 7 à 8 centimètres.

Les deux incisions antéro-latérales longent les côtés de la rotule,

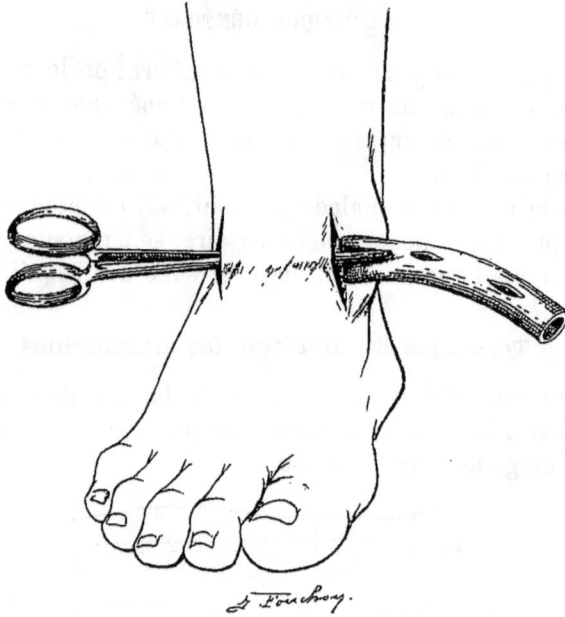

Fig. 51. — Drainage de l'articulation tibio-tarsienne. — Incision au devant des deux malléoles :
après avoir fait le chemin d'une incision à l'autre, avec la pince fermée vous passez un drain

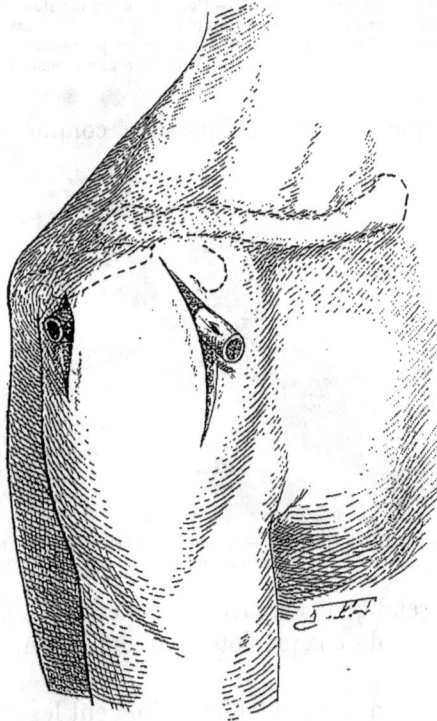

Fig. 52. — Drainage de l'épaule. — L'incision interne part d'un centimètre en dehors de l'apophyse coracoïde et tombe bien exactement sur la cavité articulaire (voir p. 237, fig. 174).

et les deux postéro-latérales, un peu plus petites, répondent aux bords latéro-postérieurs des condyles.

Ces deux dernières incisions remplacent le drainage postérieur direct à travers le creux poplité, lequel est plus difficile et ne pour-

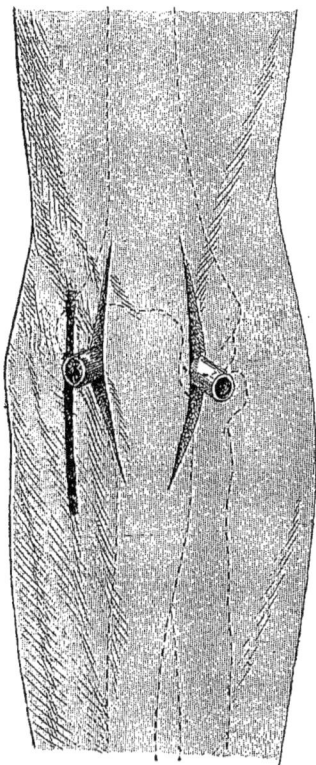

Fig. 53. — Drainage du coude. — Une incision de chaque côté de l'olécrane, en rasant l'os pour éviter sûrement le nerf cubital indiqué ici par un trait noir, mais il est encore plus simple de ne pas faire d'incision interne; l'incision externe suffira avec au besoin une incision médiane au-dessus du bec de l'olécrane.

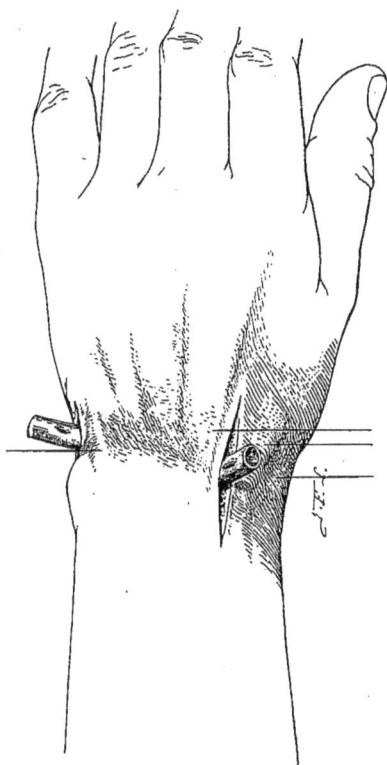

Fig. 54. — Drainage du poignet. — Incision externe le long du bord externe de l'extenseur de l'index. Incision interne à la pointe de l'apophyse styloïde du cubitus.

rait se faire qu'en ouvrant franchement et largement la jointure.

Par chacune des incisions antéro-latérales on conduit un gros drain jusqu'à l'incision postéro-latérale.

Vous devinez qu'on pourrait également réunir les deux incisions antéro-latérales par deux drains supplémentaires passant l'un au-dessus, et l'autre au-dessous de la rotule.

L'incision postéro-latérale interne, faite sur le bord postérieur du condyle interne, ne présente pas la plus petite difficulté. Il n'en est pas de même de l'externe à cause de la présence du sciatique poplité externe.

Pour l'éviter sûrement, il faut se repérer sur le tendon du biceps, qu'il est facile de reconnaître : le nerf est en arrière et un peu en dedans de ce tendon. On n'a donc qu'à se tenir toujours à 1 centimètre en avant et en dehors du tendon, et à arrêter l'extrémité *inférieure* de l'incision à l'interligne articulaire (interligne qui répond au sommet de la rotule dans la position d'extension de la jambe).

Pour les autres jointures le drainage ne présente pas la plus petite difficulté (fig. 51, 52, 53, 54).

Je dirais volontiers, pour ces autres jointures, qu'il suffit presque d'ouvrir la synoviale en n'importe quel point, à cause des dispositions anatomiques de ces articulations, de leurs moindres dimensions et de leur mobilité plus grande.

CHAPITRE VIII

B. — TRAITEMENT ORTHOPÉDIQUE

REPOS DE LA JOINTURE ET EXTENSION CONTINUE

Sommaire. — 1° Le repos de l'articulation malade est assuré :
Pour le membre supérieur, par la cessation de tout travail manuel du côté malade; par le port d'une écharpe et d'un bon pansement ouaté.
Pour le membre inférieur, par la cessation de la marche.
En ce deuxième cas le malade doit vivre assis ou couché sur un cadre de coxalgie.
Position de repos des diverses jointures.
2° L'extension continue. — A n'employer que pour les tumeurs blanches du genou, et seulement dans la clientèle de ville, avec des parents attentifs et des enfants bien surveillés.
Bien faite, elle rend des services et dispense parfois de tout appareil. Elle assure un repos suffisant et sert à corriger les attitudes vicieuses.

I. — *Repos de l'articulation.*

La première condition à observer dans le traitement des tumeurs blanches, c'est que la jointure malade reste au repos jusqu'à ce que le foyer tuberculeux soit éteint et même pendant les quelques mois qui suivent l'extinction de ce foyer.

Le repos des articulations du membre supérieur est suffisamment bien assuré si le bras est en écharpe, et le malade peut ainsi continuer à aller et venir pendant toute la durée de la maladie; mais il n'en est pas de même pour les tumeurs blanches du membre inférieur; ici le repos de l'articulation n'est pas compatible avec la marche, même avec le correctif du maintien de la jointure par un appareil de décharge.

Nous nous sommes très longuement expliqués là-dessus dans le premier fascicule de ce traité[1], où nous avons exposé les raisons

---

1. Voir *Traité de la coxalgie*, page 35.

qui nécessitent la position couchée pour assurer le repos complet

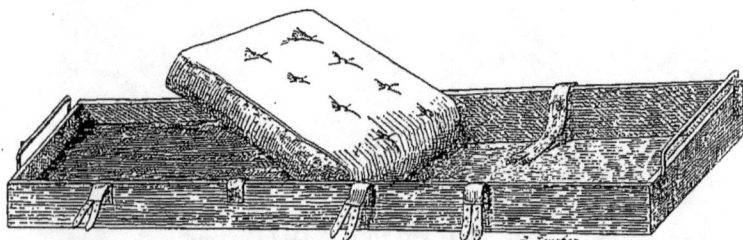

Fig. 55. — Cadre de bois ordinaire, garni d'un matelas de crin et de quatre courroies destinées à immobiliser l'enfant.

de la hanche. Il nous suffira donc de les rappeler ici très brièvement.

Quoi qu'on en ait dit, la santé générale n'est en rien compro-

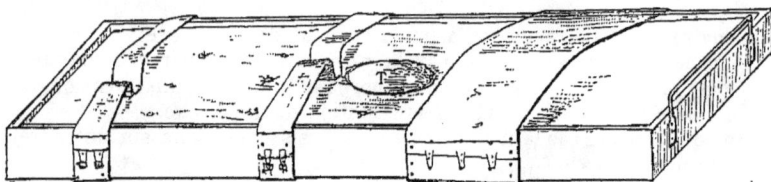

Fig. 56. — Notre cadre. — Cadre ordinaire modifié avec une ouverture médiane au niveau du siège; ouverture fermée en temps ordinaire par un tampon T qui vient s'y ajuster à frottement.

mise par le repos dans la position couchée, à condition que l'enfant vive en plein air, comme à Berck par exemple, où les enfants passent toute la journée sur la plage, ou bien encore à la campagne.

Si le repos ne présente pas d'inconvénients pour la santé générale il a, en revanche, pour l'évolution locale de la tumeur blanche, des avantages que rien ne peut remplacer, et dont il est facile de se rendre compte.

Il supprime notamment la pesée du corps sur les jointures atteintes et même presque entièrement la pression réciproque des extrémités malades.

Or, personne ne peut contester l'influence funeste de cette pression et de cette pesée sur l'évolution du mal.

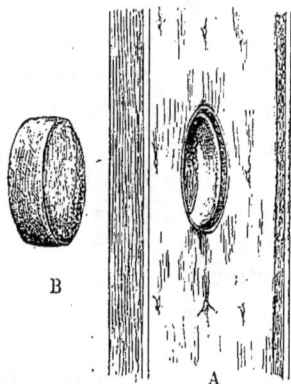

Fig. 57. — Notre cadre. — A. Bassin en place, vue d'en haut. — B, Tampon matelassé qui vient se loger à la place du bassin et reste en place dans l'intervalle des garde-robes.

On ne les conteste pas, mais on s'est flatté de les annihiler par des appareils orthopédiques s'appuyant sur l'ischion, où ils prennent le poids du corps et le reportent sur la semelle de l'appareil en déchargeant les articulations malades intermédiaires.

La valeur théorique de ces traitements est grande.

Mais, dans la pratique, l'appareil le plus parfait ne peut pas sup-

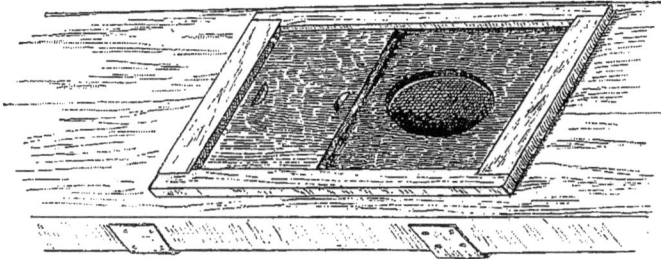

Fig. 58. — Notre cadre vu en dessous avec sa glissoire.

primer entièrement la pesée du corps sur les surfaces osseuses malades, non plus que les mille petits chocs, les mille petites secousses qu'entraîne forcément la liberté de marcher sur le membre malade; chocs et secousses qui ne peuvent qu'entretenir et exaspérer l'inflammation.

L'idéal, c'est de tout concilier, le repos avec la vie au grand air.

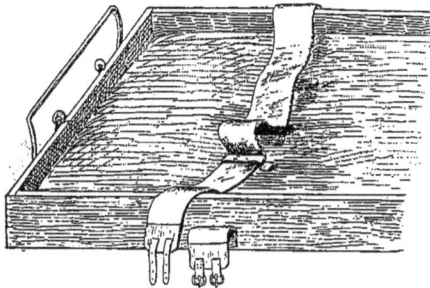

Fig. 59. — Notre cadre. — La sangle des jambes est fixée par son milieu pour embrasser le membre dans une boucle.

Mais si c'est impossible, si pour tel enfant appartenant à la classe ouvrière, la prescription du repos absolu équivaut à moisir dans un taudis de grande ville, sans jamais sortir; oh! alors, le précepte, donné plus haut, devra fléchir.

Mieux vaut que l'enfant sorte avec des béquilles et un bon et long appareil plâtré, pour se porter dans le jardin public le plus proche, et y passer toute sa journée au grand air, retrouvant ainsi dans une certaine mesure les conditions générales qu'on crée aux enfants des riches.

Il en est de même pour les enfants d'un hôpital de grande ville.

Par contre, dans nos hôpitaux de Berck, les enfants, qui vivent dans de grandes salles largement ouvertes sur la plage, peuvent être maintenus au repos, sans aucun préjudice pour leur état général et avec le plus grand profit pour l'état de la jointure malade, nous tenons à le répéter.

En effet, le repos des articulations abrège très notablement la durée du mal et nous donne des guérisons fonctionnelles beaucoup plus belles que la liberté de marcher.

Le repos suffit même assez souvent, sans appareil, pour les tumeurs blanches bénignes, prises au début. En tout cas, il limi-

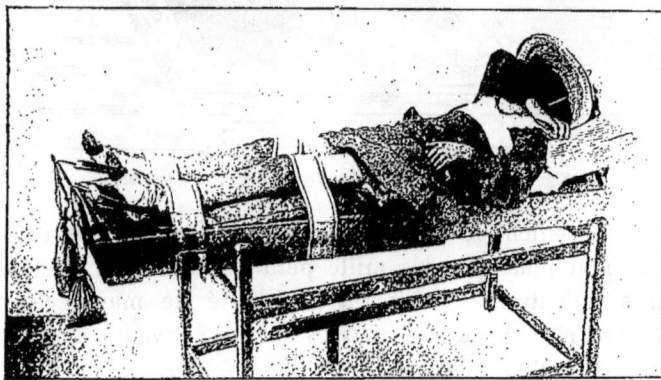

Fig. 60. — Enfant dans son cadre. On voit les deux sangles des jambes et les cuisses fixées par leur partie médiane et embrassant les membres dans une double boucle. La contre-extension est assurée par le poids du corps pourvu que l'on relève la partie inférieure du cadre par une ou deux briques placées sous les pieds du support en bois.

tera toujours beaucoup l'envahissement progressif de l'articulation par la tuberculose.

Notez, d'ailleurs, que cette position de repos n'a rien ici de bien ennuyeux. Ce n'est plus, comme dans la coxalgie, la position couchée qui est absolument nécessaire. La position assise, pourvu que les jambes soient horizontales, suffit en effet à assurer le repos du genou et du cou-de-pied.

Pour cela, l'enfant est placé soit sur un fauteuil à siège très long, pour soutenir les membres inférieurs dans toute leur longueur; soit sur le cadre ordinaire déjà décrit dans notre livre de la coxalgie et facile à construire partout, avec deux sangles fixant les cuisses et les jambes bien à plat (voir fig. 55 à 60).

Pour le membre supérieur, j'ai dit que le repos est assuré par une écharpe et un pansement ouaté que maintiennent deux ou trois bandes gommées, mouillées au préalable, lesquelles durcissent en séchant et forment une contention suffisante, sans être trop sévère.

Positions diverses suivant les jointures. — La jointure qui est au repos sera placée dans la position suivante : pour l'épaule, abduction du bras, de 20° ; pour le coude, flexion à 70 ou 80° ; pour le poignet, l'extension ; pour le genou, extension très complète, et non pas une flexion légère comme on l'a dit à tort ; pour le cou-de-pied, l'angle droit sur la jambe ou bien encore un angle de 80°, par mesure préventive.

Adopter la flexion légère pour le genou et l'extension légère pour le cou-de-pied serait créer une amorce de déviation qu'on aurait de la peine à effacer plus tard.

En somme, la jointure est placée dans la position où une anky-
lose, si elle survenait, serait le moins gênante.

II. — *L'extension continue.*

Il n'en peut être question que pour le genou ou le cou-de-pied ; encore ne l'applique-t-on pas pour celui-ci et n'y soumet-on le

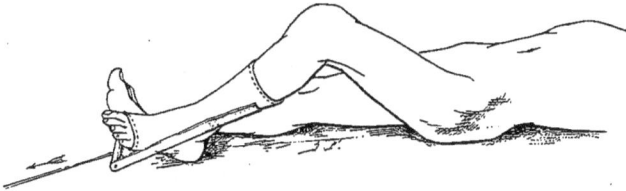

Fig. 61. — Guêtre en basane et étrier servant à l'extension continue pour la tumeur blanche du genou.

genou lui-même que dans la clientèle de ville, lorsqu'on est sûr que cette extension sera exactement et intelligemment surveillée.

Il est bien des manières d'appliquer la traction continue. S'il en est une qui vous soit familière, tenez-vous-y. Sinon, voici le procédé que je vous recommande (fig. 61 à 64) :

Faites fabriquer en cuir doux, en basane par exemple, une chaussette remontant au-dessus du mollet, lacée devant sur toute la longueur, avec un étrier au milieu duquel s'attache le poids au moyen d'une corde passant sur une tringle ou sur une poulie. Écartez les deux branches de l'étrier avec une planchette placée sous la plante du pied, afin d'éviter la pression des lanières sur les malléoles.

La contre-extension est assurée par le poids du corps, surtout si l'on soulève les pieds du lit avec deux ou trois briques, de manière que la hanche soit placée au-dessous du plan du pied.

Si le genou est très fléchi, on soutient le jarret, au début, avec un coussin ou un sac de sable, pour empêcher le genou de se coucher sur le côté.

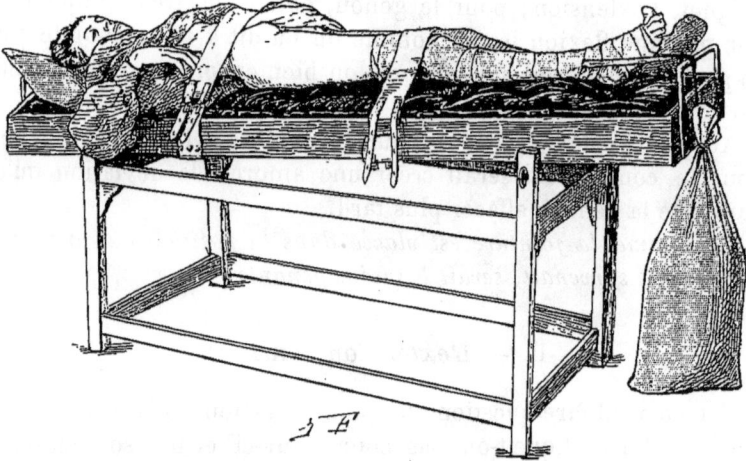

Fig. 62. — La traction ne se fait que sur la jambe. Une bande recouvre le genou, mais *est indépendante* du bandage de la traction (ce que la figure ne montre pas nettement.

L'extension peut être employée à deux fins :
1° Pour aider à la guérison du foyer morbide, soit en assurant

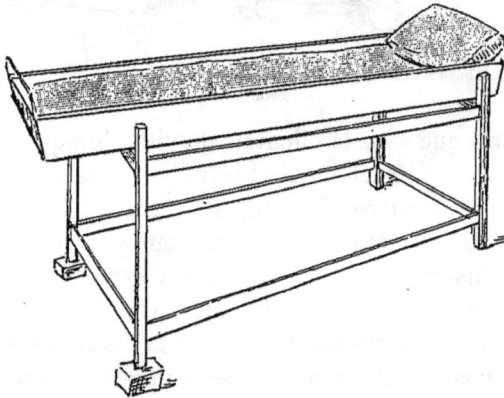

Fig. 63. — On assure très simplement la contre-extension en plaçant des briques sous les pieds d'avant du lit ou du châssis qui supporte le cadre.

l'immobilité de l'articulation, soit en supprimant ou atténuant la pression réciproque des deux surfaces articulaires.
2° Pour corriger une attitude vicieuse [1].

1. Obs. 22. Alfred B..., huit ans. Hôpital Rothschild.
Entré le 1er février 1899 avec une tumeur blanche du genou, guérie, mais dans

Une traction de deux kilogrammes suffit dans le premier cas, pour un enfant d'une dizaine d'années ; cinq ou six kilogrammes sont nécessaires dans le second cas.

Ces poids doivent être augmentés ou diminués, suivant que le sujet a plus ou moins de dix ans.

Lorsque cette extension continue n'est pas praticable, comme

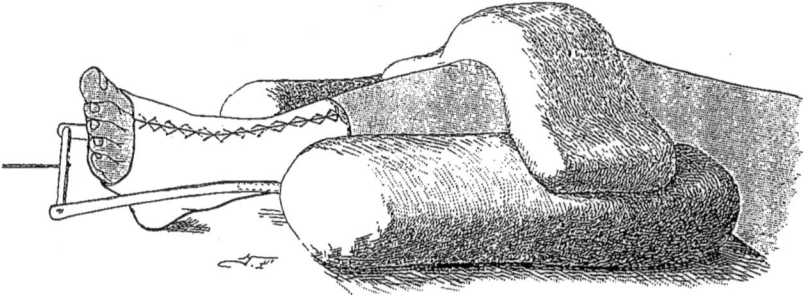

Fig. 64. — On place un sac de sable de chaque côté du genou pour lui faire une sorte de gouttière ; un 3ᵉ sac appuie légèrement sur la rotule et ajoute son action à celle de l'extension continue, pour corriger la flexion.

c'est le cas, d'une manière générale, pour les enfants de l'hôpital, ou lorsqu'elle n'assure pas l'indolence complète de l'articulation malade, il faut y renoncer bien vite pour recourir à l'appareil plâtré.

une flexion d'un peu plus de 90°. L'ankylose n'est pas complète, il persiste 10 à 15° de mouvements.

La flexion est à peu près directe. Nous installons au pied une traction de 2 kilogrammes, que nous augmentons progressivement jusqu'à 5 et 6 kilogrammes.

Au début et pendant les premières semaines on a mis un coussin sous le jarret pour soutenir la jambe fléchie. On l'a supprimé à la fin du deuxième mois. — Au quatrième mois, la flexion était corrigée à 10° près. L'enfant étant réclamé à ce moment par les parents, nous lui appliquons un appareil plâtré et, avant la prise du plâtre, nous faisons une petite traction pour gagner les 10° qui nous manquaient pour avoir une correction parfaite.

CHAPITRE IX

INDICATIONS & APPLICATIONS DES DIVERS APPAREILS

1° *Appareils inamovibles en plâtre.*

Sommaire.
Les appareils plâtrés circulaires valent beaucoup mieux, quoi qu'on ait dit, que les gouttières plâtrées.

Condition essentielle d'immobilisation d'une articulation quelconque : prendre dans l'appareil les deux articulations adjacentes.

Deux précautions pour construire un bon appareil : 1° pas trop d'ouate, plutôt un maillot, ou jersey; 2° modelage exact des saillies osseuses.

A. — Appareils du membre inférieur : grand, moyen et petit plâtre pour le genou et le cou-de-pied.

B. — Appareils du membre supérieur.

A. — *Indications.*

L'appareil plâtré permet de réaliser une immobilisation mathématique des deux leviers articulaires de la jointure malade, ce qui le rend indispensable dans les tumeurs blanches douloureuses et dans le traitement des attitudes vicieuses.

Nous étudierons successivement les appareils plâtrés du membre inférieur et les appareils du membre supérieur.

B. — *Conditions d'une bonne application.*

1° **Étendue de l'appareil en longueur et en surface.** — Posons un principe général, commun à tous les appareils : — pour immobiliser parfaitement une articulation, *l'appareil doit embrasser les deux articulations adjacentes.* Ainsi, par exemple, pour immobiliser parfaitement un genou et empêcher une attitude vicieuse, il faut prendre la hanche et le pied, c'est-à-dire faire un plâtre allant des crêtes iliaques jusqu'aux orteils. — C'est un appareil identique au grand appareil de la coxalgie.

On n'a qu'à jeter les yeux sur les figures ci-contre (fig. 65 et 66) pour voir combien la « genouillère classique » est insuffisante à immobiliser les deux leviers articulaires, dans les cas tant soit peu rebelles.

Ce n'est qu'à une période plus tardive, lorsque la guérison est à peu près acquise, lorsque l'attitude reste correcte presque d'elle-même, qu'un tuteur moins long suffira. Ce sera alors un plâtre

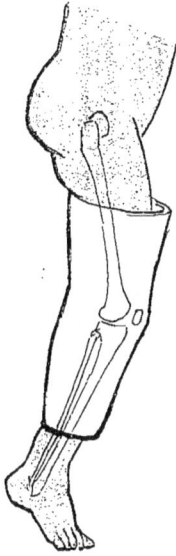 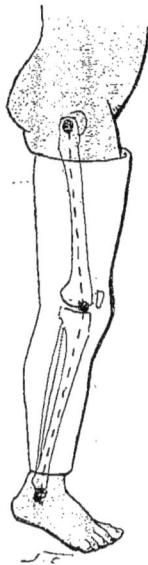 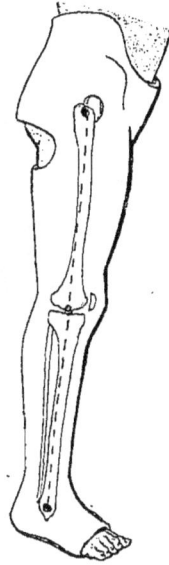

Fig. 65.   Fig. 66.   Fig. 67.

Fig. 65. — La petite genouillère trop souvent faite : beaucoup trop courte et trop large : les tissus mous se laissent déprimer par les bords de la genouillère et la déviation se reproduit à volonté.

Fig. 66. — Genouillère plus longue ; mais encore insuffisante, pour les mêmes raisons, atténuées.

Fig. 67. — Manière parfaite d'immobiliser un genou. — Notre grand appareil plâtré, qui prend non seulement la jointure malade, mais aussi les deux jointures adjacentes.

« moyen », allant de l'ischion aux orteils et n'immobilisant qu'une des articulations adjacentes, ou bien même simplement la genouillère ordinaire, qui les laisse libres toutes deux.

De même, lorsqu'il s'agira d'immobiliser très exactement un cou-de-pied, il nous faudra embrasser le genou et l'extrémité du pied.

C. — Construction de l'appareil.

Il faut vous habituer à faire des appareils précis et non pas des appareils « comme des sacs ».

Vous allez vous convaincre qu'il n'est pas plus difficile de faire un bon plâtre que d'en faire un mauvais et que tous les médecins

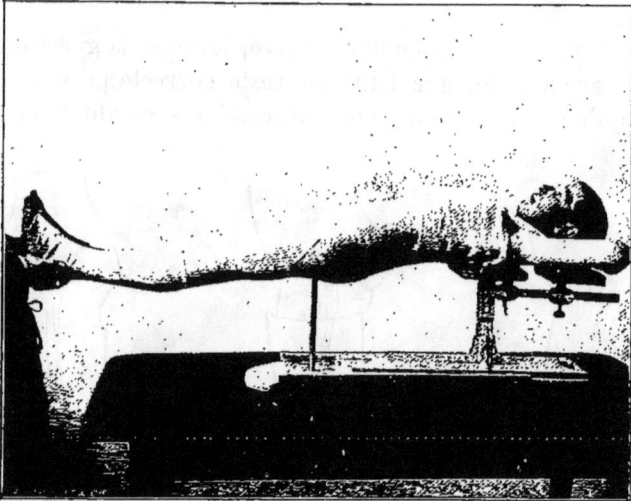

Fig. 68. — L'enfant revêtu de son maillot, simple ou double, mis à la manière d'un caleçon.

de bonne volonté peuvent y réussir; il leur suffit de suivre fidèlement les indications qui suivent :

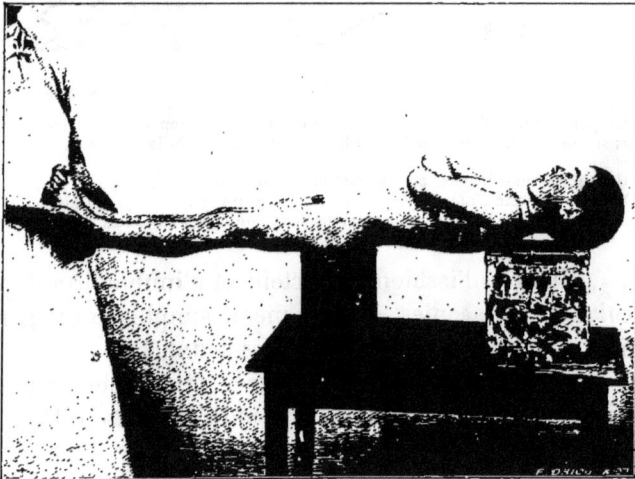

Fig. 69. — Pelvi-support improvisé.

J'attire d'abord votre attention sur deux points importants :
Le premier, c'est de ne pas interposer, entre le plâtre et les

parties à maintenir, une couche d'ouate telle que les os, dès que l'ouate se sera tassée, puissent jouer dans l'intérieur de l'appareil.

Or beaucoup de médecins, même soi-disant spécialistes, appliquent quatre ou cinq doigts d'épaisseur d'ouate entre la peau et leurs bandes plâtrées.

On devine ce qui arrive après quelques semaines, lorsque l ouate s'est tassée ou a été arrachée peu à peu par l'enfant.

La deuxième condition, c'est de bien modeler le plâtre, exactement, mais sans pression, autour des saillies osseuses articulaires ou péri-articulaires accessibles.

Vous choisirez donc de préférence[1], comme revêtement de la région à maintenir, un fourreau collant qui sera par exemple un jersey ordinaire, simple ou double (deux jerseys mis l'un sur l'autre); s'il s'agit d'un membre inférieur, la manche recouvrira la jambe; et le « corps » du maillot recouvrira le bassin du sujet (fig. 68 et 69).

Appareils du membre inférieur.

L'appareil ira des fausses côtes au pied malade inclusivement. Comme la manche du jersey s'arrête à mi-jambe et ne recouvre pas le pied, vous le chausserez de l'autre manche que vous aurez coupée d'avance. Le bord supérieur de cette sorte de chaussette empiétera sur l'extrémité inférieure de l'autre manche jusque vers le genou.

Par-dessus ce fourreau collant va s'appliquer l'appareil plâtré. Celui-ci est construit entièrement avec des bandes plâtrées sans attelle de bois ou de métal, en le renforçant simplement, aux endroits les plus fragiles, par quelques carrés de tarlatane trempés dans de la bouillie de plâtre.

Voici la manière très simple de préparer les *meilleures* bandes plâtrées :

Sur une pièce de tarlatane du commerce (tarlatane gommée) vous avez découpé au préalable des *bandes de 5 à 6 mètres de long et de 10 à 15 centimètres de large*.

Trempez-les, toutes déroulées, dans une *bouillie de plâtre*, que vous venez de préparer séance tenante avec *trois verres d'eau* froide et *cinq verres de plâtre* (plâtre à modeler non hydraté, bien

---

1. Je me sers volontiers d'ouate en n'en mettant qu'une très légère couche, d'un centimètre à peine d'épaisseur, non tassée, et qui, tassée, représente une épaisseur de quelques millimètres, — et j'ai des appareils très précis; pourtant je n'ose pas en recommander l'usage, parce qu'il est trop difficile pour les débutants d'en mettre juste assez, mais pas trop.

sec); *pas de sel ni d'eau chaude*, qui feraient sécher les appareils trop vite et dans un espace de temps impossible à préciser d'avance et surtout les rendraient très cassants.

Ces bandes de mousseline, ainsi mises déroulées dans cette bouillie, s'en imprègnent d'elles-mêmes comme des bandes de toile dans le silicate de potasse; puis enroulez-les « tour par tour », comme vous feriez pour une bande de toile ordinaire, elles garderont la quantité de colle plâtrée nécessaire.

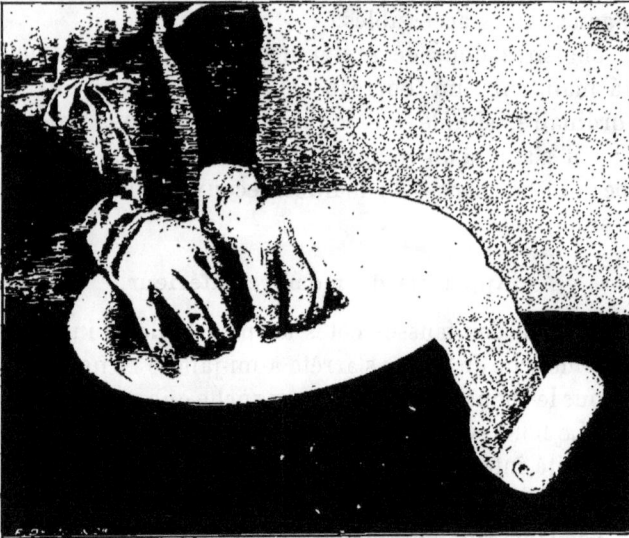

Fig. 70. — Manière de préparer les meilleures bandes plâtrées. On roule une bande de mousseline gommée dans de la colle plâtrée (trois verres d'eau pour cinq verres de plâtre).

Vous prenez la première bande sans l'exprimer ou en l'exprimant à peine, et vous l'appliquez sur le malade.

Pendant ce temps une personne ou deux, qui vous ont vu préparer la première bande, en préparent d'autres.

Elles vont (surtout si elles sont deux ou trois) aussi vite à les préparer, sensiblement, que vous à en faire l'application sur le malade.

Au reste, si vous n'avez pour vous aider — ce qui sera bien rare — qu'une seule personne occupée à tenir la jambe ou le bras du malade, vous préparerez vous-même toutes les bandes, avant d'appliquer la première.

En effet, j'ai calculé qu'avec une pareille bouillie, faite avec du plâtre à modeler ordinaire, la prise du plâtre met environ de 12 à 15 minutes à se faire.

Vous avez donc le temps de les préparer et de les enrouler
toutes sur le malade, à raison d'une minute par bande (il faut

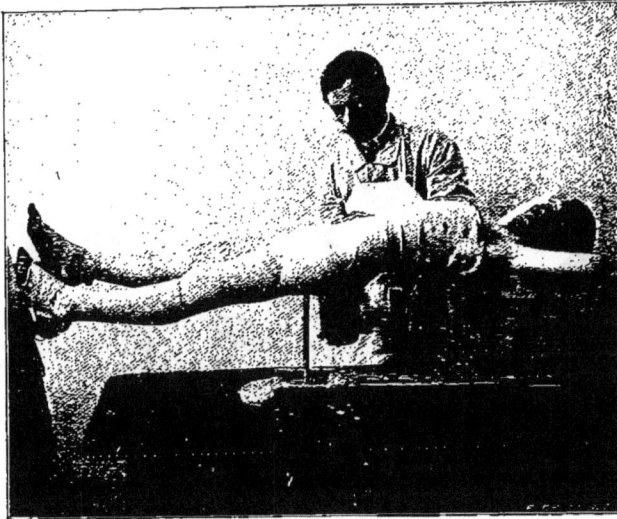

Fig. 71. — On roule la première bande.

7 ou 8 bandes pour un grand appareil du membre inférieur chez
un enfant de dix ans), avant qu'elles commencent à sécher.

Entre les divers tours de bande, mettez avec la main une couche
d'un millimètre environ de la bouillie plâtrée restée dans la cuvette,

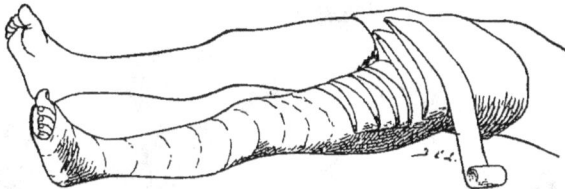

Fig. 72. — Pour consolider la partie fragile de l'appareil, au niveau de l'aine, on replie la
bande sur elle-même plusieurs fois. Ce qui remplace les attelles de renforcement.

et appliquez-en une dernière couche au-dessus de la dernière
bande pour « vernir » l'appareil.

A la septième ou huitième minute, l'appareil est donc fini [1]. Vous

1. Si l'enfant est placé sur le pelvi-support (pour le grand plâtre du membre
inférieur), on l'enlève à ce moment et on le pose sur la table. — Ce pelvi-support
peut s'improviser partout : deux piles de livres de même hauteur (10 à 15 centim.):
l'une plus large sous les épaules et la tête, et l'autre plus étroite sous le bassin,
— les pieds étant toujours tenus par un aide à la même hauteur.

vérifiez et vous rectifiez au besoin la position, puis vous maintenez

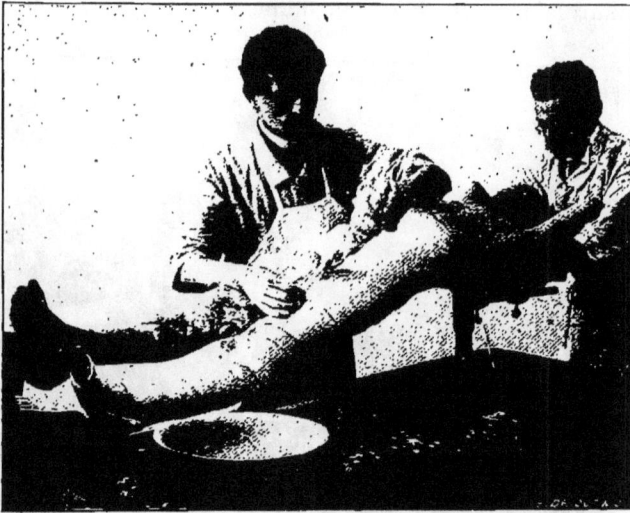

Fig. 73. — Dernière bande.

et faites maintenir, en attendant que cela sèche, c'est-à-dire encore
5 à 10 minutes environ. Il va de soi que, suivant la température

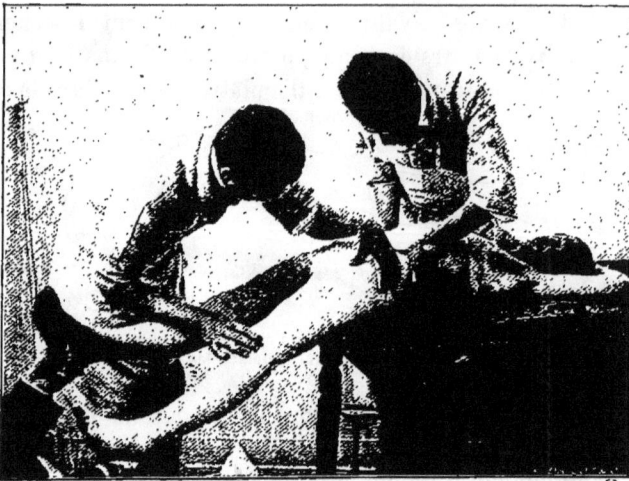

Fig. 74. — L'appareil terminé, on remet l'enfant sur la table. — On vérifie et rectifie au besoin
la position. — On coiffe les crêtes iliaques. — On emboîte la rotule entre deux dépressions
latérales.

extérieure et le degré de siccité du plâtre, la prise de celui-ci peut
se faire un peu plus ou un peu moins vite.

Quand on voit cette prise près de se faire, il faut se hâter de donner au membre la position voulue.

Si la prise de l'appareil tarde, au contraire, on peut l'accélérer par l'application de serviettes sèches, ou en le saupoudrant d'un peu de poudre de plâtre sec.

Mais, que la consolidation soit rapide ou lente, vous ne vous éloignerez pas un instant. Il faut vous résigner à rester là, sans bouger, jusqu'à ce que la consolidation soit complète, de 15 à 20 minutes parfois, guettant le moment psychologique de la « prise ». Faute de ce soin, la position du membre se perdra plus ou moins, un peu à la manière de ce qui se passe avec le silicate de potasse, qui ne sèche que dans les 24 heures et laisse ainsi toute facilité à l'attitude vicieuse de se reproduire dans l'appareil.

Mais revenons un peu en arrière pour fixer deux points : la manière de rouler les bandes autour du corps et la manière de modeler ensuite les parties à maintenir.

1° **Comment rouler les bandes** (fig. 71 et 72). — On les roule et on les applique *exactement* sur le maillot, *mais sans pression*; on les roule comme on ferait d'une bande de toile ordinaire.

Si on les applique exactement, l'appareil ne sera pas trop lâche.

Si on ne fait pas de pression, il ne sera pas trop serré.

Pour le grand appareil du membre inférieur, on recouvre ainsi régulièrement le tronc, depuis la circonférence passant par l'appendice xyphoïde jusqu'au pied inclusivement.

Si vous avez pris la ceinture pelvienne, souvenez-vous que l'appareil se brise surtout à la racine du membre, à la région inguinale; consolidez donc ce point avec quelques carrés (de deux épaisseurs) de mousseline trempés dans la même bouillie, ou simplement en repliant la bande plusieurs fois sur elle-même, ou encore en imbriquant les uns sur les autres plusieurs spica (fig. 72).

2° **Comment modeler les parties à maintenir : crêtes iliaques, genou, malléoles** (fig. 75, 76, 77, 78). — On s'occupe de ce modelage dès que la dernière bande est appliquée, pendant les quelques minutes qui précèdent encore la prise du plâtre.

On applique les mains tout autour des saillies osseuses appréciables, doucement mais exactement. Comme s'il s'agissait d'un grand appareil de coxalgie, on coiffe les crêtes iliaques en faisant, non pas sur elles, mais au-dessus et en avant d'elles, une dépression au plâtre avec les mains légèrement fléchies, le pouce en avant, et le bord cubital au-dessus. Avec la pulpe des trois doigts intermédiaires, on déprime le plâtre au-dessous de la crête iliaque sur la fosse iliaque externe de manière à placer la crête entre deux dépressions : la supérieure, plus profonde, répondant à l'espace

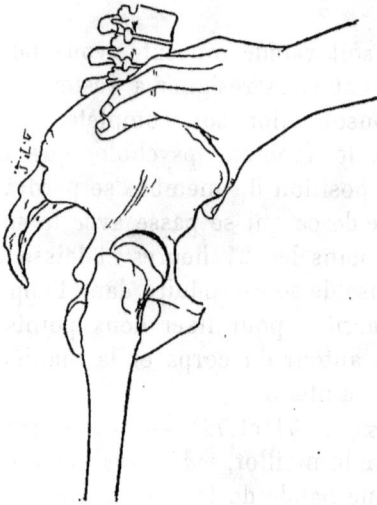

Fig. 75. — Manière de coiffer les crêtes iliaques; — la place des mains pour modeler l'appareil sur les crêtes iliaques.

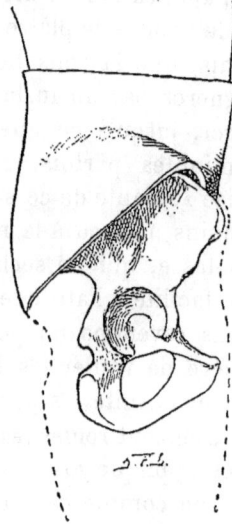

Fig. 76. — Coupe d'un appareil bien modelé au-dessus des os iliaques.

ilio-costal, et l'inférieure, moins marquée à la fosse iliaque externe.

On moule également le plâtre, au genou sur les condyles fémoraux et de chaque côté de la rotule, renfermant par conséquent la rotule entre deux dépressions (fig. 77 et 78).

Il n'y a pas d'autre secret pour faire des appareils plâtrés parfaits !

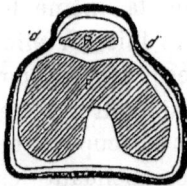

Fig. 77. — Coupe schématique du genou dans un appareil bien fait. Les dépressions faites en d de chaque côté de la rotule empêchent le genou de tourner.

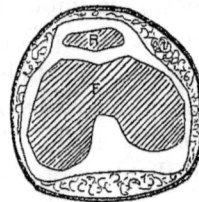

Fig. 78. — Coupe schématique du genou dans un appareil mal fait : l'appareil étant circulaire, le genou peut tourner en tous sens.

Si, la correction une fois faite, vous la maintenez ainsi, vous ne verrez pas cette correction se perdre dans le plâtre, je ne dis pas de plusieurs centimètres, comme il arrive à certains médecins, mais même pas d'un millimètre.

Fenêtres à ménager dans le plâtre (fig. 79). — Une demi-heure après la prise du plâtre vous émondez ses bords. En haut, sur la région abdominale, vous l'échancrez en forme de cœur de carte à jouer; vous dégagez les orteils et vous ouvrez une petite fenêtre au talon, si l'enfant souffre en ce point.

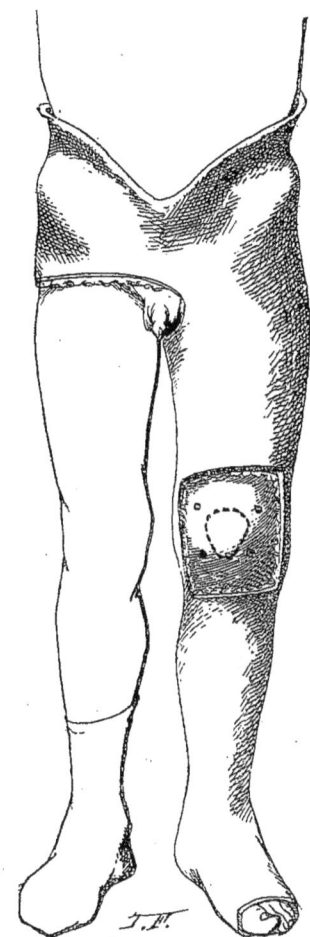

Fig. 79. — Grand appareil avec fenêtre permettant le traitement par ponctions et injections.

S'il y a des injections à faire au genou, pratiquez en avant une fenêtre carrée, qui s'étende de 4 à 5 centimètres au delà de la rotule dans tous les sens (fig. 79).

On peut faire ailleurs, pour le traitement d'un abcès, par exemple, ou bien pour surveiller tel point suspect, les ouvertures nécessaires, sans rien perdre des bénéfices de l'appareil plâtré.

Ce que nous venons de dire s'applique surtout à la construction du *grand appareil* du membre inférieur.

L'*appareil moyen*, pour le genou, va de la racine du membre aux orteils (fig. 80).

Le *petit appareil* n'est autre que la genouillère classique (fig. 66).

Ces deux derniers appareils ne présentent aucune difficulté pour qui sait faire le grand.

On se sert, comme fourreau ou revêtement à appliquer sur la peau, d'un long bas ordinaire.

Notons cependant qu'afin d'adapter exactement à l'ischion son rebord supérieur, il faut que ce rebord dépasse un peu le niveau de l'os : un aide, avec les deux mains jointes en arrière et en dessous, applique ce rebord, avant la prise du plâtre, sur la saillie de l'ischion qu'il coiffe et moule en quelque sorte.

Il se fait ainsi, pendant le séchage, dans le bord supérieur du plâtre, comme un petit plateau qui s'adapte exactement au relief osseux et qui rappelle l'appui qu'offrent à l'ischion les appareils de prothèse des membres inférieurs.

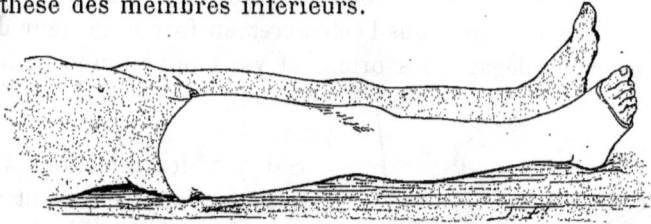

Fig. 80. — Appareil moyen allant de l'ischion aux orteils.

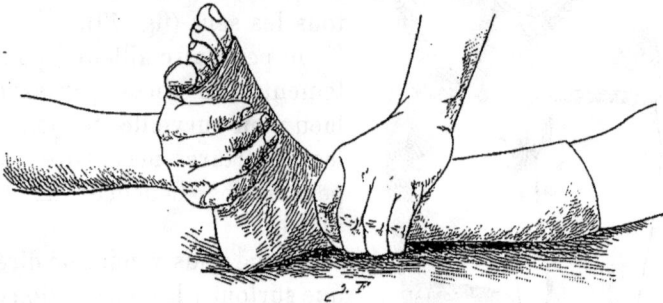

Fig. 81. — Appareil pour immobiliser le cou-de-pied : position des mains du chirurgien pendant la dessiccation du plâtre.

Appareils pour les tumeurs blanches du cou-de-pied. — *Grand appareil* : allant du tiers inférieur de la cuisse aux orteils, modelé en haut sur les condyles fémoraux et les tubérosités tibiales, et autour de la rotule (fig. 80).

Appareil moyen : allant de l'interligne du genou aux orteils, modelé en haut sur les tubérosités tibiales et péronières.

Petit appareil : allant du milieu de la jambe aux orteils, ou même seulement à la partie moyenne du pied (fig. 82).

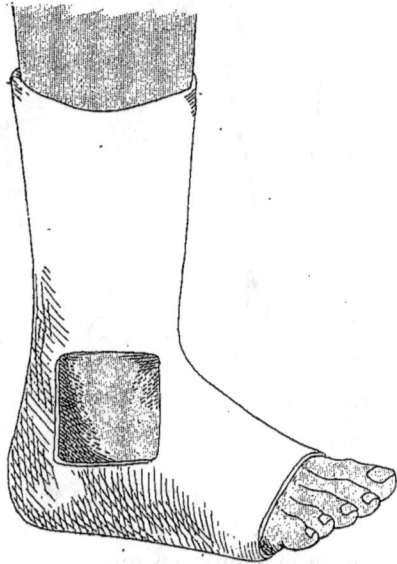

Fig. 82. — Le même, terminé, avec fenêtre au niveau de la malléole externe.

Le revêtement sera un bas ou une chaussette.

Appareils du membre supérieur.

D'après le principe que nous avons posé tout d'abord, il faut, pour bien immobiliser l'épaule, un appareil qui se raccorde à un collier plâtré ou à une ceinture thoracique et qui immobilise aussi le coude.

L'appareil du coude doit immobiliser l'épaule et la main.

L'appareil du poignet doit remonter au-dessus du coude.

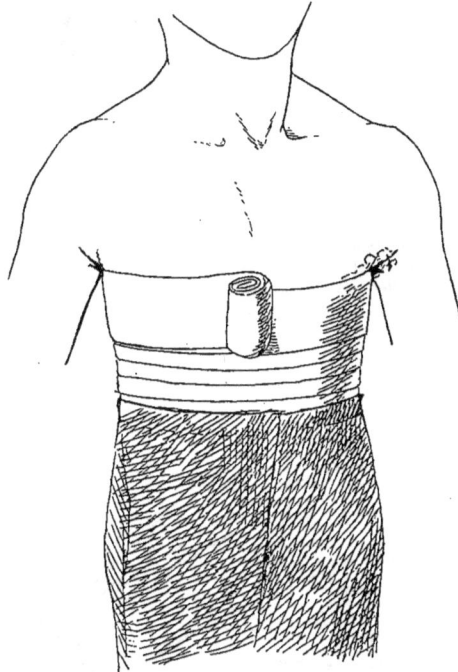

Fig. 83. — Appareil du membre supérieur. — *1er temps* : Circulaires du tronc ; les bandes plâtrées sont, bien entendu, appliquées sur un revêtement d'ouate ou mieux sur un jersey ordinaire.

Quant à la manière de construire les appareils plâtrés du membre supérieur, elle est sensiblement la même que celle que nous venons de décrire pour le membre inférieur.

Appareils de l'épaule. — Un jersey protège le cou et la partie supérieure du tronc, la manche s'étendant jusqu'aux doigts.

Si la manche est insuffisante, on complète le fourreau avec l'autre manche coupée et passée en mitaine jusqu'à la rencontre de la première.

Il y a cependant quelques différences et quelques détails à signaler (fig. 83 à 87).

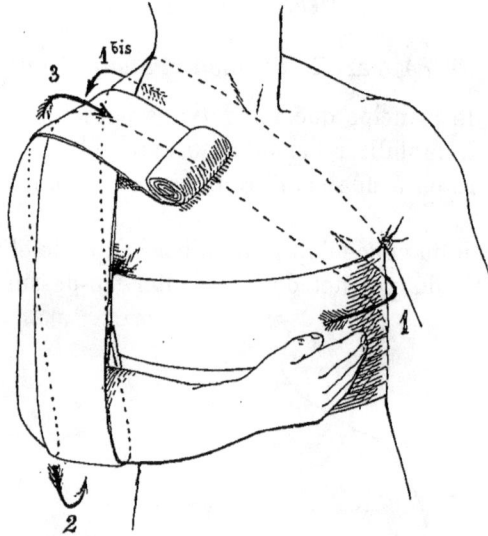

Fig. 84. — *2e temps* : Le globe de la bande est conduit, de l'aisselle du côté sain (1) à l'épaule malade (1 *bis*) : descend sur la face antérieure du bras, fait une boucle sous le coude fléchi (2), remonte en arrière et vient se croiser sur l'épaule (3) : on fait plusieurs fois ce même spica en imbriquant les diverses spires l'une sur l'autre.

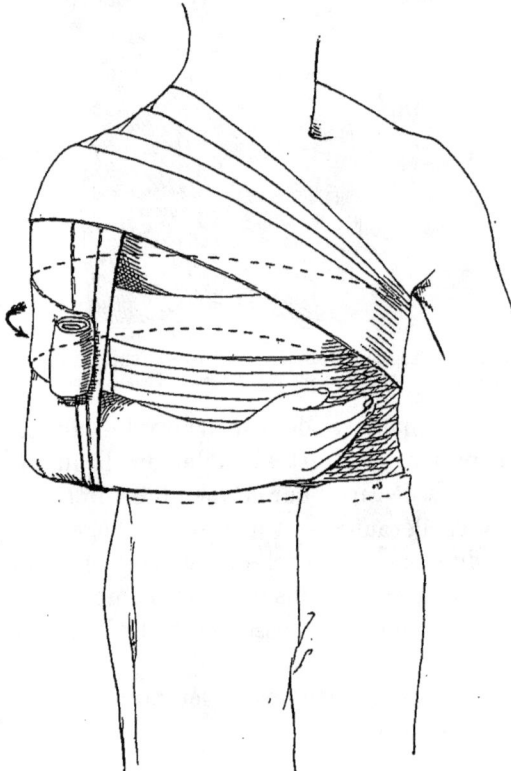

Fig. 85. — *3e temps* : Circulaires du bras.

Je viens de dire qu'on peut raccorder l'appareil au cou ou bien à la ceinture scapulo-thoracique.

Dans les deux cas il faut protéger ces régions délicates, poitrine ou cou, par deux carrés d'ouate d'une épaisseur de 1 à 2 centimètres placés par-dessus le jersey. En arrière, dans le dos et la nuque, l'ouate est inutile; le jersey suffit.

A défaut de jersey on peut, ici comme à la jambe, se servir

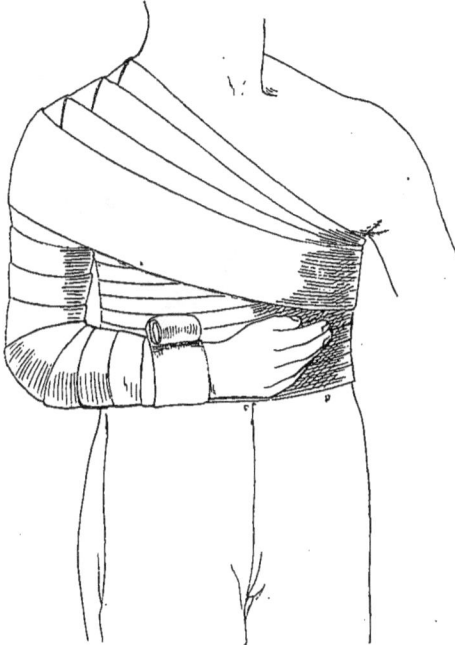

Fig. 86. — *4e temps (suite)* : On termine par des circulaires du bras, de l'avant-bras et du poignet.

exclusivement d'ouate ordinaire non hydrophile découpée en rouleaux de 15 centimètres de large, d'un centimètre d'épaisseur et de 1 à 2 mètres de long (fig. 87).

Les figures ci-contre (fig. 83 à 86) me dispensent d'indiquer la manière de rouler les bandes plâtrées.

Il serait tout aussi simple de commencer par rouler quelques circulaires autour du tronc, puis quelques tours en sautoir du tronc à l'épaule, et de finir par des circulaires autour du membre tout entier, de l'épaule aux doigts (fig. 86).

On éviterait de cette manière les tours (de la fig. 84) allant verticalement de l'épaule au coude, qui sont peut-être un peu plus difficiles à faire que les autres.

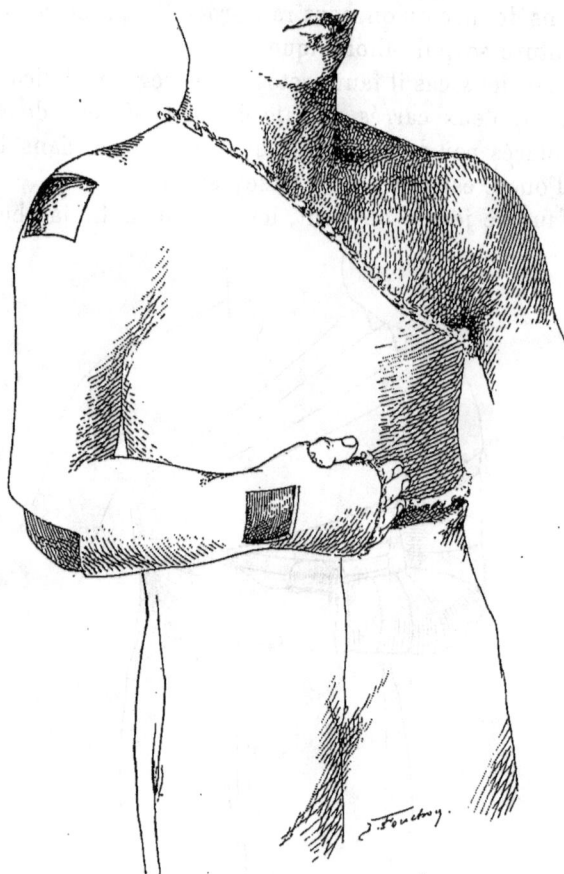

Fig. 87. — Appareil du membre supérieur terminé, muni de fenêtres au niveau des diverses articulations.

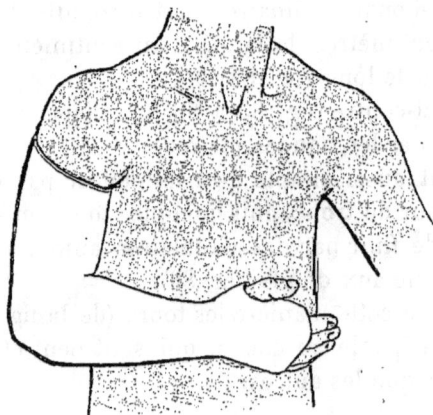

Fig. 88. — Appareil moyen du membre supérieur immobilisant le coude et le poignet.

Vous consoliderez l'appareil au niveau de la partie antérieure et de la partie postérieure de l'épaule, avec 3 ou 4 carrés de 2 doubles de tarlatane, trempés dans la bouillie de plâtre.

Appareils du coude (fig. 87, 88). — On immobilise le coude fléchi à angle droit, le radius en haut.

Appareils du poignet (fig. 87, 88). — Un tour de bande étroite passe entre le pouce et les autres doigts (l'on a pris comme revêtement une manche de jersey).

D. — *Modifications à apporter à l'appareil.*

1° **Manière de consolider le plâtre.** — *Le plâtre est trop faible* partout ou en un point. Si c'est partout, on le consolide en mettant une ou plusieurs bandes nouvelles; s'il ne s'agit que d'un point, en y mettant un ou plusieurs carrés de mousseline trempés dans la colle de plâtre.

Le secret pour réussir ces réparations immédiates ou tardives, qui passent pour difficiles, c'est *d'étendre d'abord* sur toute la partie qu'on veut consolider une *couche de colle de plâtre*, et d'appliquer sur cette couche des carrés de mousseline plâtrée d'une seule épaisseur, un par un.

Si vous employez de la colle trop épaisse ou un carré de mousseline composé de plusieurs épaisseurs, la nouvelle pièce ne s'incorporera pas à l'ancienne, tandis qu'en procédant comme je viens de le dire, la pièce nouvelle s'adaptera très intimement et très solidement au reste, et vous serez aussi habile à faire « le vieux que le neuf ».

2° **Manière d'élargir le plâtre.** — *L'appareil est trop serré en un point.* — Si l'enfant accuse une compression ou une douleur en un point, vous pouvez pratiquer une petite fenêtre en ce point précis : talon, malléole, genou, épine iliaque, coude, poignet.

Vous rebouchez cette fenêtre avec un carré d'ouate et une bande de mousseline ordinaire.

L'appareil est trop serré partout : sensibilité obtuse ou nulle dans les doigts ou les orteils, qui sont violacés ou exsangues. — *Cela n'arrive que si vous avez appliqué vos bandes plâtrées avec pression.* On y peut remédier sans enlever le plâtre. Faites une incision médiane, sur la partie antérieure de l'appareil; écartez les bords de 1, 2, 3 centimètres, jusqu'à ce que soient revenues la sensibilité et la coloration normale des orteils ou des doigts,

mettez une lanière d'ouate dans la fente et fixez les bords à ce
degré d'écartement avec une languette de mousseline trempée dans
de la bouillie de plâtre, ou même simplement avec quelques tours
d'une bande molle, qu'on peut serrer un peu davantage les jours
suivants.

3° **Manière de resserrer le plâtre.** — *L'appareil est trop lâche ou
trop large.* — On passe les mains entre le tronc de l'enfant et le
plâtre; la jambe ou le bras ballottent dans le plâtre et le malade
continue à souffrir. — *Cela n'arrive que si l'on n'a pas appliqué
exactement les bandes sur le jersey.* Vous y remédierez en faisant
de même une incision sur la partie antérieure de l'appareil, en
enlevant sur chaque bord, ou de préférence sur l'un des deux
bords, une largeur de 1, 2, 3 centimètres du plâtre, du haut en
bas, et en rapprochant ensuite les bords, que vous fixerez par une
languette de mousseline plâtrée.

Mais, en ces cas, il est encore plus simple et meilleur de remplacer complètement l'appareil.

4° **Manière de pratiquer une fenêtre dans le plâtre.** — Il est facile,
avec un bistouri ou même un couteau ordinaire bien tranchant, de
pratiquer une fenêtre de la dimension voulue dans l'appareil.

On coupe couche par couche, très doucement, jusqu'à ce qu'on
ait la sensation de toucher le tissu du jersey au lieu du plâtre dur.

La difficulté est justement de ne pas traverser le jersey sans
s'en apercevoir et de ne pas blesser l'enfant.

Avec un peu d'habitude on y arrive aisément; mais si vous n'avez
pas cette habitude, en prévision de l'obligation où vous pouvez être
de pratiquer une fenêtre soit pour surveiller un point suspect, soit
pour faire les injections au genou, soit pour éviter toute constric-
tion du talon ou de telle partie « susceptible », prenez la précaution
d'appliquer sur le jersey, en ces divers points, un carré d'ouate
d'un centimètre d'épaisseur avant de mettre le plâtre. Grâce à ce
carré d'ouate, vous pourrez ouvrir des fenêtres en ces endroits
sans aucune crainte de blesser l'enfant. C'est pour cela aussi que
nous vous avons recommandé le double jersey, qui vous donnera
à ce point de vue une sécurité parfaite, sans nuire à la précision
du plâtre.

5° **Manière d'enlever le plâtre.** — Pour enlever le plâtre à chaque
renouvellement d'appareil, je conseille de mettre l'enfant dans un
bain ordinaire d'un quart d'heure à vingt minutes.

L'appareil se ramollit de telle sorte qu'on peut le sectionner très facilement avec un couteau ordinaire. On commence la section par une des extrémités en glissant la main entre la peau et le plâtre pour soulever celui-ci. La section et l'enlèvement du plâtre ne demandent que deux à trois minutes, dans ces conditions.

Quant à nous, nous l'enlevons souvent sans bain préalable, en coupant sur la ligne médiane avec un bon bistouri et en nous aidant d'une éponge humectée d'eau chaude, avec laquelle on ramollit la partie sur laquelle porte la section. On écarte les bords dans la mesure où on le peut, et on redouble d'attention lorsqu'on sent qu'on arrive au jersey. Avec un peu d'expérience on réussit ainsi à enlever le plâtre sans jamais érafler l'épiderme de l'enfant.

E. — *Objections faites à l'emploi de l'appareil plâtré circulaire*[1].

1° Il empêche la surveillance de la région malade. — Un abcès, par exemple, qui se produirait sous le bandage, peut nous échapper et s'ouvrir spontanément à notre insu.

C'est là une objection théorique, voici pourquoi : en premier lieu, l'abcès met toujours plusieurs mois au minimum à se former et, après sa formation, plusieurs mois encore au minimum avant de s'ouvrir spontanément au dehors, si bien que, dans la pratique, il suffit de faire une exploration attentive à chaque changement de l'appareil, soit tous les trois ou quatre mois environ, pour éviter sûrement cette ouverture spontanée.

En second lieu, il nous est possible, si nous avons la plus petite crainte, de supprimer l'inconvénient dont on se plaint. Il suffit de pratiquer dans l'appareil une petite fenêtre au niveau des points suspects; le couvercle plâtré enlevé, comme à l'emporte-pièce, avec un couteau, se réapplique très exactement et est maintenu à l'aide d'une bande de mousseline. On l'enlève aussi souvent qu'on le veut pour faire l'examen de la région. Le volet peut être assez large, sans nuire à la solidité d'un appareil bien construit.

---

1. Les gouttières plâtrées offrent beaucoup moins de garanties pour une contention précise que les appareils circulaires, et elles sont, malgré les apparences, plus difficiles à bien faire et plus sujettes à blesser la peau (par leurs bords tranchants). Mais, pour le cou-de-pied, nous divisons volontiers l'appareil circulaire en deux valves, antérieure et postérieure; pour pouvoir explorer à volonté la totalité du pourtour de la jointure sans rien perdre cependant de la précision de l'appareil circulaire. Au genou l'exploration de la moitié antérieure de la région par la large fenêtre de l'appareil circulaire suffit en réalité et point n'est besoin de diviser le plâtre en deux valves; si vous y tenez cependant (vous ou les parents), cela est possible et même facile.

Cela permet d'attendre tranquillement le changement du plâtre pour faire un examen plus complet.

2° **Les appareils amènent à la longue une certaine atrophie du membre.** — Ce reproche est un peu fondé, et les meilleures choses ont leurs petits inconvénients. C'est pour cela, du reste, que nous n'appliquons l'appareil plâtré que dans la mesure et pendant le temps où il est nécessaire pour la guérison, et lorsque nous y sommes obligés. Si le repos sur un cadre dans la position couchée ou assise suffit, nous nous passons volontiers du plâtre pour ne pas atrophier ou enraidir l'articulation. Je puis ajouter que tous les autres appareils atrophient tout autant sans maintenir aussi bien, à beaucoup près; ils ne rachètent donc pas, comme le plâtre, ce petit inconvénient.

3° **Ils sont mal supportés.** — L'assertion est fausse si l'appareil est bien fait. Non seulement tous les enfants le tolèrent, mais encore tous sont heureux d'avoir un tuteur qui, dès son application, supprime toute douleur et leur donne une sécurité et une tranquillité absolues.

L'appareil plâtré procure un parfait bien-être aux malades; il suffit de visiter les salles de nos hôpitaux pour s'en convaincre.

4° **Les appareils plâtrés sont d'un entretien difficile et se souillent fréquemment.** — Cela n'est vrai que pour les tout petits enfants, et il est possible d'arriver, même chez eux, à préserver le bandage pendant assez longtemps à l'aide de petits moyens, en le recouvrant de toiles imperméables au niveau du bassin, en avant et en arrière, par exemple. C'est affaire d'ingéniosité et d'attention de la part des mères; mais il faut cependant, pour ces tout petits, se résigner à remplacer l'appareil un peu plus souvent, pour cause de propreté.

5° **La peau s'altère sous l'appareil.** — En aucune façon; elle se recouvre simplement de débris épidermiques. Si l'on fait, avant l'application du bandage, la toilette complète de la région à l'alcool et à l'eau de Cologne, et si l'on se sert d'un maillot ou d'une ouate très propres, l'on n'a pas à craindre les troubles de nutrition de la peau.

6° **Les appareils plâtrés sont difficilement acceptés par les parents.** — Oui, souvent, par les parents ignorants, qui n'ont jamais vu un enfant plâtré; mais non par ceux qui ont pu se rendre compte du bien-être de l'enfant ainsi maintenu, et de l'impossibilité dans laquelle le membre se trouve de se déplacer. Cette constatation, que les mères font sur leur enfant dès les premières vingt-quatre heures qui suivent l'application de l'appareil, dissipe immédiatement leurs doutes, qui font place à une satisfaction et à une sécurité complètes.

F. — *Avantages de l'appareil plâtré*.

1° L'appareil plâtré est souverain contre les douleurs de l'arthrite, s'il prend la totalité du membre et s'il est bien construit.

2° L'appareil bien fait est le seul moyen que nous ayons de maintenir intégralement une correction d'attitude vicieuse dans l'arthrite bacillaire, et en particulier dans celle du genou.

Aucun autre appareil, en cuir, en celluloïd ou en silicate, ne saurait donner au même degré, dans les cas tant soit peu rebelles, cette garantie capitale.

3° On peut soutenir raisonnablement qu'il rend la guérison plus rapide toutes choses égales d'ailleurs.

Parmi les avantages secondaires, il faut mettre au premier rang la surveillance facile des enfants, et la grande sécurité que ce bandage donne au médecin et aux familles.

La facilité de déplacer les malades sans douleur permet en ville de les poser sur la petite voiture dans laquelle on les promène, soit par les rues, soit à la plage ; ces déplacements ne sont ni douloureux, ni nuisibles au bon état de la jointure.

Il est même possible, grâce à ces appareils, de laisser marcher les enfants, si les parents l'exigent, avec l'aide de béquilles, bien entendu.

Enfin cet appareil, le plus parfait qui existe, est aussi le seul que le médecin puisse construire facilement lui-même, séance tenante, sans le secours du bandagiste ou du mécanicien ; je considère ce dernier avantage comme très précieux pour les médecins et pour les malades.

CHAPITRE X

2° *Appareils amovibles en celluloïd ou en cuir.*
Technique du moulage des membres.

Sommaire. — Appareils amovibles pour la convalescence : en celluloïd, en cuir, etc., faits sur un moulage. Appareils articulés.
Manière pratique de prendre un moulage de n'importe quelle partie du corps.
Manière pratique pour les médecins de faire un appareil en celluloïd.
Avantages du celluloïd sur le cuir.
Appareils articulés, avec élastiques et tiges métalliques, pour servir au redressement doux et progressif des attitudes vicieuses.

Lorsque le malade entre en convalescence, nous remplaçons généralement le plâtre par un appareil amovible, élégant et léger, en celluloïd ou en cuir.

Ces appareils orthopédiques sont faits sur un moulage.

Rien n'est plus facile que de fabriquer un moulage. Les médecins qui n'en ont jamais fait peuvent y réussir du premier coup, en se conformant aux indications suivantes :

Faire sur la peau nue ou sur la peau recouverte d'un jersey, un appareil plâtré ordinaire.

Enlever cet appareil quelques minutes après la prise du plâtre. On a ainsi un moulage négatif parfait.

Mais entrons dans le détail. Il est deux précautions à prendre.

1° Si la bande plâtrée va être appliquée immédiatement sur la peau nue, il faut, pour qu'elle ne « colle » pas et n'adhère pas aux poils, enduire toute la région à mouler d'une fine couche de vaseline.

2° Afin de supprimer tout risque de blessure, lorsqu'on coupera le moulage pour l'enlever, on commence par placer sur la peau, c'est-à-dire entre la peau et les bandes plâtrées, une ou plusieurs lames de zinc de 2 centimètres de largeur, en ayant soin de les mettre sur la ligne que suivra le bistouri.

Ces précautions prises, on n'a plus qu'à fabriquer directement sur la peau nue un appareil plâtré.

Si les parents ou les enfants très timorés redoutent le contact immédiat du plâtre sur la peau nue, on peut, comme nous l'avons indiqué, protéger celle-ci par une manche de jersey, ou une chaussette, ou un bas, suivant la région à mouler. Ce tissu protecteur adhérera et fera corps avec l'appareil; il sera enlevé avec lui et formera la couche interne du moulage négatif. Pour que son adhé-

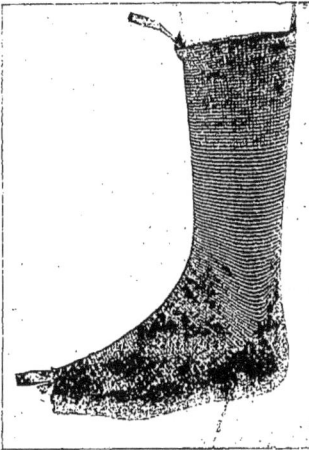

Fig. 89. — Chaussette ordinaire avec ouverture faite pour la place des orteils, une latte de zinc est placée entre la chaussette et le membre.

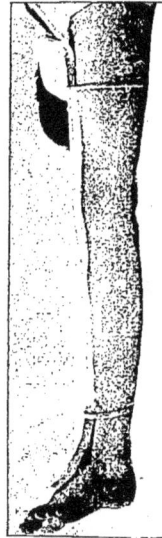

Fig. 90. — Bas ordinaire ou manche de jersey, une latte : pour moulage du genou.

rence avec le plâtre soit intime, on imprègne de bouillie plâtrée sa surface externe, avant de poser les bandes plâtrées par-dessus.

L'appareil est construit avec des bandes ou des carrés de mousseline d'une seule épaisseur trempés dans la bouillie de plâtre. On lui donne, si on veut, un peu moins d'épaisseur que s'il s'agissait d'un appareil plâtré devant rester en place.

La bouillie de plâtre à moulage se fait avec de l'eau chaude à 50° ou bien avec de l'eau froide additionnée d'une cuillerée à café de sel afin de hâter la dessiccation. Cette dessiccation hâtive aurait des inconvénients pour la solidité d'un appareil plâtré ordinaire; mais elle n'en a pas pour un moulage négatif, destiné à disparaître quelques heures après sa confection, dès qu'il aura servi à faire le moulage positif.

Avant la prise du plâtre, on vérifie la position de la région à

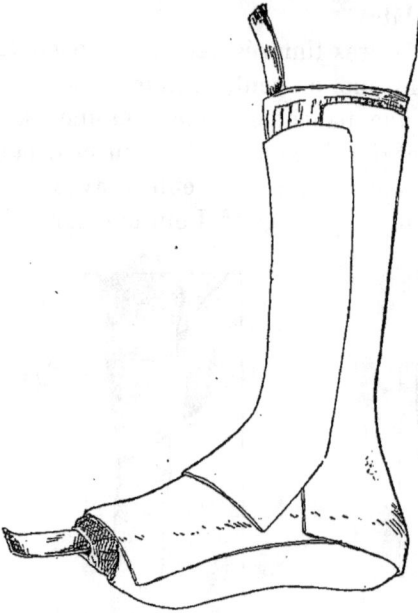

Fig. 91. — Carrés de renforcement appliqués à un pied.

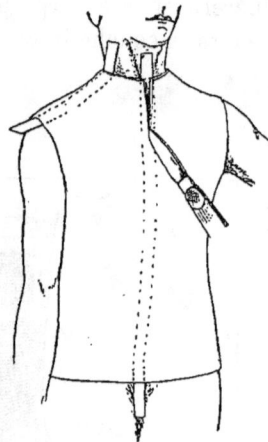

Fig. 92. — On fend le moulage avec un bistouri en suivant les lattes que l'on met à nu (même manière pour un moulage quelconque).

mouler, et on modèle les saillies articulaires ou périarticulaires. Dès qu'il est sec, ce qui arrive au bout de quelques minutes,

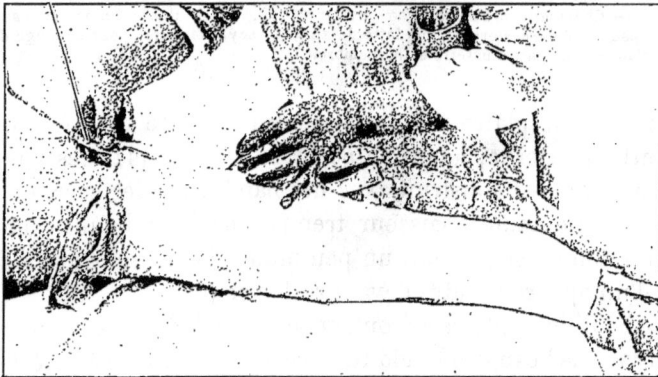

Fig. 93. — Le plâtre étant pris, on l'enlève en coupant sur les lattes.

on l'enlève (fig. 93). Pour cela, on le coupe avec un bistouri ou un couteau bien tranchant, conduit rigoureusement sur le trajet

des lames de zinc et on entr'ouvre les bords. Grâce à la couche
de vaseline l'appareil se détache aisément de la peau, sans tiraille-
ments pénibles pour l'enfant.

Une fois l'appareil enlevé, on en rapproche les bords soit avec
une languette de mousseline plâtrée, soit avec une bande de
mousseline molle (fig. 94).

Pour faire le moulage
positif, on n'a plus qu'à cou-
ler, dans ce moule creux,
de la bouillie de plâtre ; à
moins qu'on ne l'envoie tel
quel au fabricant d'appareils

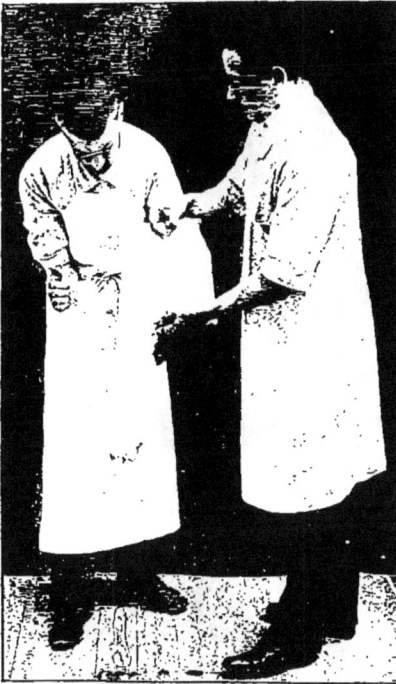

Fig. 94. — Le moulage négatif enlevé, on en rapproche
les bords avec une bande de mousseline molle.

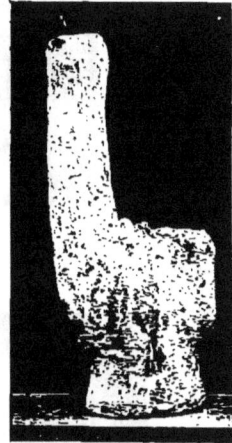

Fig. 95. — Le moulage plein.
Moulage positif.

orthopédiques qui se chargera de cette seconde opération (fig. 95).

Si vous voulez la faire vous-même, vous posez l'une des extrémités du moulage négatif sur une table et vous mettez un bourrelet
tout autour, pour empêcher les fuites de la bouillie plâtrée, qui
sera versée par en haut dans sa cavité. La bouillie doit être assez
épaisse pour éviter ces fuites et cependant assez claire, pour bien
reproduire tous les détails de surface intérieure du moulage négatif
(vous mettrez 5 verres d'eau pour 10 verres de plâtre). Vous la
verserez doucement, afin d'éviter qu'elle ne force et ne fasse
craquer les parois du moule.

Au bout d'un quart d'heure environ, le moulage positif est bien sec. On le libère alors du moulage négatif qui le recouvre. Pour

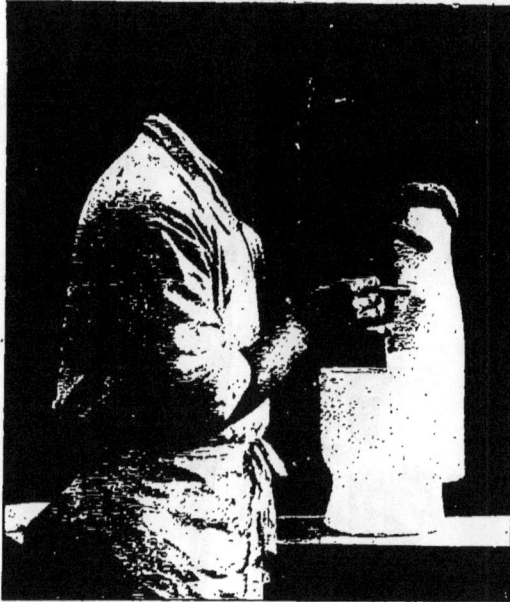

Fig. 96. — Fabrication de l'appareil en celluloïd : ou bien avec des bandes, ou bien, comme ici, avec des carrés de mousseline plaqués sur le moulage avec un pinceau trempé dans la colle.

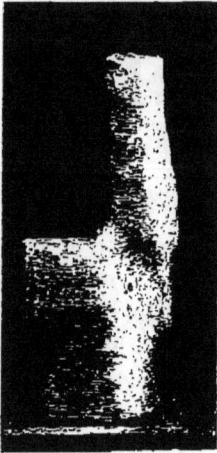

Fig. 97. — L'appareil en celluloïd est fini mais est encore en place sur le moulage plein.

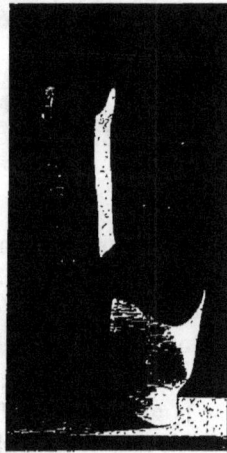

Fig. 98. — L'appareil en celluloïd est coupé et retiré du moule.

enlever celui-ci, on le fend sur les anciennes lignes de section. Après un jour d'attente, ou même quelques heures seulement, s'il est séché

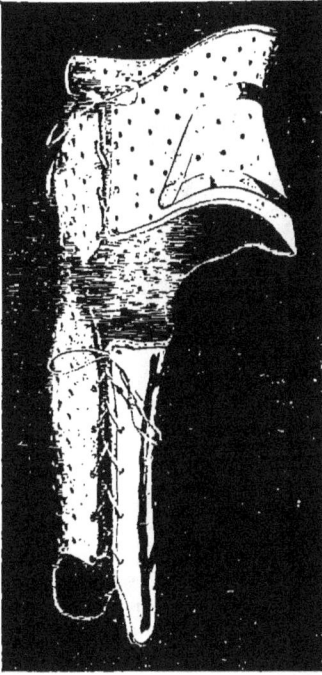

Fig. 99. — Le petit appareil en celluloïd avec armatures d'acier et garni. Face antérieure.

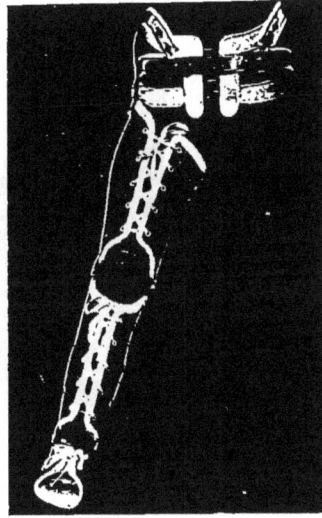

Fig. 100. — Grand appareil permettant la contention, l'abduction, la rotation et l'extension. et par conséquent la marche.

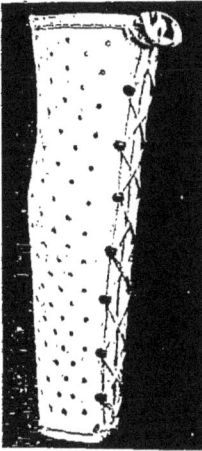

Fig. 101. — Genouillère courte qui peut servir tout au plus à protéger le genou, mais non pas à empêcher une déviation.

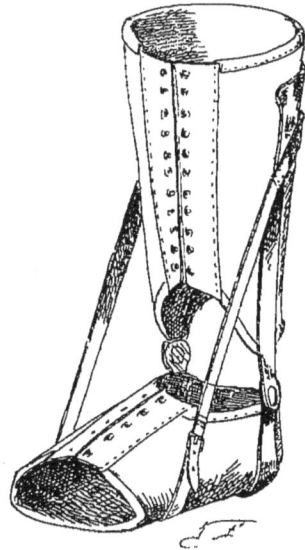

Fig. 102. — Appareil en celluloïd avec élastiques pour le redressement du pied.

au four, on peut construire sur ce moulage positif bien sec l'appareil en celluloïd, ou en cuir, ou en silicate de potasse.

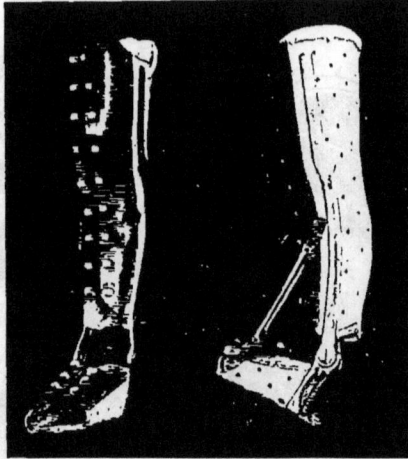

Fig. 103. — Appareil avec élastiques pour redressement progressif du pied.

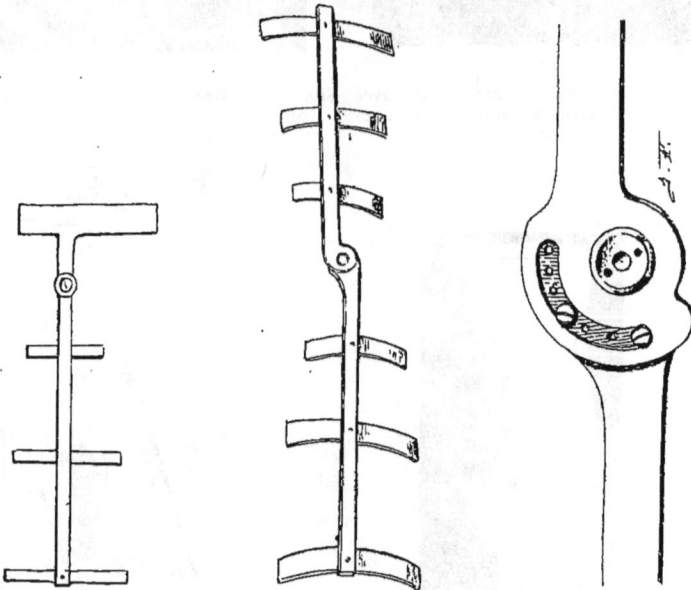

Fig. 104.   Fig. 105.   Fig. 106.

Fig. 104 et 105. — Pièces métalliques qu'on peut incorporer aux plâtres pour en faire des appareils articulés. — Il suffit, pendant qu'on fait l'appareil, de mettre ces pièces entre deux tours de bandes plâtrées. — Fig. 106. — Modèle d'articulation qu'on peut fixer à volonté.

L'appareil en celluloïd, — que nous avons fabriqué le premier en France, — se fait par la simple application sur le moulage sec, mais préalablement huilé, de bandes de mousseline trempées dans une colle de celluloïd de consistance sirupeuse; on les roule à la manière des bandes plâtrées. Il se fabrique donc exactement comme l'appareil plâtré; mais une épaisseur de trois à quatre millimètres obtenue avec dix à quinze couches de mousseline trempées dans cette colle lui donne une consistance suffisante. — On en polit la surface extérieure par l'application de plusieurs couches de colle. Le celluloïd ainsi construit demande de deux à trois jours pour durcir.

Dès qu'il est solide, on le coupe et on le libère du moulage positif (comme on avait coupé et libéré le moulage négatif); en ayant soin de ne pas l'endommager (fig. 98).

On en fait alors l'essayage au malade. On le rectifie avec un fin bistouri, puis on le remet sur le moule, pour s'occuper du vernissage et de l'armature s'il y a lieu, car on y peut adapter des baguettes en acier, pour le renforcer sur certains points.

On le garnit ensuite, c'est-à-dire qu'on tapisse sa surface intérieure d'une peau d'agneau fine et souple, ou, à son défaut, d'une peau de chamois ordinaire, et qu'on en munit les bords d'œillets ou de crochets pour le lacer et le délacer à volonté (fig. 99 et suivantes).

Fig. 107. — Genouillère plâtrée munie de l'articulation. — Pour rendre amovibles ces appareils, il suffirait de couper les deux fourreaux plâtrés sur la ligne médiane antérieure et d'en garnir les bords.

Ces appareils sont extrêmement légers et solides, d'autant plus légers qu'on les crible de beaucoup de trous. On voit qu'à la rigueur tous les médecins peuvent les fabriquer. Il leur suffit d'avoir un peu de colle de celluloïd. Ils s'en procureront en la demandant aux chirurgiens français qui en ont fait à ma suite, ou bien à M. Bréant, fabricant orthopédiste de l'Institut de Berck. Ils peuvent aussi la préparer eux-mêmes, en mettant des débris de celluloïd dans de l'acétone, celui-ci dans la proportion de 4 parties environ pour 1 de celluloïd. On mêle et on agite le tout, de temps en temps, pendant 24 heures, jusqu'à ce qu'on arrive à la dissolution complète du celluloïd en une colle de consistance sirupeuse.

On peut se servir du moulage que nous venons de décrire pour

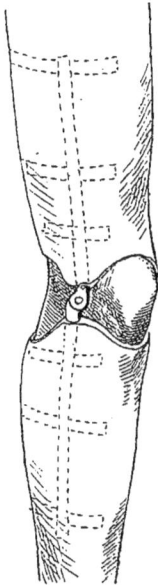

faire un appareil de cuir avec armatures métalliques. Le cuir fait
des appareils moins solides, plus lourds, moins propres et moins
sains. Il faut toujours y ajouter une armature métallique, ce qui
n'est pas indispensable pour le celluloïd, lequel a par lui-même
une consistance assez considérable, avec l'épaisseur indiquée plus haut.

Naturellement, l'armature est indispensable
avec le celluloïd, si l'appareil est articulé.

Mais vous pouvez, à la rigueur, faire fabriquer
ces tiges métalliques articulées par votre serru-
rier ou forgeron ordinaire, et les adapter ou les
faire adapter ensuite aux fourreaux de celluloïd
fabriqués par vous. Ces articula-
tions, vous pouvez les rendre rigi-
des ou mobiles à volonté, ou en
limiter la mobilisation dans le
sens utile à la correction d'attitudes vicieuses, à l'aide de vis ou
de roues dentées qu'on avance
d'un cran tous les jours, ou bien

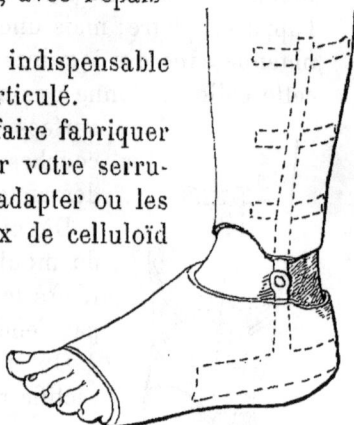

Fig. 108. — Appareil plâtré du pied, muni
d'une articulation.

de bandes élastiques allant de l'une des pièces du celluloïd à
l'autre, et raccourcies quotidiennement suivant les indications.

Ajoutons enfin qu'on peut y pratiquer des fenêtres qui permettent
de faire les injections, sans avoir à les enlever.

Ces appareils, répétons-le, sont généralement entre nos mains
des appareils de convalescence.

Pendant le traitement proprement dit, nous leur préférons d'une
manière générale l'appareil plâtré. Cependant, dans tel cas particulier, si les parents vous demandent instamment de les employer
à l'exclusion du plâtre, vous pouvez y consentir à la rigueur,
même à la période active de la tumeur blanche.

CHAPITRE XI

LA CORRECTION DES ATTITUDES VICIEUSES
AVEC OU SANS CHLOROFORME

Sommaire. — Attitudes vicieuses de la période floride. — Cèdent facilement ;
mais il faut éviter avec soin tout choc et tout traumatisme qui seraient
particulièrement graves à cette période de la maladie.

Attitudes vicieuses de la période régressive. — Ne cèdent guère qu'à des
manœuvres assez vigoureuses, mais qu'on peut et doit faire encore
douces et méthodiques.

I. — *Correction sans chloroforme.* — 1er moyen : l'extension continue. —
2e moyen : par étapes, avec un nouvel appareil plâtré tous les huit ou
quinze jours; demande deux ou trois mois. — 3e moyen : appareils
orthopédiques articulés à roues dentées. — Supériorité du second
moyen, c'est celui que vous emploierez.

II. — *Correction sous chloroforme.* — Avantages de l'anesthésie. — Ne
demande qu'une séance, deux au plus.

Correction des déviations dans les tumeurs blanches ankylosées : on peut
l'obtenir presque toujours par de simples manœuvres orthopédiques
sans opération, sans ténotomie, ni ostéotomie, ni arthroclasie.

Comme nous l'avons fait pour la coxalgie, — laquelle n'est que
la tumeur blanche de la hanche, — nous devons distinguer ici deux
variétés d'attitudes vicieuses :

1° Celles du début, ou de la période floride de la maladie, alors
que la tuberculose est la plus virulente; lesquelles sont *assez souvent douloureuses.*

2° Les attitudes vicieuses, *presque toujours indolores,* de la fin,
ou de la période « régressive », alors que la tuberculose est
presque éteinte ou même complètement éteinte.

1. — Les premières sont récentes. Elles cèdent facilement à une
traction modérée et, avec l'anesthésie, se corrigent souvent d'elles-
mêmes presque sans effort; ce qui n'est pas étonnant, puisqu'elles
sont dues surtout à des contractures musculaires.

Dans tous les cas, il faut, à cette période de la tumeur blanche, user d'une grande prudence et d'une grande douceur, être très économe de tout choc et de tout traumatisme; sans quoi on courrait grand risque de donner un coup de fouet à la tuberculose. On fera donc surtout des corrections progressives. Pourtant, si l'on avait des raisons de vouloir redresser en une seule séance, on le pourrait, mais en recourant à la narcose, qui supprime les résistances et réduit le traumatisme à rien ou presque rien.

2. — Dans la période régressive, au contraire, les attitudes vicieuses nécessitent des manœuvres plus vigoureuses, parce qu'elles sont dues à des rétractions tendineuses ou ligamenteuses plus ou moins anciennes, parfois même à des usures osseuses.

Ainsi donc, les manœuvres de quelque vigueur qui peuvent avoir des inconvénients dans les attitudes vicieuses du début, sont justement inutiles à ce moment; et lorsqu'elles deviennent nécessaires, c'est-à-dire dans les attitudes vicieuses de la fin, elles peuvent se faire impunément.

Cependant ceci n'est pas absolu. Il ne faudra jamais s'attarder, à la manière de Bonnet (de Lyon) et de presque tous les chirurgiens à sa suite, à faire, pour le genou, par exemple, des manœuvres de correction d'une demi-heure et plus de durée. Ainsi prolongées, ces manœuvres qui ne sont d'ailleurs pas indispensables pourraient n'être pas sans danger, même à la période régressive du mal.

Vous aurez pour principe, — l'un des leviers articulaires étant fixé d'une manière immuable, — de porter l'autre en bonne position, *directement*, c'est-à-dire *sans faire de manœuvres alternées* qui favorisent les broiements des fongosités et par conséquent les inoculations tuberculeuses.

Il suffit de le vouloir, il suffit d'apporter à ces manœuvres la constante préoccupation d'éviter les secousses et les chocs au malade, pour arriver d'une manière bénigne à la correction définitive.

Sachez également que, même dans le cas d'une vieille déviation, on peut toujours, ou à peu près toujours, arriver à la correction sans chloroforme, si les parents l'exigent ou si le médecin a quelque appréhension de l'anesthésie.

Examinons les deux méthodes.

I. — *Correction sans chloroforme.*

3 moyens : l'extension continue; un petit appareil plâtré tous les huit jours; un appareil orthopédique à roues dentées.

1ᵉʳ moyen. — L'*extension continue*, au genou, par exemple.

Lorsqu'il s'agit d'une déviation au début et que vous pouvez vous en occuper de très près, vous arriverez à la correction sans chloroforme par une extension continue bien faite, bien installée par vous et bien surveillée par les parents (voir page 118).

2ᵉ moyen. — *Par étapes; un nouveau plâtre tous les huit jours.*

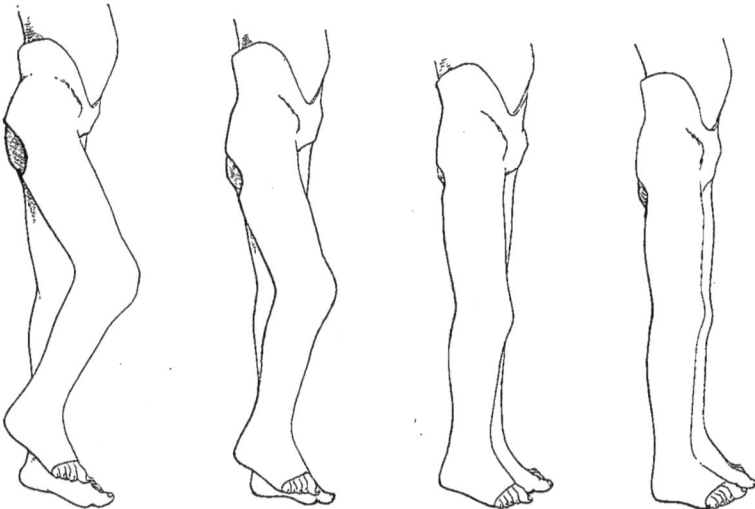

Fig. 109. Fig. 110. Fig. 111. Fig. 112.

Fig. 109 à 112. — Correction par étapes successives d'une déviation du genou.

Lorsque vous ne pouvez pas surveiller d'assez près l'extension continue, ni compter sur les parents pour vous suppléer, vous arriverez à la correction en faisant tous les huit ou quinze jours un nouvel appareil plâtré, chaque appareil nouveau étant mis dans une position de plus en plus correcte.

On gagne quelques degrés chaque fois, sans douleur, parce que tout se réduit à une petite traction ou une petite pesée, qu'on peut même n'exercer qu'après l'application de la dernière bande plâtrée.

S'il s'agit du membre supérieur, vous faites faire par le malade lui-même, avec sa main saine, la correction voulue. Il l'obtiendra petit à petit sans douleur, pour peu qu'il soit brave.

Lorsqu'il s'agit du membre inférieur, c'est vous qui vous chargez de cette correction, mais en faisant appel à l'énergie des malades raisonnables, qui s'y prêteront et vous diront franchement jusqu'où vous pouvez aller dans votre traction sans éveiller de véritables douleurs.

On obtient ainsi, dans l'espace de deux ou trois mois, des corrections surprenantes et même complètes, sans rien changer à l'existence du malade.

Les figures 109 à 112 représentent cette correction par étapes, faite avec des appareils plâtrés, sans chloroforme.

3e moyen. — Par les *appareils orthopédiques articulés*, à roues dentées, — mais ce moyen n'est guère pratique pour vous.

Au total, *je vous conseille de recourir de préférence aux appareils plâtrés employés en série*. Ce procédé, qui demande un quart d'heure à peine tous les huit ou quinze jours, *est le plus pratique* pour le médecin et le plus agréable pour le malade.

II. — *Correction avec l'aide du chloroforme* [1].

Un appareil tous les huit jours, de la manière que nous venons de dire, c'est encore trop dans certaines circonstances : à l'hôpital, par exemple, pour un médecin très occupé. Il est plus simple, pour peu qu'on soit familier avec l'anesthésie, de donner quelques gouttes de chloroforme et d'en finir en une séance, ou deux tout au plus.

En effet, à l'aide du chloroforme, on arrive presque instantanément, sans danger, sans violence, à la correction voulue, qu'on fixe aussitôt en appliquant un appareil plâtré. Le tout a duré de 5 à 10 minutes, et en voilà pour trois mois, de repos et de bien-être parfait pour le malade.

1. Je renvoie, pour les détails de la technique de la chloroformisation, au chapitre vi, p. 51, de mon livre sur la coxalgie. Je me borne à rappeler ici que le critérium absolu, le seul, pour savoir si le sujet, enfant ou adulte, dort assez profondément, mais pas trop, est fourni par le réflexe cornéen (c'est-à-dire la contracture active des paupières dès qu'avec la pulpe de l'index vous touchez la cornée).
Il faut que ce réflexe soit conservé tandis que la sensibilité générale et la résistance des muscles sont abolies.
Lorsque le sujet est insensible et inerte, mais qu'il conserve en même temps le réflexe cornéen, il dort assez et pas trop. — On tâchera de l'entretenir à ce degré pendant la durée de l'intervention. C'est la narcose suffisante puisque la sensibilité est complètement abolie et c'est aussi la sécurité complète. Au contraire, lorsque le sujet a perdu le réflexe cornéen, on ne sait plus où l'on en est et il se peut qu'on soit trop loin... En dehors du réflexe cornéen, aucun des signes donnés n'a une valeur constante et certaine.

Il suffit d'une séance pour les attitudes vicieuses récentes.

Les très vieilles déviations en demandent généralement deux, presque jamais trois.

Une règle invariable, et qu'il importe de ne pas oublier, c'est d'éviter toute manœuvre inutile ou violente.

Au membre supérieur la chose est facile, elle l'est moins au membre inférieur.

Pour le genou, par exemple, ayez bien soin de faire surtout une

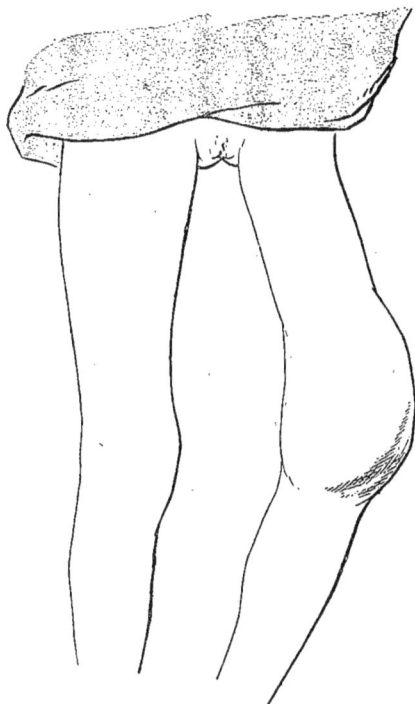

Fig. 113. — Tumeur blanche avec épanchement. — Genou très volumineux ; pas de reliefs osseux apparents : fluctuation très accusée dans toutes les parties de la synoviale.

traction énergique sur le pied plutôt qu'une pression directe sur le genou, — laquelle amènerait l'écrasement des extrémités les unes sur les autres.

La traction doit être ici pour plus des trois quarts dans la correction des attitudes vicieuses, et la pression pour moins d'un quart.

Il va de soi que cette correction ne peut être maintenue intégralement que par un appareil plâtré bien fait qui prendra les deux articulations adjacentes (voir chapitre IX).

Correction des ankyloses. — Ce que je viens de dire s'applique à

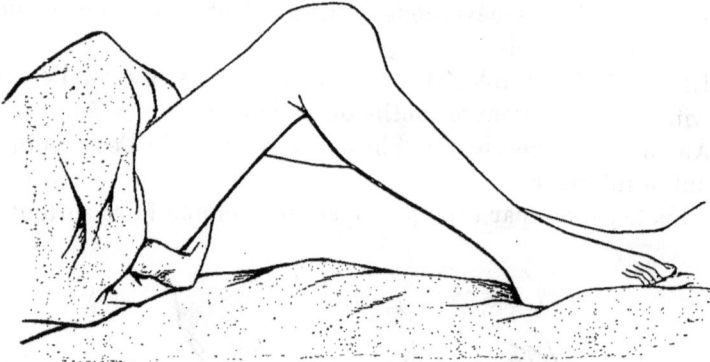

Fig. 114. — Tumeur blanche du genou droit avec déviation marquée.

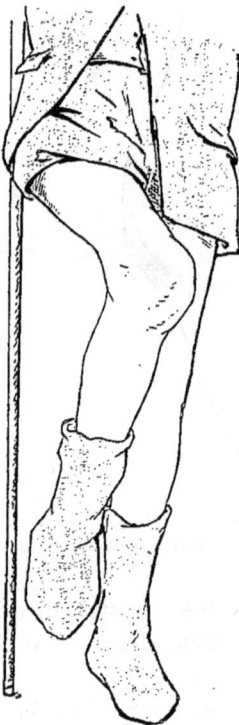

Fig. 115. — Autre type de tumeur blanche.   Fig. 116. — Tumeur blanche du genou gauche
                                                            avec genu valgum.

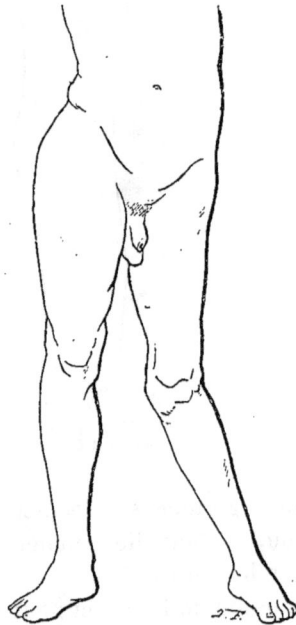

la correction des ankyloses en attitude vicieuse, même soi-disant
complètes.

Il est tout à fait exceptionnel, en effet, qu'on ne puisse pas arriver ainsi, avec l'aide du chloroforme, mais sans opération sanglante, à corriger les déviations les plus vieilles.

Je ne parlerai donc ni de ténotomie, ni d'ostéotomie, ni d'arthro-clasie [1].

Je n'en fais à peu près plus jamais, peut-être pas une fois par an, dans le traitement des tumeurs blanches, même pour la cor-rection de ces vieilles déviations étiquetées *Ankyloses du genou.*

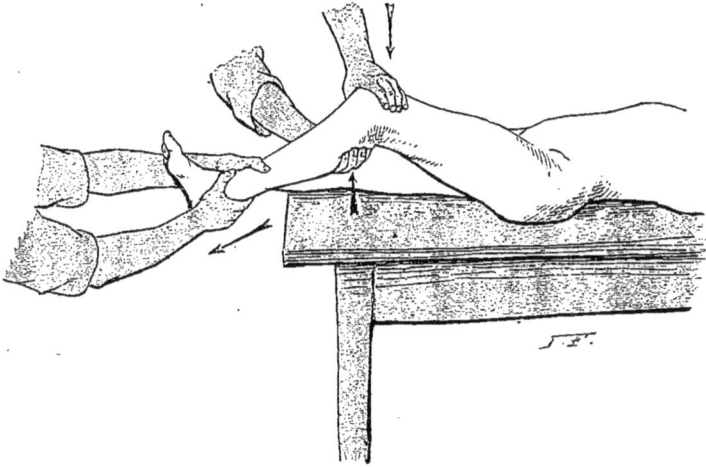

Fig. 117. — Redressement d'une attitude vicieuse. Un aide tire fortement dans la direction de la déviation; le chirurgien appuie modérément sur le fémur et repousse en avant l'extrémité supérieure du tibia. L'enfant est solidement retenu sous les aisselles.

Lorsque ces malades sont endormis, si on cherche bien, on trouve encore quelques mouvements obscurs de la jointure; or cette très petite mobilité suffit pour qu'on puisse promettre de redresser ce genou par de simples manœuvres non sanglantes, ce qui simplifie singulièrement les choses.

Ces manœuvres, vous les connaissez déjà (fig. 117). Vous ferez tirer très fort sur le pied et la jambe par un ou deux aides pour effacer légèrement l'angle de la déviation, tandis que l'une de vos mains pèsera sur le genou, l'autre soulevant de bas en haut le plateau tibial. Vous verrez se produire ainsi un certain degré de correction.

Après une attente de quelques minutes pendant lesquelles sont continuées doucement la traction et la pression, vous fixerez cette

1. Vous trouverez cette technique de la ténotomie, de l'ostéotomie et de l'ostéo-clasie dans mon livre sur la coxalgie, p. 97.

correction partielle, à peine appréciable quelquefois, avec un bon appareil plâtré. Vous reprenez la traction et la pression pendant que le plâtre sèche pour chercher à gagner encore quelques degrés — et en voilà pour 15 jours ou 3 semaines; après quoi vous ferez une deuxième séance. Le mouvement étant déjà amorcé, cette deuxième séance vous donne une correction beaucoup plus appréciable. Vous en faites une troisième si c'est nécessaire, et finalement vous avez corrigé sans une goutte de sang des déviations pour lesquelles d'autres médecins consultés avaient déclaré indispensable une opération sanglante — résection ou tout au moins ostéotomie.

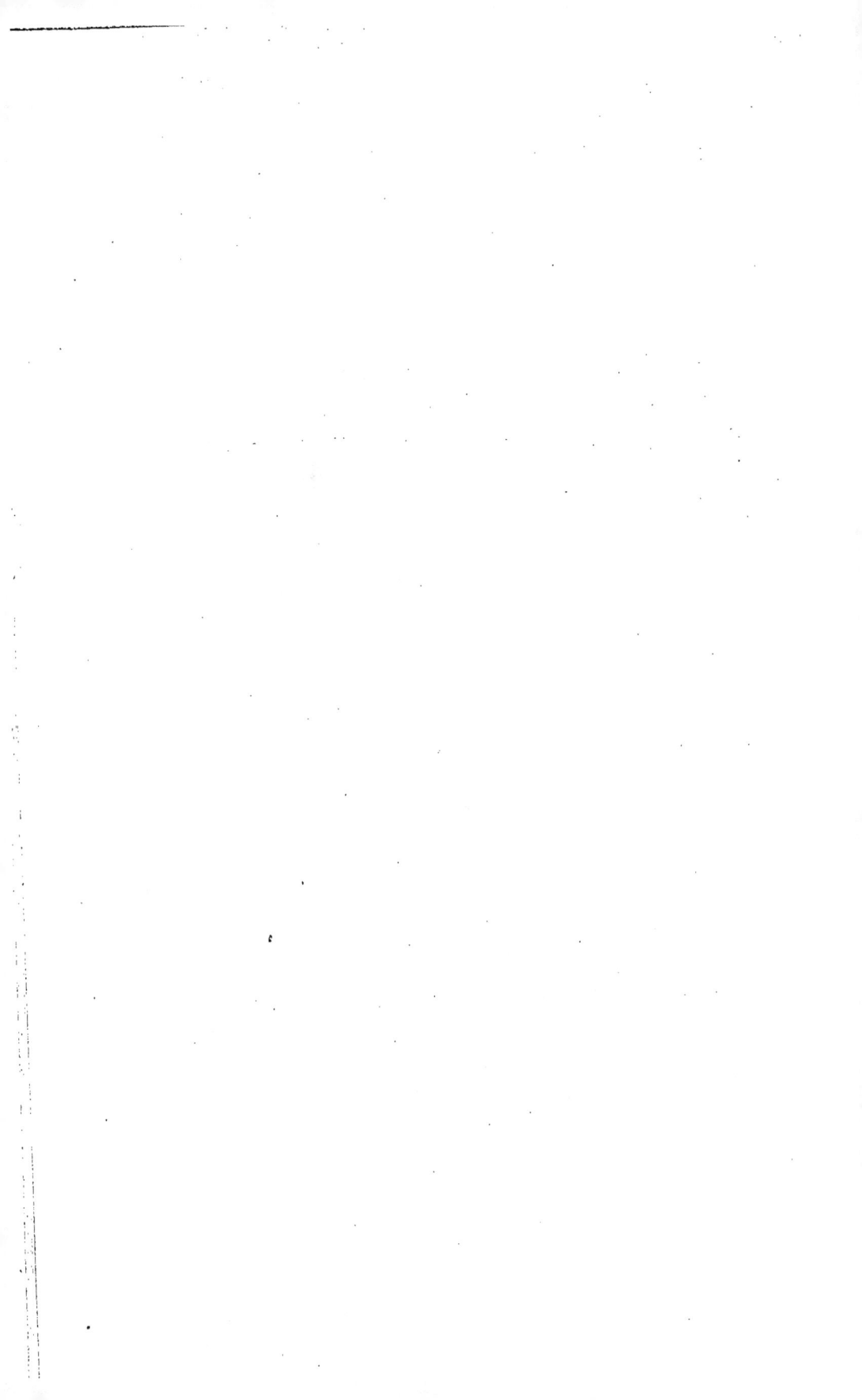

DEUXIÈME PARTIE

ÉTUDE CLINIQUE

TRAITEMENT DES TUMEURS BLANCHES SUIVANT LES CAS

CHAPITRE XII

1er CAS : TUMEURS BLANCHES SÈCHES OU FONGUEUSES OU TUMEURS BLANCHES SANS ÉPANCHEMENT

Sommaire.

Il faut distinguer trois variétés de tumeurs blanches sans épanchement.

a) Tumeurs blanches *bénignes* et *récentes*, peu ou pas fongueuses, sans déviation.

Traitement. — *S'il s'agit d'un malade de la ville*, un bon traitement général et repos de la jointure sans appareil, et attendre — ou mieux faire des injections d'huile créosotée iodoformée, en mettant un plâtre pour le temps des injections.

Si l'on voit après quelques mois d'attente que cela n'a pas suffi, faire des injections de naphtol camphré.

S'il s'agit d'un malade de l'hôpital faire d'emblée des injections de naphtol.

b) Tumeurs blanches *fongueuses et graves.* — Avec ou sans déviation.

c) Tumeurs blanches *vieilles de plusieurs années*, sèches et douloureuses, *prises parfois pour un rhumatisme chronique mono-articulaire.*

Pour ces 2 variétés (b et c), appareil plâtré, après correction de l'attitude vicieuse s'il y a lieu, fenêtre au niveau de la jointure et injections de naphtol camphré.

Mais s'il s'agit d'un ouvrier adulte pressé, vous pouvez proposer d'emblée la résection, parce qu'elle fera gagner du temps au malade.

Toutes les tumeurs blanches non suppurées ne se ressemblent pas cliniquement et ne sont pas non plus justiciables d'un même traitement.

Il en est qui sont récentes, d'apparence bénigne, où l'articulation conserve un aspect sensiblement normal, qui ne sont que peu ou pas fongueuses, sans attitude vicieuse.

Il en est d'autres où la région articulaire est déformée et bourrée de fongosités, avec une déviation plus ou moins grande, de date un peu plus ancienne, six mois par exemple, et d'apparence grave et rebelle.

Enfin il est de vieilles tumeurs blanches sèches, peu ou pas fongueuses, à allures rhumatismales, — qui paraissent au premier abord moins sérieuses que les précédentes et qui sont cependant beaucoup plus rebelles, beaucoup moins accessibles à notre traitement et, par conséquent, beaucoup plus difficiles à guérir. Celles-ci ne se voient guère que chez l'adulte.

Tandis que les deux premières formes guérissent par les traitements conservateurs avec ou sans injections, la troisième nécessite en certains cas, pour guérir entièrement, une arthrectomie ou une résection.

Nous allons étudier l'aspect clinique et le traitement de ces trois variétés de tumeurs blanches sans épanchement.

A. — *Forme bénigne et récente.*

Le diagnostic s'est fait par la douleur à la pression des extrémités articulaires — et par la limitation des mouvements (voir page 8).

La synoviale et la région articulaire sont à peine tuméfiées ; on note une légère atrophie des groupes musculaires du voisinage.

Le diagnostic d'arthrite tuberculeuse n'est pas douteux, mais la jointure paraît assez légèrement touchée (voir fig. 118 et 119).

1° *Il s'agit d'un enfant de la ville*, pour qui la question de la durée du traitement ne compte guère. Notre objectif dans ce cas bénin doit être une guérison complète, intégrale, ce qui veut dire, non seulement l'extinction du foyer morbide, mais encore le retour des fonctions normales de la jointure.

Pour cela, nous ferons un bon traitement général et un traitement local très discret.

Le traitement général c'est de l'envoyer à la mer ou tout au moins à la campagne et de l'y faire vivre pendant un an ou deux.

Le traitement local consiste dans le repos de la jointure, ce qui entraîne l'interdiction de marcher s'il s'agit du membre inférieur.

Laisser l'enfant marcher, même avec le secours d'un appareil,

c'est faire trop peu; lui mettre un appareil plâtré sévère en
plus du repos, c'est faire trop, puisque l'appareil n'est généralement pas nécessaire pour guérir ces cas bénins et que le résultat
fonctionnel sera plus beau si nous pouvons éviter l'emploi
du plâtre. Protégez simplement l'articulation avec un pansement ouaté.

Ce repos et le traitement général une fois assurés, votre devoir
se borne pour l'instant à attendre et à observer. Il suffit de revoir

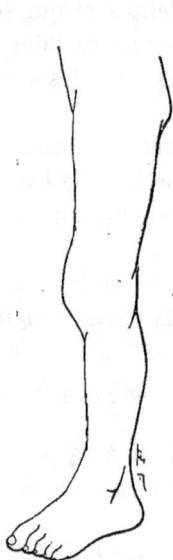

Fig. 118. — Genou malade. — Gonflement de
l'articulation. — La rotule paraît projetée en
avant.

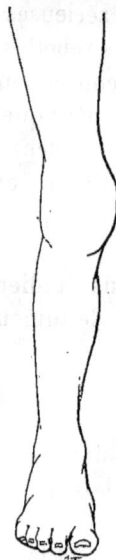

Fig. 119. — Vue de face. — Genou globuleux.
— On note en même temps un léger degré
de genu valgum.

le malade toutes les semaines, ou même tous les mois, pour
surveiller l'évolution du mal, évolution qui va régler votre
conduite.

1ʳᵉ **éventualité.** — Si, après six mois de repos à la mer ou au
grand air de la campagne, l'enfant n'a plus de douleurs à la pression et si les mouvements sont parfaitement libres, c'est que le
foyer est éteint, cliniquement tout au moins, — car il peut ne pas
l'être encore au point de vue anatomique après la disparition de
tous les signes cliniques. Il faut donc attendre encore un certain
nombre de mois, de six à huit en moyenne, avant de considérer
l'enfant comme véritablement guéri, et, s'il s'agit du membre inférieur, avant de le remettre sur pieds.

2e éventualité. — Si l'enfant a encore mal, à la pression, autant mal après les six mois de repos qu'au début, si la région articulaire est aussi enflée, aussi manifestement fongueuse, je ne dis pas qu'il n'est plus permis d'espérer la guérison par le traitement conservateur seul, mais cela paraît douteux et, en tout cas, cela sera très long.

Pour accélérer les choses, proposez aux parents raisonnables quelques injections d'huile créosotée ou d'huile gaïacolée iodoformée dans la cavité articulaire. Cela aidera et avancera beaucoup la guérison sans que ces injections, que j'appellerai discrètes, puissent fatiguer l'enfant[1].

1. Obs. 23. Gaston V..., de Paris, sept ans, m'a été adressé par mon très distingué collègue et ami le Dr Louis Guinon. En avril 1903 se réveille la nuit en pleurant (il reste éveillé 5 minutes environ) et en se plaignant de mal dans la jambe droite. Cela arrive 3 ou 4 fois à quelques jours d'intervalle (on a cru à des crampes), puis il ne s'est plus plaint.

Décembre 1903. L'enfant traîne la jambe en marchant. « Il semblait boiter », m'a dit la mère. Les mois suivants, on remarque que le jour où il marchait davantage il se plaignait de sa jambe et que son genou était chaud le soir et enflé. M. Guinon reconnaît l'arthrite.

19 mars 1904. L'enfant est mis au repos d'abord au lit quinze jours, puis sur une chaise longue, mais étendu autant que possible. Le genou désenfle de 1 centimètre (il avait 2 centimètres 1/2 d'enflure), mais il est toujours chaud.

Arrivé à Berck le 28 mai 1904.

La synoviale est épaisse sur le pourtour de la rotule. La pression révèle l'existence d'une douleur au niveau de la partie supérieure du condyle interne.

Les mouvements sont un peu limités.

L'extension du genou ne se fait pas aussi parfaite que du côté opposé.

Il existe en même temps une douleur, à la pression, à la partie supérieure et antérieure du fémur, au niveau de la ligne inter-trochantérienne. Ce qui explique le diagnostic de M. Guinon : ostéite bipolaire avec arthrite bacillaire du genou.

État général médiocre.

Repos dans la position couchée. Trois mois plus tard, l'enfant est sensiblement dans le même état.

La douleur à la pression est la même. Le genou est même un peu plus gros, de 2 centimètres 1/2 plus gros que l'autre. — Mouvements un peu plus limités qu'à l'arrivée.

Je propose aux parents de faire quelques injections modificatrices intra-articulaires pour atteindre directement le mal, et ils y consentent.

Je fais au dehors de l'angle supérieur et externe de la rotule une injection de 5 grammes du mélange huileux de créosote et d'iodoforme, et un pansement avec une bande Velpeau. Réaction locale légère à la suite de l'injection. Cependant pas de formation d'épanchement intra-articulaire. Cinq jours plus tard j'injecte 4 grammes du même mélange.

Le lendemain l'enfant souffre un peu et son genou tend à s'infléchir.

J'applique sur la jambe remise en position très correcte (par une simple pesée sans narcose) un petit appareil plâtré allant de l'ischion aux orteils et j'y pratique une fenêtre au niveau du genou pour faire par là de nouvelles injections.

J'en fais cinq, dans l'espace d'un mois. Je laisse l'appareil plâtré encore un mois. Entre temps, je fais 6 injections semblables, de 3 grammes chacune, au niveau du point douloureux supérieur du fémur (ligne inter-trochantérienne) en portant le liquide jusqu'à l'os. Réaction légère, pas de formation de pus.

A la fin du deuxième mois l'enfant est délivré de son appareil plâtré et la jambe

On fait huit à dix injections, une tous les six ou sept jours; de 4 à 10 centimètres cubes suivant les âges.

Le traitement a donc une durée de six à huit semaines. Il vaut mieux maintenir l'articulation par un plâtre pendant la durée des injections, pour éviter une réaction trop vive, ou une déviation des leviers articulaires.

On gardera l'appareil un à deux mois encore, après la dernière injection, pour laisser s'achever dans le repos absolu de la jointure l'effet du traitement.

A la fin du deuxième mois, on enlève le plâtre et on fait une exploration minutieuse de tous les points autrefois sensibles. Si la pression ne révèle de douleur nulle part, on considère le malade

tout à fait droite est maintenue avec un simple pansement ouaté et 2 bandes Velpeau.

L'enfant reste au repos complet un mois et demi après la dernière injection. — A ce moment toute douleur à la pression a disparu soit au genou, soit à la partie supérieure du fémur.

Le genou peut se plier facilement, je ne dis pas complètement, et je n'essaie même pas de le fléchir jusqu'à son extrême limite. Cela reviendra peu à peu spontanément.

Je fais faire à l'enfant après moulage un appareil en celluloïd allant de l'ombilic aux orteils, articulé à la hanche, au genou et au cou-de-pied, avec lequel il pourra être mis sur pied et marcher.

Cela arrive trois mois après la dernière injection.

Mais, pour éviter les entorses pendant la marche, je limite beaucoup avec quelques tours de bande le jeu de l'appareil à la hanche et au genou.

L'enfant est reparti chez lui un mois après qu'il a fait ses premiers pas. Après encore un mois, on l'autorise à marcher environ une heure par jour, et à enlever l'appareil la nuit; puis un mois plus tard à marcher en laissant l'articulation de l'appareil absolument libre.

Je le revois un an plus tard.

Guérison idéale, pas la plus petite douleur à la pression : — attitude parfaite du membre, — mobilité normale.

J'autorise l'enfant à quitter son appareil. — Revu deux mois après, — s'est donné une petite entorse qui n'a rien été.

La guérison demeure parfaite.

Obs. 24. Jacques B..., d'Abbeville, six ans.

Arthrite bacillaire datant de trois mois, fongosités sur le pourtour de la rotule, douleur à la pression, — déviation, — flexion de 15 à 20° du genou.

Fait le redressement sans narcose avec le Dr Vasseur, grand appareil plâtré; puis, par une fenêtre pratiquée au genou, nous faisons une première injection du mélange de créosote et d'iodoforme, 5 grammes environ.

Le Dr Vasseur continue ces injections. Il en fait 12 dans l'espace de huit semaines. Réaction très légère. Jamais de pus. Puis repos et compression pendant deux mois. On enlève ensuite l'appareil.

Il n'y a plus ni fongosités, plus de douleurs ni déviation. — Le genou a des mouvements limités; nous ne faisons rien pour les développer.

L'enfant est mis sur pieds trois mois après la dernière injection, avec une genouillère en celluloïd, rigide au genou, laquelle est abandonnée trois mois plus tard.

Revu un an après.

Guérison idéale.

L'enfant a tous les mouvements.

comme guéri cliniquement; mais on laisse encore l'enfant au repos (sans appareil) pendant quatre ou six mois, avant de le considérer comme guéri anatomiquement.

Sachez bien que la tumeur blanche peut être éteinte malgré la limitation actuelle des mouvements, limitation passagère qu'expliquent très naturellement la réaction due aux injections et l'influence de l'appareil d'immobilisation. Et surtout ne faites rien pour développer ces mouvements, du moins à ce moment; attendez plusieurs mois, pendant lesquels l'enfant, libre de tout appareil, restera dans la position couchée ou assise, avec les deux jambes horizontales. Pendant ce temps la mobilité reviendra d'elle-même, le plus souvent.

Il importe d'observer ce délai de quatre à six mois, indiqué plus haut, car à vouloir faire marcher cet enfant plus tôt, on risquerait des entorses qui causeraient une rechute.

Pour éviter plus sûrement cet accident, il est prudent de faire construire, même après ce délai, un tuteur amovible en celluloïd ou en cuir, que l'enfant ne portera que pour ses exercices de marche.

Nous y reviendrons au chapitre de la convalescence.

Si, au contraire, malgré ces injections à type sec (créosote et iodoforme), l'enfant, deux ou trois mois après la dernière injection, accuse encore de la douleur à la pression, si les fongosités sont encore appréciables, c'est que le mal n'est pas éteint. Il convient alors de faire des injections à type liquide, comme dans la troisième éventualité que nous allons étudier (voir les obs. 13, 14, 15, p. 90).

3ᵉ éventualité. — Au bout de six mois de repos, non seulement l'enfant n'a pas guéri, mais son état s'est manifestement aggravé : l'articulation est devenue très nettement fongueuse et s'est déviée.

On est évidemment en présence d'une forme plus sérieuse et plus tenace de la maladie, dont on n'aura raison que par des moyens plus énergiques. Le seul traitement conservateur n'y suffirait pas, ou tout au moins demanderait plusieurs années, en mettant les choses au mieux; encore ne guérirait-il, au bout de ce très long temps, que par ankylose. Il n'y a plus, pour le moment du moins, à se préoccuper des mouvements. La guérison du foyer est devenue l'objectif principal et même l'objectif unique.

Vous n'hésiterez plus à faire un grand appareil plâtré, après correction de l'attitude vicieuse, s'il en existe; dans cet appareil, ouvrez une fenêtre au niveau des points accessibles de la syno-

viale, et faites des injections. Ce seront des injections à type
liquide, suivies de ponctions évacuatrices.

En un mot, l'on se conduira exactement comme dans la forme
grave d'emblée, qui fait l'objet du paragraphe suivant.

B. — *Forme grave d'emblée; fongosités exubérantes.*

1° Si, à l'arrivée du malade, le genou est déjà bourré de fongosités ou très sensible spontanément, avec une déviation plus ou
moins marquée (voir fig. 113, 114, 115, 116
et 120), n'hésitez pas à appliquer immédiatement le traitement suivant :

Faites un grand appareil plâtré pour
immobiliser le membre entier, en corri-
geant, avec ou sans chloroforme, l'attitude
vicieuse qui peut s'être produite. Pratiquez
une fenêtre au niveau de la cavité synoviale et injectez tous les jours de 5 à
20 gouttes de naphtol camphré dans la glycérine, de la manière dite page 57. Avec
une injection par jour, vous aurez du liquide
au troisième ou au quatrième jour, parfois
seulemeut au cinquième ou au sixième. Dès
lors, ponctionnez et injectez mais en espa-
çant les séances, à raison d'une tous les
quatre ou cinq jours; — vous en faites neuf
ou dix, puis vous finissez par deux injections
d'éther iodoformé. Le tout a duré six à huit
semaines.

Fig. 120. — Genou malade. —
Les saillies osseuses et musculaires ont disparu par
suite du gonflement de l'articulation malade.

Vous finissez, disons-nous, par deux injec-
tions d'éther iodoformé. — Vous ponctionnez huit jours après la
dernière mais sans rien injecter cette fois. Vous y regardez encore
huit jours après, et s'il reste un peu d'épanchement vous l'évacuez.

Faites alors une compression ouatée méthodique, à travers la
fenêtre, pour deux à trois mois, au bout desquels vous enlevez
l'appareil plâtré. Celui-ci sera ainsi resté en place de quatre à
cinq mois (six ou huit semaines de traitement actif par les injections, plus deux ou trois mois de compression.)

Si la guérison est acquise après une première série d'injections,
ce qui arrive plus de neuf fois sur dix, la *pression sur les extré-*

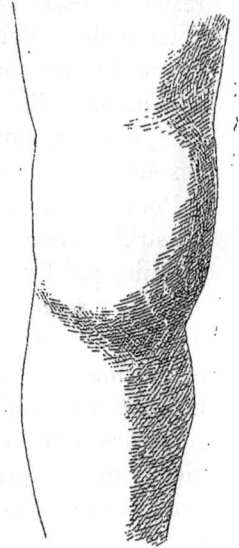

mités articulaires ne réveillera plus de douleur à ce moment, c'est-à-dire trois mois environ après la dernière injection.

Malgré cela, attendez de quatre à six mois encore avant de lever l'enfant en le faisant vivre pendant ce temps-là à la mer ou à la campagne; — et dans ce cas, moins encore que dans le cas précédent, vous ne ferez rien pour provoquer les mouvements.

Si l'articulation reprend d'elle-même des mouvements, sans se dévier, bien entendu, laissez-les revenir peu à peu.

Six mois après l'enlèvement de l'appareil plâtré, le sujet, resté au repos jusque-là, fera ses premiers exercices de marche avec un appareil en celluloïd qu'on enlève en dehors de ces exercices, c'est-à-dire une grande partie de la journée et toute la nuit. Mais si la jointure se dévie spontanément dans la position de repos, après l'enlèvement de l'appareil plâtré, ne songez plus, provisoirement, à la mobilité de la jointure. On corrigera la déviation commençante en remettant sans hésitation un plâtre inamovible, avec lequel on fera lever le sujet. Il est guéri, mais guéri sans mouvements, pour l'instant du moins, et il va marcher avec ce tuteur non articulé.

Un à deux ans plus tard, quand cette guérison sera bien confirmée, mais pas avant, vous aurez le droit de supprimer cet appareil et de voir si le genou veut, cette fois, reprendre quelques mouvements, sans rien perdre de sa bonne attitude.

Nous reviendrons, dans le chapitre de la convalescence, sur la conduite à tenir à ce moment.

Dans le cas où trois à quatre mois après la dernière injection, *la pression des extrémités articulaires réveille encore de la douleur*, c'est une preuve que la *guérison n'est pas acquise complètement*. Il faut faire une *2ᵉ série d'injections*. On remet un nouveau plâtre, on refait 10 à 12 injections qui durent 2 mois, on comprime de nouveau pendant 3 à 4 mois, et l'on y regarde ensuite. S'il n'y a plus de sensibilité à la pression, l'on se conduit comme nous l'avons dit plus haut. S'il y avait encore de la sensibilité, l'on ferait, deux à trois mois plus tard, une *3ᵉ série d'injections*. Nous avons déjà dit qu'à l'hôpital Cazin, sur les 311 enfants ainsi traités, nous avons dû, chez 7 d'entre eux, faire une 2ᵉ série d'injections et même chez 4 une 3ᵉ série, laquelle a donné, enfin, après 2 à 3 ans, la guérison complète, sans opération, de ces cas les plus rebelles. Pour nos enfants de la ville, une 2ᵉ série a toujours suffi, elle a même été très exceptionnellement nécessaire.

2° Il s'agit d'un enfant d'ouvriers ou d'un enfant de l'hôpital.

Ici, ce n'est tout au plus que dans le cas, d'ailleurs bien rare dans ce milieu, de tumeur bénigne et récente, sans fongosités bien appréciables ou sans mauvaise attitude, qu'on pourra s'en tenir pour quelques mois au seul traitement conservateur pur. — Dans tous les autres cas, vous ferez d'emblée des injections, après avoir immobilisé la région malade dans un bon appareil plâtré, et vous injecterez immédiatement non pas de l'huile créosotée iodoformée, mais du naphtol camphré dans la glycérine.

Il faut, lorsqu'il s'agit du genou, rechercher tout d'abord et exclusivement la guérison du foyer, sans se préoccuper des mouvements ; car l'expérience a démontré que chez ces enfants de l'hôpital appartenant à des familles souvent peu soigneuses, peu attentives à éviter toute fatigue au membre qui vient d'être malade, le genou qu'on a guéri avec tous les mouvements devient trop souvent le siège d'une rechute. On peut même dire que cette rechute est presque la règle. Il s'ensuit naturellement que la foi dans le médecin est ébranlée, ou détruite dans ces cerveaux simplistes et qu'on ne le consultera plus, et l'enfant risque ainsi de rester mal guéri ou pas guéri parce que vous avez voulu le guérir « trop bien ».

Aussi, à l'heure actuelle, à l'hôpital Cazin-Perrochaud, pour ne citer que celui-là, les religieuses infirmières demandent qu'on guérisse d'une manière générale les tumeurs blanches du genou sans mouvements ; guérison rapide, solide, durable, définitive, d'autant que nous avons assez souvent, un an et demi à deux ans plus tard, l'agréable surprise de voir les mouvements revenir d'eux-mêmes chez ces enfants.

Donc, grand appareil plâtré, et injections à type liquide comme s'il s'agissait d'un abcès froid ordinaire.

Qui ne voit que les enfants de cette classe ont bien plus à gagner qu'à perdre à cette médication plus rapide, plus simple, plus sûre, qui poursuit comme objectif immédiat la guérison complète du foyer et la restitution d'un genou solide, réfractaire à la fatigue et réfractaire aussi aux rechutes, même dans le mauvais milieu hygiénique où ils retombent généralement?

Chez l'adulte.

Vous suivrez de même une ligne de conduite un peu différente, suivant qu'il s'agit d'un malade aisé qui a largement le temps de se soigner, ou d'un ouvrier pressé qui, ayant des charges de famille, compte les jours de son chômage forcé.

Mais, qu'il s'agisse de l'un ou de l'autre, n'oubliez pas que, chez l'adulte, la tuberculose articulaire est généralement un peu plus maligne que chez l'enfant, que le traitement conservateur pur a moins de chances de guérir ici, et que, pour ce qui est de la mobilité articulaire, on a plus de difficulté à la sauvegarder ou à la recouvrer chez l'adulte que chez l'enfant. — La conséquence est qu'on doit la rechercher avec plus de discrétion chez le premier que chez le second.

I. — *S'il s'agit d'une personne aisée*, qui n'est pas pressée, qui peut aller vivre un an ou deux à la mer, — dont la tumeur blanche est d'apparences bénignes et d'apparition récente, sans paquets de fongosités et sans attitude vicieuse, — et qui désire le traitement le plus doux, le plus anodin, — on peut s'en tenir au traitement général et au seul repos, sans injections, ou avec, tout au plus, quelques injections intra-articulaires de créosote et d'iodoforme ; on ferait huit à dix injections d'huile créosotée et iodoformée, à raison d'une par semaine, — soit un traitement actif de deux mois, avec un petit appareil plâtré, pendant ces deux mois, pour empêcher les douleurs et conserver la bonne attitude.

Mais si, chez cet adulte de la clientèle de ville, il s'agit d'une tumeur blanche très fongueuse, même sans attitude vicieuse, d'une tumeur blanche qui dure depuis un an et plus ; si déjà les mouvements sont perdus, n'hésitez pas à le mettre immédiatement dans un grand plâtre, et à pratiquer les injections de naphtol camphré. — Il sera guéri en huit à dix mois, il marchera dans un an ou un an et demi avec une articulation souvent rigide, surtout s'il s'agit du genou, mais indolore et bien guérie (voir les obs. 4 et 5, p. 32). Au bout de ce temps, vous serez libre de décider si vous devez le libérer de son appareil, pour laisser se produire quelques mouvements. Y penser auparavant, serait s'exposer à trop de mécomptes [1].

II. — *A l'hôpital*, vous devinez qu'on fera d'emblée, quel que

---

1. Obs. 25. Edmond Y..., Nancy, vingt et un ans. Arthrite bacillaire du genou droit.

Début de la maladie 7 mai 1904, par un accident (?) arrivé au régiment. « Pas reconnu », continue son service jusqu'au 21 juin.

21 juin, entré à l'infirmerie, 70 pointes de feu. Garde le lit jusqu'au 1er juillet.

1er juillet, arrivée à Berck.

13 juillet, on commence une série de 10 injections d'huile créosotée iodoformée, qui dure jusqu'au 15 août.

1er octobre, le genou reste gros et douloureux ; nous faisons une 2e série d'injec-

soit le cas, des injections à type liquide, avec un grand plâtre, —
en recherchant systématiquement l'ankylose de la jointure. C'est
plus facile, plus prompt et plus sûr.

A moins, cependant, qu'on ne fasse, s'il s'agit du genou, une
résection immédiate. C'est dans ce cas seulement, cas assez fréquent d'ailleurs, qu'il est permis de poser la question du traitement
sanglant.

Nous avons eu l'occasion d'examiner dans la première partie de ce
livre [1], les raisons qui, dans le cas de l'ouvrier adulte, militent en
faveur de l'un ou de l'autre de ces traitements. Il serait superflu
d'y revenir.

Rappelons simplement que le mode de guérison le plus avantageux sera celui que tous les médecins sauront et pourront appliquer, n'importe où.

C'est justement le cas de la méthode des injections.

Or, l'on arrive à guérir par les injections à type liquide la presque
totalité des tumeurs blanches fongueuses, même chez l'adulte.

Il n'y aura pour résister à cette médication que quelques-unes
de ces vieilles tumeurs peu ou pas fongueuses, ayant une physio-
nomie propre assez spéciale pour mériter d'être étudiées à part.

C. — **Troisième variété clinique :** *Vieille tumeur blanche sèche,
à apparences rhumatismales.*

Il s'agit de ces tumeurs blanches de l'adulte (on en voit aussi,
mais très rarement, chez l'enfant) qui vous viennent après avoir
passé par les mains de tous les médecins. Elles s'éternisent, en
effet, depuis 6, 8, 10 ans, sans grand changement. Elles sont
douloureuses par instants, presque par crises, peu ou beaucoup.
Elles sont sèches, peu ou pas fongueuses, avec des membres peu
modifiés quant à l'attitude et quant à la forme. Ces tumeurs
blanches, pour toutes ces raisons, sont fréquemment prises pour
de vieux rhumatismes mono-articulaires. Elles répondent assez
bien, anatomiquement, à ce qu'on appelait autrefois la « carie
sèche », mais ce sont des tuberculoses vraies.

Les parties molles péri-articulaires ne sont presque pas touchées ;

tions avec du naphtol camphré et des ponctions, après avoir appliqué un plâtre.
1ᵉʳ février, les fongosités et les douleurs ont disparu.
Fin mars, commence à marcher une demi-heure par jour.
1ᵉʳ janvier 1906, guérison parfaite avec tous les mouvements du genou.
1. Voir page 103.

tout se passe dans la profondeur des os, entre les deux extrémités articulaires plus ou moins intimement soudées, et ulcérées par places [1].

Il y a de la douleur à la pression en certains points de ces extrémités osseuses. Enfin ces arthrites ne paraissent avoir aucune tendance spontanée à évoluer soit vers la résorption, soit vers la suppuration.

En ces cas où la cavité articulaire est effacée ou disparue, où existe une ankylose relative entre les deux os, avec de petits foyers tuberculeux, des loges multiples, plus ou moins indépendantes les unes des autres, on conçoit très bien qu'on ne réussisse pas toujours, tout en attaquant l'articulation en divers points par les injections, à atteindre la totalité des points malades, et que, malgré l'attention la plus particulière et les efforts les plus soutenus, on puisse laisser quelques-uns de ces petits foyers non éteints.

Si, après deux à trois mois d'injections et cinq à six mois de repos, il persiste des douleurs nettes, c'est cette conclusion qui s'impose; et alors on ne peut guère en finir que par une résection.

Cependant, non, chez un malade aisé, pas pressé, n'abandonnez

---

1. Obs. 26. Mlle S..., de Lyon, vingt et un ans. Tumeur blanche fongueuse du genou gauche. Ankylose.
Souffrait depuis neuf ans presque constamment et ne pouvait plus marcher.
Venue me trouver le 3 mai 1875.
Genou fongueux et douloureux à la pression des épiphyses.
J'ai fait des injections de 1 gr. de naphtol camphré, dans l'interligne tous les jours; à la huitième injection, j'ai eu du pus.
Il a été fait en tout 24 injections et 13 ponctions; puis compression; — appareil plâtré et repos. Six mois après la malade pouvait marcher, sans canne, plusieurs heures par jour, et la guérison a persisté pendant 8 ans.
Revenue me voir le 9 septembre 1903.
S'est mariée entre temps; depuis huit ans était bien guérie; s'est donné une entorse il y a deux mois et souffre un peu sans que cela l'empêche de marcher. Elle est revenue pour me demander de lui faire quelques injections. Le genou est sec; en bonne attitude; mais à la pression on provoque un peu de sensibilité du côté interne.
Je fais 10 injections d'huile créosotée, 5 grammes à chaque fois, — une tous les deux jours; — je ne cherche pas à provoquer le ramollissement et n'en ai pas.
La malade va et vient dans l'intervalle des injections, ne souffre que très peu.
Six semaines après la dernière injection, elle est débarrassée de toute douleur.
Revue en novembre 1904, n'a plus souffert depuis.
Obs. 27. M. Ernest T..., de Roubaix, vingt-neuf ans.
Tumeur blanche fongueuse très douloureuse du genou droit. Depuis huit ans et demi, malgré le repos presque absolu et l'immobilisation par un appareil ortho-pédique, souffrait presque constamment — et cependant ne voulait pas entendre parler d'opération sanglante.
Venu me trouver le 11 avril 1900, 16 injections de naphtol; — à la 5e j'ai du pus.
Puis ponctions et encore 11 injections.
Quatre mois plus tard était guéri avec le genou raide.
Demeure bien guéri depuis cinq ans.

pas immédiatement la partie ; on recommencera une nouvelle série d'injections à type liquide, en attaquant l'articulation par d'autres points que ceux abordés dans la première série.

J'ai dit (p. 60) ce que la technique des injections présentait d'un peu particulier dans ces cas.

Ce n'est que lorsque *deux ou trois séries* d'injections n'ont pas guéri le malade dans le cours d'une année environ, que vous lui conseillerez d'en venir à une résection qui sera ici bien facile ; elle consistera dans le décollement des deux extrémités articulaires, dans l'ablation d'une rondelle de 10 à 12 millimètres de ces extrémités osseuses pour supprimer la partie ulcérée, et dans l'adaptation des os, rafraîchis et régularisés.

Les injections ayant assaini à peu près complètement le terrain vous obtiendrez facilement la réunion par première intention.

Vous pouvez même, sans essayer des injections, *opérer d'emblée*, si c'est un ouvrier qui vous vient avec une de ces formes rebelles, à allures rhumatismales, l'empêchant de travailler depuis longtemps ; vous lui rendrez cette capacité de travailler par le plus court chemin, qui est la résection immédiate.

CHAPITRE XIII

2ᵉ CAS : TUMEUR BLANCHE
AVEC ÉPANCHEMENT PURULENT OU SÉRO-FIBRINEUX.
HYDARTHROSE TUBERCULEUSE

Sommaire. — Manière de reconnaître l'épanchement. — Ici, le traitement
est facile. — C'est celui de l'abcès froid ordinaire : ponctions et injections : soit avec de l'éther iodoformé, soit avec du naphtol camphré dans
la glycérine.
Même durée du traitement actif par les injections que dans le 1ᵉʳ cas.
Même traitement consécutif aux injections.
Même conduite à suivre pour la question des mouvements.
L'hydarthrose tuberculeuse se traite de même que les épanchements
purulents, mais avec des injections moins actives et moins nombreuses.

Qu'il s'agisse d'une hydarthrose tuberculeuse, ou d'une pyarthrose, ou d'un abcès péri-articulaire, à tous les âges, partout,
en ville et à l'hôpital, il n'y a qu'une seule médication rationnelle : les ponctions et les injections modificatrices pratiquées
à travers la fenêtre d'un grand plâtre.

Ici la supériorité de ce traitement n'est pas discutable, et n'est
plus, je crois bien, discutée sérieusement par aucun médecin
renseigné.

En effet, le traitement conservateur pur ne saurait suffire : les
abcès peuvent s'ouvrir et s'infecter; à la bacillose primitive vont
s'ajouter les infections secondaires, assez souvent mortelles.

D'autre part, nous savons que le traitement sanglant a ici bien
plus de chances d'aggraver que de guérir.

C'est alors que le traitement par les injections fait merveille.

Opérez, pour que la tumeur blanche ne suppure pas, disait-on
couramment il y a quelques années. Mais, cette fonte des fongosités est justement ce qui peut arriver de plus heureux, dans ce
sens que nous avons beaucoup plus de prise sur une tumeur
blanche suppurée que sur une tumeur blanche sèche.

C'est ainsi, pour prendre une comparaison dans un ordre de faits analogue, que nous sommes beaucoup plus maîtres d'un abcès froid accessible que du tuberculome solide qui l'a précédé, le tuberculome étant, comme vous le savez, le premier stade de l'abcès froid.

Le traitement par les injections s'impose donc impérieusement pour la tumeur blanche suppurée et non ouverte. Et ce traitement,

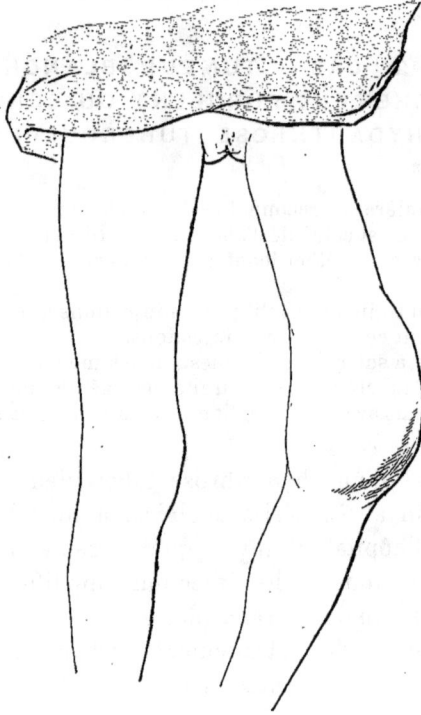

Fig. 121. — Tumeur blanche avec épanchement. — Genou très volumineux; pas de reliefs osseux apparents : fluctuation très accusée dans toutes les parties de la synoviale.

le meilleur et même le seul bon, est d'une application très facile pour tous les médecins. Nous en avons indiqué la technique, aujourd'hui très bien réglée, dans la première partie de ce livre (p. 51).

Disons un mot, ici, des différentes manières dont se manifeste l'épanchement articulaire ou péri-articulaire et des manières de le reconnaître.

Quelquefois, la région de la jointure tout entière présente une tuméfaction en masse.

Un peu plus souvent, il existe une saillie très nette sur un point limité, dans laquelle on trouve de la fluctuation (fig. 122). D'autres fois, il n'y a aucune modification nouvelle de l'aspect extérieur du membre; ce n'est que par raison, et pour se conformer à la règle de scruter systématiquement tous les points, à chaque nouvel examen, qu'on fait la palpation; et alors on trouve un abcès que rien ne faisait soupçonner.

Cette palpation se fait avec les deux index appliqués à 2 ou 3 centimètres l'un de l'autre et se renvoyant la sensation de flot.

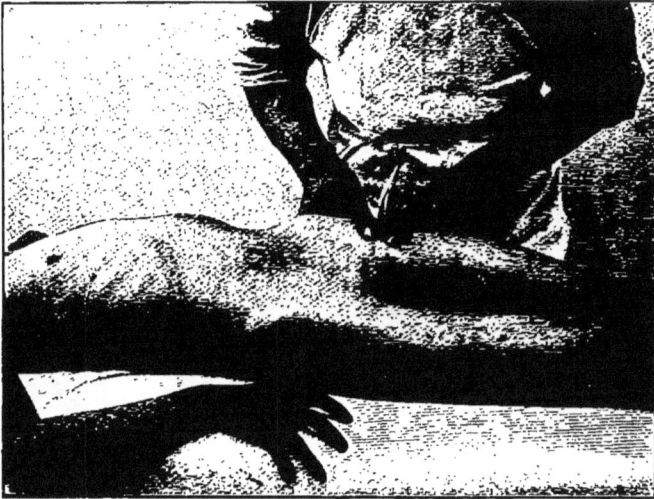

Fig. 122. — Manière de rechercher s'il y a un abcès. Palpation successive de tous les points par les deux index ainsi disposés.

On promène ainsi les doigts explorateurs sur le siège connu des culs-de-sac de la synoviale et sur le pourtour de la jointure (fig. 122, 123, 124).

Au genou vous savez comment on reconnaît l'existence de cet épanchement par le choc de la rotule sur le fémur (voir page 13).

Assez souvent, il ne s'agit pas d'une fluctuation véritable, mais d'une sensation de rénitence élastique, qui suffit pour reconnaître la présence d'une collection purulente. Avec un peu d'habitude, il devient aisé de distinguer cette sensation de la sensation pâteuse que donnerait la palpation d'un nid de fongosités. Parfois, lorsque l'abcès est très profond, collé contre l'os, on peut ne sentir qu'une certaine élasticité au milieu d'un empâtement ligneux. La fluctuation n'est pas nette, mais une aiguille, enfoncée en ce point profond, donne du pus.

Au reste, dans les cas douteux, il est permis de faire une

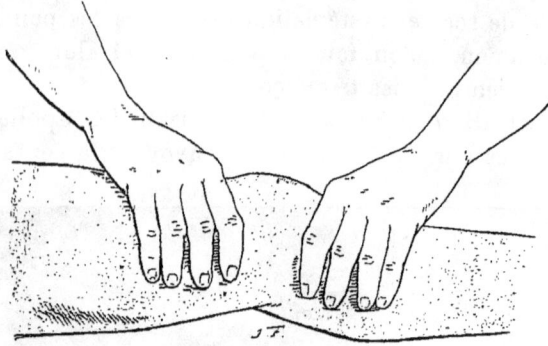

Fig. 123. — *Recherche de la fluctuation.* — Faire refluer le liquide de la périphérie au centre en pressant sur le sac synovial, au-dessus et au-dessous de la rotule avec les 2 mains en fer à cheval (*1er temps*).

ponction exploratrice, pour établir justement s'il existe ou non du pus. Cela est permis et raisonnable. Si l'on ramène du liquide c'est bien; si l'on n'en a pas, on en provoque en faisant une

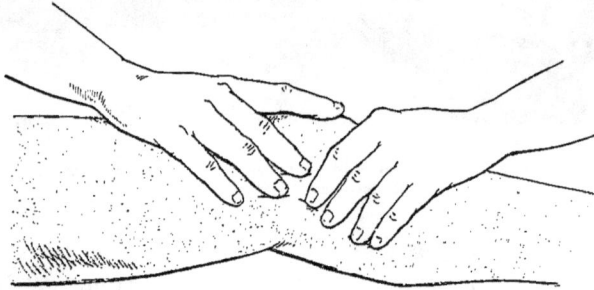

Fig. 124. — *2e temps :* tout en continuant la pression, on rapproche les mains l'une de l'autre et avec l'un des index on appuie sur la rotule comme sur une touche de piano, on obtient ainsi le choc rotulien, signe de la présence du liquide.

injection dans l'articulation, comme pour une tumeur blanche sèche (chap. précédent).

Lorsqu'on a reconnu l'épanchement comment dire d'avance s'il est purulent ou séreux?

Si la température monte parfois le soir à 37°8 ou 38, si l'on sent, en même temps que du liquide, beaucoup de fongosités, et si la tumeur blanche date de plus de six mois, cela dénote la présence du pus.

S'il n'y a pas de température, s'il n'y a que peu ou pas de fongosités et si l'arthrite est récente (1 à 2 mois), il s'agit plutôt d'épanchement séro-fibrineux.

Mais ce diagnostic importe peu, car encore ici le traitement est sensiblement le même dans les deux cas, comme nous allons le dire en parlant de l'hydarthrose tuberculeuse.

Après le traitement actif par ponctions et injections qui dure deux mois, l'on se conduit pour ce qui est de l'appareil, des mouvements et de la date de la mise sur pieds, comme nous l'avons dit, dans le chapitre précédent, en étudiant le 1er cas [1].

---

1. Obs. 28. André Le..., six ans, entré le 14 juillet 1896 à l'hôpital Cazin-Perrochaud : tumeur blanche du genou droit, datant de deux ans. Genou fléchi : au-dessus de la rotule, abcès communiquant avec la jointure; l'abcès est ponctionné; on retire une seringue de pus. Fongosités non ramollies en d'autres endroits; 12 injections, dont 10 de naphtol camphré et 2 d'éther iodoformé, faites en deux mois.

L'abcès est tari au bout de ce temps, et les fongosités ont disparu.

Redressement, et compression ouatée dans appareil plâtré pendant deux mois et demi; la jambe est droite, pas de trace d'abcès, pas de douleur. On met une genouillère silicatée pendant quelque temps.

L'enfant reste encore plusieurs mois à Berck et part en septembre 1897 entièrement guéri; mais le genou raide.

Obs. 29. Sœur M..., vingt ans, entrée en février 1897. Souffre depuis deux ans du genou droit; traitée par la révulsion.

Genou volumineux fléchi à 30°; douleurs vives.

Abcès sous-tricipital remontant vers le 1/3 inférieur de la cuisse.

10 injections de naphtol et 2 d'éther iodoformé. Il y a eu quelques ponctions simples, sans injection, pour éviter la rupture de la peau, qui se serait ouverte si l'on avait injecté du naphtol chaque fois.

Au bout de deux mois de traitement, compression ouatée pendant 20 jours; à ce moment; la malade accusant de la douleur, on défait la compression; on constate de la fluctuation à la face interne du genou, au-dessous de la rotule. La ponction ramène quelques gouttes de pus.

Nouvelle série de 8 injections dans le point suspect, pendant cinq semaines.

Puis redressement du genou et appareil plâtré pendant deux mois.

On enlève l'appareil ; plus de douleur, pas de trace d'abcès, pas de points suspects, ankylose.

La malade part, guérie, en novembre 1897.

Obs. 30. Pierre Ch..., entré le 29 août 1897, âgé de six ans, malade depuis deux ans; traité par l'immobilisation et les pointes de feu.

Genou fléchi; douleurs vives; on sent au-dessus de la rotule et en dehors une large collection; la ponction ramène deux seringues de pus.

Ponctionné tous les deux jours et injecté avec du naphtol pendant 8 jours puis 2 injections de naphtol par semaine jusqu'au 1er octobre (on a fait, au total, 13 ponctions et injections).

Compression pendant un mois et demi jusqu'au 15 novembre.

A ce moment l'articulation paraît saine; il n'existe pas de points sensibles. Quelques mouvements sont déjà possibles.

1er mars 1898. A recouvré la presque totalité des mouvements.

Hydarthrose tuberculeuse.

S'il s'agit d'une hydarthrose tuberculeuse (qui n'existe guère ou plutôt qu'on ne reconnaît guère qu'au genou), on fait de même des ponctions et des injections.

Mais l'on n'a plus besoin, en ce cas, d'un liquide aussi actif, ni d'injections aussi nombreuses que pour guérir les épanchements purulents.

On se sert d'un mélange à parties égales d'éther iodoformé (à 10 p. 100) et d'huile créosotée (à 3 p. 100)[1].

Quatre à six injections, faites à une semaine d'intervalle, suffisent généralement pour guérir l'hydarthrose tuberculeuse.

C'est seulement dans le cas où cela ne suffirait pas qu'on aurait recours aux injections de naphtol camphré et de glycérine, comme dans le cas précédent[2].

Nous rappelons en terminant que, lorsqu'il existe (avec ou sans épanchement dans la jointure) un abcès péri-articulaire, il faut faire à la fois et parallèlement des injections et des ponctions dans la grande cavité articulaire et dans cet abcès.

Ai-je assez dit que dans les tumeurs blanches avec épanchement, le premier devoir du médecin c'est d'éviter à tout prix l'ouverture de la collection.

Et cependant il est un cas où nous devons nous y résigner, quoiqu'il puisse nous en coûter : c'est lorsqu'on est en présence d'une

1. OBS. 31. Jules B..., d'Orléans, quinze ans.
Hydarthrose depuis six mois avec quelques fongosités appréciables sur les confins de la synoviale.
Cette hydarthrose tuberculeuse me paraissant bénigne, je fais des injections d'huile créosotée iodoformée ; il en est fait 7 dans l'espace de deux mois, puis compression de six semaines, et l'enfant est renvoyé ensuite avec un bandage ouaté.
Revu six mois plus tard, est demeuré guéri et a recouvré les mouvements en entier.
Il marche maintenant, sans appareil et sans appui, très correctement.
2. OBS. 32. Charles C..., âgé de douze ans. Arrivé à Berck le 1er juillet 1895. Cet enfant a été atteint à deux reprises d'hydarthrose du genou, la première fois au genou droit, la seconde fois au genou gauche. L'affection a très bien guéri chaque fois, grâce aux révulsifs et surtout à l'immobilisation dans un appareil silicaté.
Depuis deux mois, douleurs dans le genou droit, surtout après la marche ; en même temps le genou a grossi depuis quelque temps ; points douloureux à la pression au niveau des condyles ; empâtement fongueux en plusieurs points.
8 injections intra-articulaires de naphtol et 2 d'éther iodoformé, et cela dans l'espace de deux mois. Compression ouatée simple pendant encore deux mois. Guérison obtenue avec la totalité des mouvements.

fièvre notable et continue trahissant une infection septique surajoutée de cet épanchement tuberculeux.

Souvenez-vous que *de cette fatalité nous sommes responsables*[1]; qu'elle n'arrive que lorsque nous avons commis une *faute d'asepsie dans les ponctions* ou *les injections*... que lorsque nous avons laissé s'infecter l'abcès. En ce cas, si la fièvre persiste au delà de 8 à 12 jours, malgré tout, malgré les ponctions, sans injections, que vous aurez faites, alors, acceptez l'inévitable. Ouvrez vous-même l'abcès, car vous n'arriveriez pas à le guérir par les seules ponctions, sans ouverture large, pas plus que vous ne pourriez guérir ainsi un phlegmon diffus. Et même sachez ne pas trop retarder cette ouverture, car une infection qui durerait au delà de 15 à 20 jours finirait par gagner les deux os et retentir sur l'état des viscères, surtout le rein et le foie... N'attendez donc que le temps nécessaire pour établir votre diagnostic.

Mais comment faire ce diagnostic?

Lorsque survient de la fièvre au cours du traitement, par les ponctions, d'une collection tuberculeuse, comment peut-on reconnaître que cette fièvre est dûe à une infection de l'abcès et non pas à une cause étrangère, à une maladie intercurrente, grippe, etc...? C'est par l'absence des autres signes particuliers à ces maladies.

Voici de plus deux signes directs appartenant en propre à l'infection de l'abcès : 1° une température vespérale de 39° ou au-dessus, *mais avec forte rémission matinale* d'au moins 1°—; 2° le pus retiré par la ponction *a changé de caractères* : il est devenu sanguinolent et parfois fétide; c'est plutôt de la sanie que du pus; il est couleur rouge brique pilée, ou lie de vin...

Si ces deux signes existent, n'hésitez plus à attribuer tous les accidents à une infection de l'abcès.

En pareil cas, ouvrez et drainez largement. Vous verrez dans les 48 heures, tomber la température, si le drainage est suffisant et n'a pas été trop tardif...

---

1. Au même titre et dans le même sens que de toute faute d'asepsie, au cours d'une opération.

CHAPITRE XIV

3ᵉ CAS : TUMEUR BLANCHE AVEC FISTULE

Sommaire. — La fistule est infectée ou non.

Si elle n'est pas infectée, les injections modificatrices ordinaires la gué-
riront dans quelques semaines.

Mais si elle infectée, les injections sont mauvaises; s'en abstenir.

En ce cas, s'en tenir à des pansements à plat s'il n'y a pas de fièvre; au
drainage s'il y a de la fièvre. Mais dans tel cas tout à fait exceptionnel, où
la fièvre ne tombe pas malgré le drainage, lorsque la vie est en danger du
fait de cette fièvre persistante ou du fait de l'existence de lésions viscérales entretenues par le foyer périphérique, il faut alors se résigner au
sacrifice du membre.

Inutilité des résections en pareil cas. L'on doit amputer.

L'amputation est à accepter aussi, quelquefois, en dehors de ces cas,
chez l'ouvrier que les nécessités de la vie retiennent de force dans le
milieu malsain d'une grande ville où sa fistule ne guérirait pas.

La fistule provient de l'ouverture spontanée ou artificielle d'un
abcès.

Deux cas se présentent bien distincts :

A) La fistule n'est pas infectée;

B) Elle est infectée.

Infectée veut dire qu'au bacille tuberculeux se sont associés
des micro-organismes septiques venus du dehors.

A quoi l'on reconnaît une fistule infectée. — Comment faire cette
distinction, capitale pour le pronostic et pour le traitement?

Une fistule récente est généralement une fistule non infectée.

Une fistule ancienne est généralement une fistule infectée.

Mais cela n'a rien d'absolu.

Il y a un signe plus certain de l'infection, qui s'applique à toutes
les fistules quelle qu'en soit l'origine.

Toute fistule qui s'accompagne de fièvre dès que le pus est
retenu, est infectée, car la rétention du pus tuberculeux pur ne
donne pas de fièvre.

Donc on peut dire qu'une fistule qui donne de la fièvre de temps en temps est infectée.

Mais elle peut être infectée sans donner présentement de la fièvre.

Pour faire le diagnostic en ce cas, poussez une injection modificatrice dans le trajet et prenez vos dispositions pour que le liquide reste en place, au moins vingt-quatre heures, à l'aide de tampons maintenus solidement sur l'orifice.

Si la fistule n'est pas infectée, la température ne monte pas, ou à peine, à 38° par exemple.

S'il survient une fièvre ardente de 39° et au-dessus, avec un

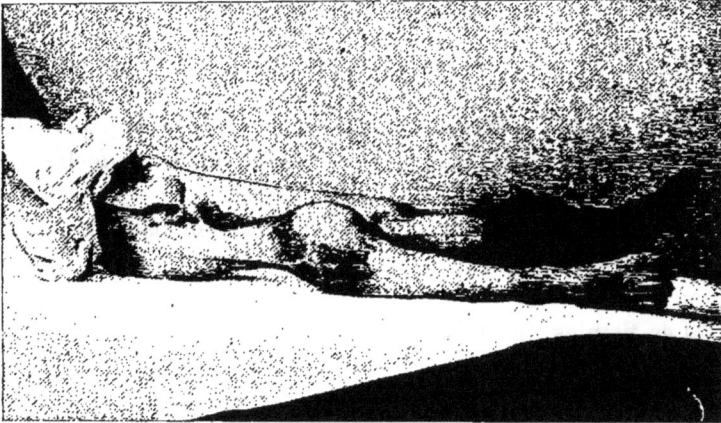

Fig. 125. — Genou fistuleux. Neuf fistules infectées. Les injections modificatrices amenant de la fièvre, nous avons dû y renoncer. Nous recherchons cependant la conservation, tant qu'il n'y a pas de signes de dégénérescence viscérale (albumine) ni de fièvre continue.

grand malaise, une langue saburrale, etc., sous l'influence de cette injection et de la rétention artificielle du liquide, on peut dire que la fistule est infectée (fig. 125).

Elle l'est certainement et on n'a pas besoin de faire d'injection pour s'en assurer, si le malade maigrit, si le teint devient terreux ou jaune paille, malgré son séjour dans un bon climat.

Des accès de fièvre hectique de 39° et 40°, qui se reproduisent tous les soirs avec une régularité désespérante et qu'on ne peut pas rapporter à une lésion viscérale, sont la signature d'une infection certaine et même grave.

Si le malade a une dégénérescence viscérale, c'est-à-dire de l'albumine, ou un gros foie qui dépasse sensiblement le rebord des côtes, l'infection est encore plus évidente et plus profonde.

Une fistule qui vient de se produire par l'ouverture spontanée d'un abcès *qui n'a jamais été traité*, n'est pas infectée d'emblée ; elle peut rester un temps plus ou moins long sans s'infecter, si l'on fait des pansements d'une asepsie parfaite.

De même, quand une fistule se produit après une ou plusieurs injections, uniquement *parce que l'aiguille était trop grosse* ou parce que le contenu trop abondant de l'abcès a forcé la peau au niveau de la piqûre, cette fistule n'est pas infectée d'emblée si l'ouverture s'en est produite sans fièvre.

Mais si, pendant qu'on faisait les ponctions de l'abcès fermé, il est survenu une fièvre continue de 39° ou plus, et que cette fièvre dure malgré l'évacuation du contenu par ponctions non suivies d'injections, si cette fièvre persistante nous oblige à ouvrir la collection ou si l'ouverture se fait alors d'elle-même, par ulcération de la peau, on est en présence d'une fistule infectée d'emblée (voir p. 178).

Par contre, il est de vieilles fistules bien pansées et dans lesquelles on n'a pas encore « fourragé », qui sont exemptes d'infection.

Les fistules que laissent les opérations sanglantes ne sont pas toujours infectées.

S'il survient à la suite de l'opération une fièvre de 39° et que, la réunion immédiate ne se faisant pas, il persiste une fistule, celle-ci est infectée d'emblée, mais si la fistule post-opératoire est venue sans fièvre par une récidive tuberculeuse immédiate dans la suture, ou par une récidive tardive — quelques semaines — venant disjoindre la réunion de la peau déjà faite, cette fistule n'est pas infectée d'emblée.

Traitement des deux variétés de fistules.

A. Fistule non infectée. — Puisque nous sommes en présence d'une fistule non infectée ; il n'y a encore rien de changé dans la nature intime de la lésion. Mais ce qui fait la gravité de la situation nouvelle, le voici :

Par cette porte ouverte, qui reste constamment ouverte, il pénétrera un jour ou l'autre, un peu plus tôt, un peu plus tard, mais presque fatalement, jusque dans la profondeur du foyer articulaire, il pénétrera des micro-organismes de l'extérieur qui formeront avec les bacilles tuberculeux des associations microbiennes difficiles, et parfois même impossibles à guérir. Ces associations donneront, dès qu'elles se seront produites, si le pus ne s'écoule pas bien, des résorptions septiques, de la fièvre, de l'albumine, de l'infection viscérale.

En second lieu, de par l'existence de cette porte, nous sommes empêchés de faire le traitement ordinaire de l'abcès fermé, celui qui nous conduit à la guérison. Il devient presque impossible, en effet, de laisser en place dans la cavité de l'abcès le liquide modificateur qui doit guérir la tuberculose, puisqu'il s'écoule immédiatement par cette porte trop largement ouverte. Il agit donc pendant quelques secondes à peine, au lieu d'agir longuement, je dirais tranquillement, profondément, pendant des jours et des nuits, comme dans l'abcès fermé traité par la méthode ordinaire, où il remplace dans la cavité le pus qu'on vient d'évacuer.

La conduite à tenir découle de ce qui précède.

Le danger étant de laisser pénétrer par la fistule des germes infectieux venus du dehors : 1° Nous ferons bonne garde, c'est-à-dire que nous ferons des pansements d'une asepsie extrêmement sévère, pour empêcher les micro-organismes d'entrer ;

2° Nous nous hâterons[1] d'employer tous les moyens de fermer cette porte le plus tôt possible ; car si nous la laissons ouverte pendant des mois ou des années, il arrivera infailliblement qu'un jour ou l'autre nous nous relâcherons dans notre asepsie — il est presque impossible de passer un très long temps sans une défaillance momentanée — et ce jour-là l'ennemi s'installera dans la place.

Mais comment fermer cette porte? — En fermant et en guérissant le trajet qui l'entretient ; et, pour guérir et fermer ce trajet, qui est l'ancien abcès, il nous faut employer les mêmes moyens que ceux qui nous ont si bien servi pour guérir l'abcès fermé.

Nous ferons agir sur le trajet les liquides modificateurs connus ; nous les ferons agir longuement, continuellement, et, pour cela, nous prendrons tous les moyens de les conserver dans la cavité,

1. Cependant si la peau vient d'éclater sous vos yeux (ponction avec aiguille trop grosse, peau trop amincie), vous attendez 2 à 3 semaines avant de commencer les injections. Faites des pansements aseptiques simples, *de la manière dite page 64* ; cela suffira peut-être. Si la cicatrisation n'est pas faite au bout de 2 à 3 semaines, commencez vos injections.

c'est-à-dire de boucher la fistule dès qu'ils y auront été poussés (voir ces moyens page 65) [1].

B. Fistule infectée. — La situation est tout autre, malheureusement, dans ce deuxième cas.

Le traitement peut se formuler en quelques mots : suralimentation et séjour à la mer si possible, ou tout au moins à la campagne ; pansements simples de la plaie... et patience.

Pas d'intervention sanglante s'il n'y a pas de fièvre.

Pas d'injections modificatrices antituberculeuses non plus, puisqu'elles exaltent la virulence de l'infection, ce qui se traduit par de

1. Obs. 33. Jeanne S..., entrée à la villa Notre-Dame le 2 mai 1896, âgée de vingt-quatre ans.

Tumeur blanche du genou suppurée avec fistule.

Le genou est très gros ; douloureux ; l'ankylose est complète. J'enlève le drain de la fistule et institue le traitement des injections intra-articulaires ; une séance d'injection a lieu tous les deux ou trois jours. Les injections sont pratiquées au niveau de l'interligne articulaire, mais on injecte aussi dans le trajet fistuleux qui ne communique plus avec la cavité articulaire.

Il n'est sorti du pus de celle-ci qu'à la quatrième séance ; la cavité fermée était petite ; on retire en moyenne une demi-seringue de pus, les fois suivantes.

Il est injecté, en tout, 12 fois du naphtol camphré et 3 fois de l'éther iodoformé en dernier lieu dans la cavité articulaire.

Quant à la fistule, elle était fermée au bout de 5 injections de naphtol camphré.

Ce traitement dure deux mois et demi ; pendant ce temps, la malade sortait tous les jours avec des béquilles.

Fin juillet. Compression ouatée et appareil plâtré.

15 septembre. L'appareil est enlevé : la fistule est demeurée fermée. Mais il reste un peu de sensibilité au genou.

On le soutient avec quelques tours de bandes plâtrées et la malade pressée commence à marcher avec une béquille, mais le genou reste toujours légèrement sensible aux chocs et aux secousses, et s'engourdit au repos.

A l'examen cependant il n'y a plus de traces de fongosités, et nous escomptons la guérison. En effet, le mieux s'accentue peu à peu.

Au début de l'année 1897, la malade fait des courses avec une simple canne comme soutien. Il n'y a plus jamais de douleur.

En juin, la malade marche sans soutien et sans boiterie apparente. Elle a été revue dans le courant de décembre 1898 et la guérison est maintenant bien acquise (avec un genou raide).

Obs. 34. Noël G..., dix ans.

Tumeur blanche du genou, entré le 1er juin 1904. Il arrive à l'hôpital avec 2 fistules s'ouvrant sur les côtés du tendon rotulien et provenant d'un séton. Injections de naphtol camphré ; une tous les cinq jours.

Fin octobre les fistules sont guéries et la guérison s'est bien maintenue depuis.

Obs. 35. F..., Victor, de Paris, treize ans, entré en octobre 1895, pour une tumeur blanche du genou droit datant de quatre ans et traitée par la compression et la révulsion.

État général mauvais. Le genou présente trois fistules. Injection de naphtol dans les fistules qui se ferment au bout de deux mois. Petit appareil plâtré. Il persiste de la douleur à la marche.

L'enfant est mal en train : on ouvre le plâtre, on sent une fluctuation manifeste, au-dessus de la rotule, sous le tendon du triceps. Fluctuation également au-dessous de la rotule. La ponction ramène du pus de ces deux centres de fluctuation.

Au bout d'une douzaine d'injections les deux abcès sont guéris.

Compression à l'aide d'ouate et de bandes plâtrées pendant trois mois. On

la fièvre[1]. Mais, aussi souvent que l'abondance de la suppuration le demande, des pansements à plat très aseptiques. Il faut s'en tenir à cela, si cela suffit à tenir *le malade apyrétique*.

La guérison est au bout de ce traitement, pourvu que le malade puisse vivre à la mer ou à la campagne et y mettre le temps, ce qui veut dire non seulement plusieurs mois, mais encore souvent une ou plusieurs années.

S'il y a de la fièvre, cela va créer d'autres devoirs.

Cette fièvre est un danger immédiat et pressant; elle signifie une résorption septique, une intoxication de l'organisme, qui ne saurait persister plusieurs mois sans amener des dégénérescences viscérales irrémédiables, — dégénérescence du foie qui viendra

retire l'appareil, le genou est presque normal; pas de fluctuation ni de traces de fongosités; plus de douleur.

L'enfant marche avec une genouillère et part guéri avec ankylose en novembre 1897.

Le traitement avait duré un an.

1. Obs. 36. Paul P..., vingt-sept ans, professeur dans un collège, à la campagne. Vers le commencement de 1900 il ressent des douleurs au coude gauche. On pense à du rhumatisme. Quelque temps après, un abcès se forme à environ trois ou quatre centimètres de l'articulation en arrière sur le cubitus. L'abcès n'a pas encore atteint la peau, mais on sent très bien la fluctuation sous le doigt. L'*infirmier de l'établissement*, consulté, incise avec des ciseaux (car en même temps qu'infirmier, il est tailleur)! Il coule un liquide mi-aqueux, mi-purulent, peu abondant. La plaie ne se referme pas et suppure de plus en plus. Sous la pression des doigts, il sort du pus mêlé de grumeaux caséeux.

Enfin au mois d'octobre 1900, le malade consulte un médecin d'Amiens, qui juge une opération nécessaire, à cause de la fistule. Car s'il n'y avait pas eu de fistule, il aurait employé les injections de naphtol camphré, dit-il.

L'opération est donc faite sous chloroforme le 10 octobre 1900. Elle réussit très bien et la plaie se ferme environ un mois et demi après. Le bras conserve tous ses mouvements, sauf une petite gêne dans l'extension complète de l'avant-bras. Mais en 1903 (janvier ou février) le malade ressent encore une douleur au bras gauche, au même endroit que précédemment. Peu de temps après, un abcès se forme et la peau cette fois est vite atteinte. On fait une ponction avec un *trop gros trocart* en passant par cette mince peau.

Une fistule s'établit. Le malade consulte un chirurgien de Bois-le-Duc (Hollande), qui juge une opération nécessaire. Il fait un premier curetage sans endormir le malade. Un mois après — avril 1903 — la plaie ne se refermant pas et suppurant abondamment, on se décide à faire une opération plus radicale, sous chloroforme cette fois. Encore une fois la plaie ne se referme pas — et suppure toujours.

Je vois le malade le 2 juillet 1903 et fais des injections de naphtol camphré; mais la plaie est infectée et les injections aggravent l'état général et l'état local. Je suis obligé de renoncer aux injections et je me décide à immobiliser le bras et à attendre la guérison de l'air de la mer, du repos, etc. — La cicatrisation se fait attendre, mais l'état général, de très mauvais qu'il était à l'arrivée, devient très bon.

La fistule se ferme enfin au mois de novembre 1904. Le bras est ankylosé à angle droit, pas complètement cependant. Il y a un mouvement de l'avant-bras sur le bras d'une amplitude de 10° environ. Il y a aussssi un petit mouvement de rotation, un tiers environ des mouvements normaux (27 juillet 1905).

1er janvier 1906. La guérison s'est très bien maintenue et la souplesse, m'écrit le malade, a fait de grands progrès.

déborder largement le rebord costal; dégénérescence du rein se traduisant par de l'albuminurie; dégénérescence de la rate, parfois même dégénérescence du poumon.

Si on laisse ces lésions viscérales atteindre un certain degré, il viendra un jour où l'on aura beau supprimer le foyer périphérique qui les a créées, cela ne servira de rien; elles continueront à évoluer pour leur compte; le sacrifice du membre, *à ce moment trop tardif*, ne sauvera pas l'individu...

Vous avez donc le devoir de faire tomber cette fièvre, et de la faire tomber à bref délai.

Contre la fièvre les injections modificatrices d'iodoforme ou de naphtol camphré ne vous sont d'aucun secours; *au contraire, elles ne serviraient qu'à l'augmenter; ce serait jeter de l'huile sur le feu.* Essayez des lavages antiseptiques de permanganate ou d'eau oxygénée: *Mais le vrai remède, c'est le drainage, aussi large qu'il est nécessaire* pour empêcher la rétention du pus.

En même temps que le drainage, vous ferez une immobilisation aussi complète que possible de la région malade avec des plâtres fenêtrés, ou bivalves.

Nous avons vu ce traitement local, avec un bon traitement général, aussi parfait que celui qu'on peut assurer à nos malades de Berck, réussir, dans les cas les plus graves, à obtenir la guérison.

Il va de soi que, si de simples incisions ne suffisaient pas à supprimer toute rétention de pus dans la jointure, vous pourriez, pour parfaire le drainage, enlever un petit fragment osseux des extrémités articulaires. Vous avez évidemment non seulement le droit, mais le devoir de le faire, si cela vous semble indiqué.

Une curette solide vous permettra de mordre sur ces fragments osseux, presque toujours ramollis; ou bien encore, vous vous servirez d'une pince coupante, d'une cisaille tenue à la main, ou d'un ciseau à froid poussé avec la main ou avec un marteau, et plus simplement d'un bistouri solide qui mordra très bien sur l'os ramolli.

Remarquez qu'il ne s'agit pas là d'une véritable résection à prétentions de cure radicale, — prétentions qui ne seraient pas plus justifiées que si l'on voulait guérir d'un coup, avec réunion par première intention, un phlegmon diffus, — mais seulement d'une ouverture un peu plus large de la cavité articulaire.

Lorsqu'il n'y a plus de fièvre depuis de longs mois, on peut, si la fistule tarde trop à se fermer, y pousser une injection modificatrice discrète pour tâter de nouveau le terrain. Si cette injection ne détermine pas une élévation de température supérieure à quelques dixièmes de degré, c'est que l'infection secondaire n'existe plus et que vous pouvez continuer les injections. Celles-ci amèneront la modification des trajets malades et hâteront la guérison.

Si elles causent de la fièvre, l'infection secondaire existe encore; renoncez-y, et recommencez patiemment, pendant de longs mois encore, vos pansements à plat.

Ainsi, pour les fistules infectées, vous serez extrêmement sobres d'injections; vous vous guiderez sur le mode de réaction du malade après les premiers essais.

En résumé, dans les fistules, la fièvre, voilà le danger. Ouvrez largement, si c'est nécessaire; et, je le dis encore une fois, n'ayez pas de trêve que la fièvre ne soit tombée.

Dès qu'elle a cédé, tenez le malade au repos complet, avec ou sans appareil. Faites une asepsie extrêmement attentive pour empêcher l'infection générale de l'organisme. Menez-le à la mer si vous le pouvez, ou tout au moins à la campagne, et suralimentez-le. En agissant ainsi, vous aurez la satisfaction de voir, après un an, deux ans, trois ans de soins, votre malade se débarrasser enfin de son ennemi. Le moribond sera revenu à la vie et à la santé parfaite.

A Berck, on ne compte plus le nombre de ces résurrections bien définitives, obtenues ainsi après un an, deux ans, trois ans, quatre ans de soins quotidiens, sans la moindre intervention sanglante; et ces guérisons magnifiques et complètes, dans ces cas désespérés, peuvent s'observer chez l'adulte comme chez l'enfant.

Asepsie et *longueur de temps*, voilà quelle doit être ici la devise du chirurgien.

Il suffit de vous rappeler l'observation 3, citée page 30, pour voir ce que l'on peut obtenir dans les plus mauvais cas, même chez l'adulte [1].

Et cependant même à la mer, l'on ne guérira pas *tous* ces mauvais cas, sans exception, avec la conservation du membre. Et puis et surtout, combien n'est-il pas de ces malades qui ne pourront jamais aller à la mer!... si bien qu'il restera, malgré tout, quelques malades que l'on devra se résigner à amputer.

1. J'ai consigné plusieurs guérisons de ce genre dans mon livre : « Les maladies qu'on soigne à Berck ».

Je ne dis pas réséquer. Les résections ont ici peut-être plus de chances d'aggraver que d'améliorer la situation du malade. En effet, l'on n'aura pas, après l'opération, la réunion par première intention, même en dépassant très largement sur les leviers osseux les limites diffuses du mal ; parce qu'alors la peau est restée infectée ou qu'on a réinoculé, séance tenante, par l'acte opératoire lui-même, des parties jusqu'alors saines.

Or, si l'on n'obtient pas la réunion par première intention, le malade reste avec sa fistule et tout est à recommencer, à moins que plusieurs fistules ne remplacent la fistule unique ; il arrive aussi que des fistules très infectées succèdent à une ancienne fistule peu infectée.

L'on n'a donc pas réussi à guérir le malade, malgré l'étendue de la résection.

Et même au cas où l'on obtiendrait la guérison par ces très larges résections, ce ne serait pour le membre inférieur qu'en laissant une jambe beaucoup trop courte et beaucoup moins utile, certainement, qu'une bonne jambe artificielle.

Lors donc qu'une arthrotomie large s'est montrée impuissante à supprimer les accidents fébriles inquiétants, résignez-vous à l'amputation quelque douloureuse que soit une pareille extrémité, car c'est la seule opération rationnelle ici.

Ce sera le seul moyen qui reste de sauver la vie du malade dans les deux cas suivants.

1° **Indication d'amputer venant de l'état général du malade.** — La vie du malade est en danger immédiatement, il a de la fièvre et de la cachexie.

Le péril est pressant et peut venir de deux causes.

A. *Une cause centrale* : le malade a des lésions viscérales déjà manifestes, qui ont succédé à des lésions périphériques et qui sont entretenues par celles-ci. Le seul moyen d'arrêter l'évolution du foyer viscéral est la suppression du foyer périphérique.

Il faut se résigner à sacrifier le membre pour sauver la vie du malade.

Attendre ou hésiter, c'est risquer de ne plus pouvoir le sauver, même à ce prix, quelques semaines plus tard.

En effet, si les lésions viscérales consécutives à la tumeur blanche sont déjà très avancées (cavernes pulmonaires ; beaucoup d'albumine dans les urines ; foie dégénéré débordant de plus d'un doigt les fausses côtes), il est déjà trop tard, il n'y a plus rien à faire. Vous n'avez pas une chance sur cent de sauver le malade en l'amputant; laissez-le donc mourir en paix!

Dans le cas où les lésions viscérales, sans être aussi avancées que nous venons de le supposer, sont antérieures à la tumeur blanche; s'il y a de la fièvre et que celle-ci ne soit pas due à la tumeur blanche, sachez bien que vous ne pouvez pas promettre de sauver le malade en l'amputant.

Vous pouvez l'amputer cependant, si on vous le demande malgré vos réserves, car vous avez ainsi une petite chance de l'aider à guérir de ses lésions viscérales en supprimant une partie de ses foyers tuberculeux.

B. *Le danger vient d'une cause périphérique, de l'infection suraiguë de la tumeur blanche.* — Il y a une fièvre ardente, que le drainage le plus large ne peut faire tomber, parce qu'elle tient à une infiltration septique des deux os sur une grande hauteur.

Vous avez le droit d'attendre tant qu'il n'y aura ni albumine, ni lésions viscérales appréciables, ni cachexie inquiétante.

Mais dès que sont apparus ces signes d'intoxication générale, la fièvre durant toujours, vous ne devez plus attendre au delà de quelques jours, vous devez amputer [1] (voir l'obs. 19, p. 7, et la fig. 125).

2° Indication d'amputer venant de la situation sociale du malade. — Vous êtes en présence d'une tumeur blanche avec six, huit, dix fistules disséminées sur une très grande hauteur.

L'état général est relativement satisfaisant; pas de lésions viscérales, pas de dégénérescence du foie ni du rein.

Rien ne presse. — Et s'il s'agit d'un enfant ou d'un adulte en situation d'aller vivre à la mer et de recevoir des soins quotidiens, vous pouvez lui dire qu'il a dix-neuf chances sur vingt de guérir en conservant son membre, pourvu qu'il y mette le temps, un an, deux ans et plus. En tout cas il ne perdra rien pour attendre. C'est le cas du malade dont nous avons plus haut rappelé l'histoire (voir obs. 3, p. 30).

Il est certain qu'il n'aurait jamais guéri, qu'il aurait fallu l'amputer, en fin de compte, après une attente encore plus ou moins longue, s'il était resté à Paris, au lieu de vivre sur la plage bienfaisante de Berck; s'il n'avait pas pu se suralimenter; s'il n'avait pas pu non plus s'assurer un traitement local aussi attentif et aussi minutieux que celui que nous avons fait.

---

1. Voici la formule : être moralement sûr qu'on guérira son malade par l'amputation, être moralement sûr qu'on ne le guérira pas autrement.

Tout autre est la situation de l'ouvrier des grandes villes atteint de maux semblables.

Lui proposer d'attendre deux ans sa guérison probable, et d'aller passer ces deux ans sur une plage confortable serait une dérision trop amère... un rappel trop douloureux du « malheur aux pauvres! »...

Hélas! nous n'avons pas encore d'*hôpitaux marins* pour adultes!...

A. — En laissant moisir cet ouvrier dans une grande ville, même à l'hôpital, même avec une assez bonne nourriture, il y a trop de risques de voir survenir une extension du mal local et pas assez de le voir s'éteindre. Après un ou deux ans, les lésions locales seront tellement étendues sur la hauteur des leviers osseux, on aura tellement perdu de terrain, qu'il faudra s'avouer vaincu et se décider à amputer le malade, peut-être un peu plus haut qu'on ne l'aurait fait si l'on avait moins attendu, et l'on aura fait perdre un an ou deux au malade.

B. — En lui conseillant d'attendre, dans ce mauvais milieu, on risque trop de voir survenir une infection tuberculeuse généralisée, ou une dégénérescence viscérale.

Il faut donc exposer nettement la situation à cet ouvrier et lui conseiller l'amputation immédiate, pour le membre inférieur, où la solidité prime tout et où un bon pilon est encore très utile.

Pour le membre supérieur on peut attendre davantage, commencer par une large résection osseuse, et essayer de guérir ainsi; car on s'arrange d'un bras plus court pourvu que la main reste.

Mais nous l'avons dit, les résections ont alors bien peu de chances de guérir; et pour le membre supérieur aussi, résignez-vous à l'amputation, sans trop tarder, lorsqu'on n'arrive pas à tarir le foyer et que le malade toujours rivé dans une grande ville devient de plus en plus cachectique.

CHAPITRE XV

4ᵉ CAS : TUMEURS BLANCHES GUÉRIES,
OU PARAISSANT GUÉRIES,
AVEC UNE ANKYLOSE EN BONNE OU EN MAUVAISE POSITION

Sommaire. — *S'il y a déviation*, intervenir toujours pour rendre au membre une bonne attitude.

Les petits moyens, les manœuvres orthopédiques suffisent toujours, ou presque toujours pour la correction. — L'ostéotomie n'est presque jamais nécessaire.

S'il y a ankylose : *a*) *en bonne attitude*, n'y pas toucher s'il s'agit d'ankylose osseuse ; et lorsqu'il s'agit d'ankylose fibreuse, n'employer que de très petits moyens : massage, bains, et tout au plus, *mais à titre exceptionnel*, mobilisations très douces faites par des machines bien réglées et actionnées par le malade lui-même ; *b*) *en mauvaise attitude*, refaire l'ankylose en bonne attitude, sans s'occuper des mouvements.

Traitement préventif des ankyloses. — Écueil à éviter. — Les deux devoirs du médecin : guérir, et guérir en bonne attitude. — Chercher à conserver les mouvements n'est pas toujours indiqué. — Distinction entre la tumeur blanche du membre supérieur et celle du membre inférieur. — Pour les fonctions du bras, la souplesse vaut souvent mieux que la solidité. — Pour la jambe, la force, la bonne attitude, la longueur normale priment la mobilité. — Pour le genou et chez les enfants de la classe ouvrière, la guérison avec articulation raide est souvent meilleure.

Je veux parler dans ce chapitre des tumeurs blanches guéries ou paraissant guéries pour lesquelles on vient nous trouver parce que la fonction est compromise.

Tantôt c'est parce que les deux leviers articulaires sont dans une attitude vicieuse ; tantôt parce qu'il existe une ankylose ; tantôt même, inversement, parce qu'il n'existe pas d'ankylose ; exemple : un genou faible et flageolant, qu'il vaudrait mieux avoir raide et solide.

Dans les trois cas qui font le sujet des chapitres précédents, où la tuberculose était en pleine évolution, le traitement du foyer était tout ou presque tout. La préoccupation de la fonction du membre passait en deuxième ligne.

Dans les trois premiers cas, il s'agissait donc de la guérison, mais dans ce quatrième cas, il s'agit de la qualité de la guérison.

Ici c'est la fonction qui sera tout, ou presque tout, le foyer tuberculeux étant guéri, ou paraissant guéri.

J'ai dit : presque tout, car l'idée du foyer tuberculeux doit cependant rester présente à notre esprit pour les deux raisons suivantes :

La première c'est que pour affirmer presque sûrement que le foyer tuberculeux est bien éteint, il faut qu'il se soit écoulé près d'un an depuis la dernière manifestation clinique du mal (douleur spontanée ou à la pression).

La seconde, c'est parce que, en admettant même que le foyer tuberculeux soit bien éteint, nous devons nous préoccuper de ne rien faire qui puisse le rallumer.

En d'autres termes, nous ne pouvons pas, en présence d'une attitude vicieuse ou d'une ankylose consécutive à une tumeur blanche, nous conduire absolument comme s'il s'agissait d'une ankylose ou d'une déviation ayant une autre origine (traumatisme ou rhumatisme, par exemple); et cela pour des raisons d'ordre local, à savoir la possibilité de ramener par un traumatisme trop grand une éclosion de la tuberculose dans l'articulation malade et pour des raisons d'ordre général : possibilité par un traitement violent ou prolongé de voir se produire une autre manifestation bacillaire dans les autres parties du corps, ou même une généralisation de la tuberculose; malgré que ce danger soit infime.

Cela dit, examinons les diverses modalités cliniques en présence desquelles on peut se trouver.

1° *La fonction est gênée, parce qu'il y a des attitudes vicieuses.*

Il ne s'agit plus de l'attitude vicieuse du début et de la période d'état de la tumeur blanche, complication si fréquente qu'elle est presque un symptôme de la maladie.

De ces attitudes vicieuses nous nous sommes occupés, chemin faisant, en poursuivant la guérison du foyer tuberculeux.

Nous avons mis l'articulation dans un appareil plâtré, non sans avoir fait au préalable une correction lente ou rapide de l'attitude vicieuse (p. 150 et suivantes).

Non, il s'agit ici d'une attitude vicieuse qui semble définitive,

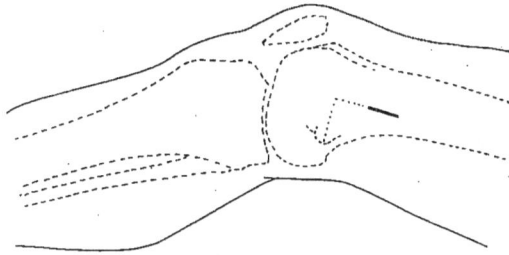

Fig. 126. — Point de repère pour enfoncer l'ostéotome : un travers de doigt au-dessus et en avant du tubercule du troisième adducteur ; mais tout contre le tendon de ce muscle.

ou qui augmente encore insensiblement, chez un *sujet qui est, ou paraît guéri de sa tuberculose.*

Cette attitude vicieuse est, d'ailleurs, l'aboutissant possible de

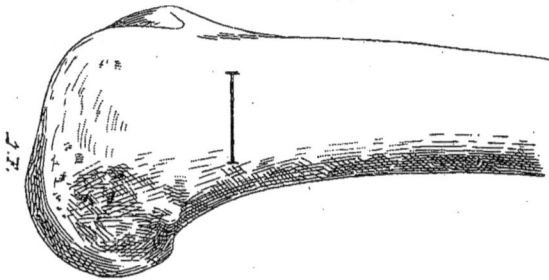

Fig. 127. — *2e temps* : puis on retourne l'ostéotome en travers. — Point où doit se faire l'ostéotomie de Mac-Ewen.

l'une quelconque des trois méthodes de traitements : traitement conservateur pur, méthode sanglante, injections modificatrices.

En principe une attitude vicieuse doit toujours être corrigée.

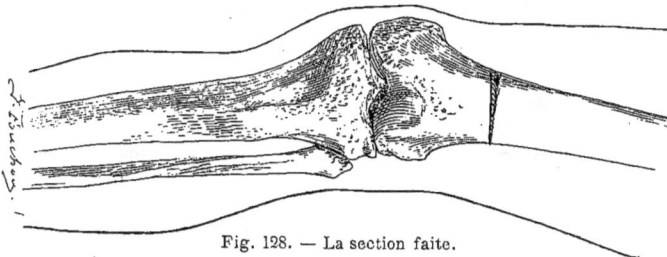

Fig. 128. — La section faite.

Je ne parle pas d'une déviation à peine marquée, au point de ne pas gêner la fonction du membre d'une manière appréciable, lorsqu'en outre elle reste stationnaire. Exemple : un genou fléchi à 10° ou 15°, mais fixé à ce degré, avec lequel le malade marche aussi bien que si le genou était droit. Je ne vois pas du tout qu'il

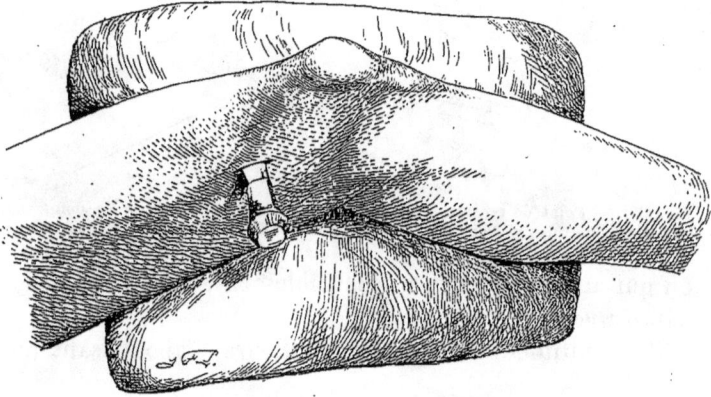

Fig. 129. — Introduction de l'ostéotome : le tranchant est parallèle à l'axe du membre.

soit indiqué de faire un traitement pour changer la direction d'un genou ainsi guéri.

Il faut, pour que l'attitude vicieuse doive être traitée, que :

1° Telle qu'elle est, elle amoindrisse déjà sensiblement les

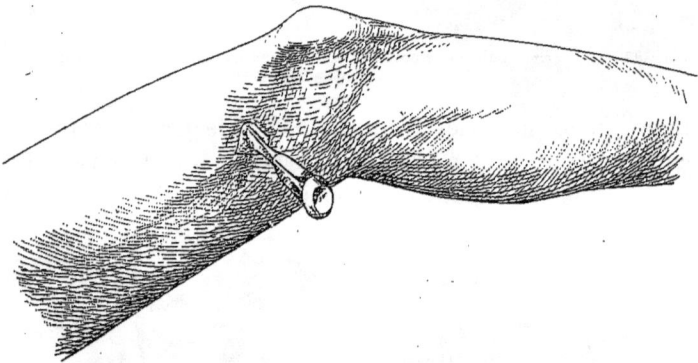

Fig. 130. — Arrivé sur l'os, l'ostéotome est retourné, le tranchant perpendiculaire à l'axe du fémur.

fonctions du membre ou que 2° elle menace de s'accentuer au point d'amoindrir ces fonctions.

A plus forte raison faut-il la traiter si elle réunit ces deux conditions : si elle gêne déjà le sujet et progresse encore.

Nous avons déjà dit comment se fera ce traitement.

1° Par des moyens lents : par étapes, avec un nouveau plâtre tous les 15 jours; ou bien encore pour le genou, avec l'extension continue.

2° Par des moyens rapides, en une ou deux séances; redressement forcé, mais méthodique fait à l'aide de simples manœuvres orthopédiques, toujours ou presque toujours sans ténotomie, sans ostéotomie, sans résection orthopédique.

Combien n'ai-je pas vu de ces genoux, par exemple, que l'on m'envoyait avec le diagnostic d'ankylose osseuse! Mais chez tous, ou à peu près tous, je trouvais sous le chloroforme quelques mouvements obscurs qui me permettaient, après une traction sur le pied et une pression sur les genoux, de quelques minutes, de gagner 10 à 15°.

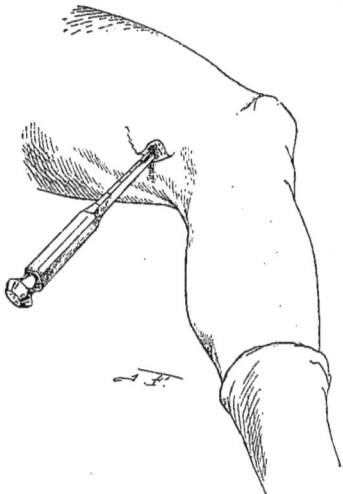

Dès lors la bataille était virtuellement gagnée. J'appliquais un plâtre dans cette position, pour garder le terrain conquis. 15 jours après, je recommençais, avec ou sans anesthésie, et finalement, en 2 ou 3 mois au maximum, j'arrivais à des corrections parfaites sans une goutte de sang, sans autre instrument de redressement que mes mains et celles de mes aides.

Fig. 131. — L'ostéotome doit attaquer le fémur de dedans en dehors et un peu d'arrière en avant; on pousse l'ostéotome avec les mains (et si les mains ne suffisent pas, à coup de maillet) jusqu'à ce que l'os soit sectionné aux trois quarts. On retire alors l'instrument et on fait céder les fibres restantes de l'os par une pesée exercée de dehors en dedans sur la jambe mise en hyperextension.

Il s'agissait pourtant d'ankyloses qu'on avait déclarées, en haut lieu, justiciables uniquement d'une résection ou d'une ostéotomie para-articulaire.

Ce n'est pas que l'ostéotomie supra-condylienne de Mac-Ewen soit difficile à faire. Rien n'est au contraire plus aisé, comme on s'en convaincra en voyant la technique de cette opération figurée ici.

Et si la tentative de redressement sous chloroforme ne vous donne vraiment rien, — 1 fois sur 100 peut-être, — je veux bien que vous recouriez à cette ostéotomie (fig. 126 à 131).

Après l'ostéotomie, appareil plâtré pendant 50 jours; puis encore un appareil orthopédique.

Vous arrivez à redresser de même par des manœuvres non

sanglantes et par étapes un cou-de-pied ankylosé en équinisme, et l'ankylose du coude en extension [1].

Une fois l'articulation revenue à une attitude correcte, on aura, non pas à rechercher les mouvements, mais à maintenir long-temps la jointure pour la fixer dans sa position nouvelle, sans quoi, elle aura tendance à retourner à son ancienne place.

Pendant combien de temps faut-il maintenir? cela dépend des cas. Si vous avez redressé par exemple un genou fléchi depuis longtemps à près de 90° et où la partie antérieure des condyles est exubérante, vous devez, pour garder la correction, maintenir pen-dant plusieurs années — 2, 3, 4 années — (avec des plâtres dans la classe ouvrière et des appareils orthopédiques dans la classe aisée) de façon que les extrémités articulaires aient le temps de recouvrer une forme correcte.

Chez l'adulte, il serait sans doute plus vite fait de recourir à une résection orthopédique, si la déviation dépassait 50°, ou à une ostéotomie péri-articulaire, si la déviation était moindre.

En un mot, vous maintiendrez jusqu'à ce que la correction se conserve d'elle-même.

Une question qui se pose, c'est de savoir si, après que l'attitude vicieuse est corrigée, il est permis de rechercher les mouvements dans la nouvelle position de la jointure?

En principe, oui; en fait, non. Car, en fait, on ne les obtiendra presque jamais en conservant la bonne attitude.

Il y a souvent antagonisme entre les deux choses : ou bien il persiste des mouvements, et l'attitude ne reste pas correcte; ou bien l'attitude reste correcte, mais parce qu'il n'y a pas de mou-vements.

Mon avis très net est qu'il faut préférer une articulation fixe en bonne position, à une articulation mobile, mais retournant à son attitude vicieuse.

---

1. Disons en passant que si, par extraordinaire (cela ne se verra presque jamais), ce redressement par étapes amenait le réveil d'un point tuberculeux ou la survenue d'un petit abcès dans la jointure, il n'y aurait nullement à s'en effrayer.

On sait comment les traiter et les guérir sûrement par les ponctions et les injec-tions?

Un incident de ce genre démontre non pas précisément que c'est le médecin qui a produit ce petit foyer tuberculeux (ce serait en tout cas bien peu probable), mais plutôt qu'il a démasqué un foyer plus ou moins latent jusqu'alors.

Et ce n'est pas un paradoxe de s'en féliciter, puisque, maintenant que ce point est devenu saisissable, on peut le guérir par les injections, tandis que, à l'état latent, il restait comme un perpétuelle menace pour l'articulation et pour l'organisme.

Le seul moyen que nous ayons le plus souvent d'empêcher la récidive de celle-ci, est d'enraidir la jointure dans la position correcte.

Vous n'allez donc pas rechercher les mouvements à la suite de la correction d'une attitude vicieuse, pour peu que celle-ci fût accusée, qu'elle s'écartât, par exemple, d'au moins 20°, de l'attitude correcte.

Mais n'anticipons pas.

2° La fonction est gênée parce qu'il y a une ankylose.

Pour les ankyloses en bonne attitude, quelle conduite devons-nous tenir?

Avant de répondre à cette question, nous devons indiquer en quelques mots ce que sera le traitement préventif de l'ankylose.

En d'autres termes, dans quelle mesure devez-vous la craindre, et l'empêcher de se faire pendant que vous traitez le foyer de la tumeur blanche?

Et n'existe-t-il pas des cas où vous devez au contraire la favoriser et la rechercher?

Les considérations qui suivent se rapportent au traitement orthopédique des arthrites tuberculeuses en général.

J'avoue que je n'en aborde pas l'exposition sans une grande prudence, tellement le sujet me paraît épineux.

Je suis partagé entre le désir de montrer aux médecins qu'il est souvent possible de guérir les tumeurs blanches avec des mouvements, et la crainte de les voir, en poursuivant cette mobilité, compromettre la chose capitale, la guérison elle-même du foyer tuberculeux, provoquer des rechutes et rendre finalement un très mauvais service à leur malade pour avoir voulu le guérir trop parfaitement; car c'est surtout ici que le mieux est souvent l'ennemi du bien.

Quelle que soit la difficulté, je ne veux pas l'esquiver. Cette question a nécessairement sa place dans ce livre, et je vais m'efforcer de déterminer clairement jusqu'où le praticien peut aller, sans danger pour le malade, dans la recherche de la mobilité.

Il est évident que son premier devoir est de guérir la tumeur blanche.

Le deuxième est de laisser une jointure *aussi utile que possible* (sans que la poursuite du deuxième objectif nuise à l'obtention du premier).

Notez que nous avons dit une jointure aussi utile et non pas aussi souple que possible — car ce serait une erreur de croire que le résultat fonctionnel sera pour toutes les jointures forcément meilleur avec les mouvements qu'avec une ankylose.

Il n'est pas absolument exact de dire : — L'idéal c'est de guérir les tumeurs blanches sans ankylose.

Cela n'est vrai qu'à deux conditions : 1° que l'attitude de la jointure guérie, avec des mouvements, restera bonne ; 2° que la vigueur des muscles péri-articulaires sera sensiblement normale.

Cette assertion est cependant discutable lorsqu'il s'agit du membre supérieur. S'il s'agit des fonctions du bras, on peut dire, tout au moins pour certaines professions, que la souplesse est le premier des biens, parce que le bras est surtout un organe de préhension et a plus besoin encore d'habileté que de force.

Mais pour les membres inférieurs, il demeure vrai que la force, la bonne attitude, la longueur normale priment la mobilité, parce que le membre inférieur sert surtout à la station debout, à la marche. Il faut que la station debout soit solide, et la marche correcte.

Or au genou, par exemple, on se fatigue beaucoup plus vite avec une jointure mobile et faible qu'avec une jointure solidement ankylosée ; en outre, on boite davantage avec ce genou mobile et faible qu'avec un genou raide, de longueur sensiblement normale[1].

Vous tiendrez compte de toutes ces considérations pour arrêter votre règle de conduite pratique, sur cette question du sacrifice ou de la recherche des mouvements. Voici ce que sera cette règle de conduite.

Traitement préventif de l'ankylose.

Il vous arrive une tumeur blanche, en pleine évolution.

Allez-vous, en la soignant, rechercher la guérison avec des mouvements de la jointure — ou la guérison sans mouvements ?

La réponse, on l'a vu, dépend de la jointure à laquelle vous avez affaire. Elle dépend aussi de la variété de la tumeur blanche pour chaque jointure.

C'est donc là uniquement une question d' « espèces ».

Passons rapidement en revue les divers cas.

---

1. La preuve en est que dans la paralysie infantile, pour améliorer les fonctions du membre, on enraidit souvent le genou, par une arthrodèse.

A. — Membre inférieur.

Genou (*chez les enfants ou adultes aisés*).

1ᵉʳ *groupe* : **Cas où l'on cherche la guérison avec conservation des mouvements.** — Si la tumeur blanche vous est venue avec une attitude et une souplesse normales ou presque normales, poursuivez la guérison avec des mouvements et vous l'obtiendrez presque toujours. Vous l'obtiendrez même assez souvent chez les enfants, lorsque existe déjà une ankylose fibreuse à l'arrivée, ankylose même vieille de un ou deux ans. Nous avons dit page 164 comment l'on recherche *ou plutôt l'on attend* le retour des mouvements.

2ᵉ *groupe* : **Cas où l'on cherche la guérison par ankylose.** — Par contre on cherchera la guérison par ankylose dans tous les cas de tumeur blanche un peu ancienne (plus de six mois), avec attitude vicieuse (déviation de plus de 15 à 20°).

Cherchez-la également dans tous les cas du premier groupe où, les mouvements ayant été conservés ou recouvrés, l'attitude devient mauvaise dès que l'enfant est sur pieds, ou bien lorsque cet enfant boite notablement, ou qu'il est incapable de faire une longue marche.

Pour provoquer l'ankylose, faites porter des genouillères en plâtre pendant longtemps.

Chez les enfants et les adultes de l'hôpital, ne cherchez pas immédiatement les mouvements, nous avons dit pourquoi. Plus tard, après un an et demi ou deux, vous verrez assez souvent les mouvements revenir d'eux-mêmes.

Cou-de-pied. — Au *cou-de-pied*, les mêmes principes vous guideront; mais vous réussirez ici bien plus facilement qu'au genou, à conserver les mouvements.

Si, dans tel cas exceptionnel, les mouvements sont perdus, si le cou-de-pied reste soudé malgré l'enlèvement de l'appareil, ne faites rien pour le dessouder, du moment que l'attitude est bonne. Bien plus, si le cou-de-pied, ayant conservé des mouvements, garde ordinairement la position d'équinisme, ce qui fait boiter le malade, n'hésitez pas à remettre le pied à angle droit et à le maintenir avec un appareil plâtré aussi longtemps qu'il est nécessaire pour assurer la conservation de la bonne attitude, au risque de l'ankyloser.

Le jeu des articulations voisines, sous-astragalienne et médio-tarsienne, suppléera dans une grande mesure à cette raideur du cou-de-pied.

B. — Membre supérieur.

Si vous ne laissez l'appareil plâtré que pendant les quelques semaines que dure le traitement actif, vous verrez les mouvements revenir d'eux-mêmes, presque toujours.

S'ils ne reviennent pas spontanément, ne faites rien en dehors des massages et des bains pour les provoquer; en intervenant plus activement, vous auriez trop peu de chances de réussir et vous courriez un certain risque de réveiller le mal.

Traitement de l'ankylose déjà produite.

1er cas. — *L'articulation est soudée en bonne attitude.*

On ne fera rien contre l'ankylose complète, osseuse, en bonne position. Contre l'ankylose fibreuse, sont permis les massages prudents, les bains sulfureux et salés, et l'on aura, en quelques cas, la satisfaction de voir sous la seule influence de la balnéation et des massages, réapparaître la mobilité.

Mais devez-vous toujours combattre, même par ces petits moyens, les ankyloses incomplètes, fibreuses, en bonne position?

La réponse est bien simple après ce que nous venons de dire. Cette mobilité, nous le savons, n'est pas toujours souhaitable, lors même qu'on pourrait la recouvrer; et il y aura des cas où vous jugerez, les mouvements étant revenus, que le malade est moins bien partagé qu'avec une jointure soudée, et où votre devoir sera de le réankyloser.

Je ne saurais trop dire que chez vos malades pauvres, toujours pressés et peu soigneux, vous aurez plus souvent à compléter une ankylose qu'à la détruire.

2e cas. — *Mais l'ankylose déjà produite est en attitude vicieuse.* — L'hésitation n'est pas permise. Il faut s'en occuper; non pas précisément pour recouvrer la mobilité généralement perdue, mais pour refaire l'ankylose en bonne attitude.

Nous avons dit plus haut comment il faut procéder pour obtenir la correction.

En résumé songez d'abord à guérir le malade : une fois la guérison assurée, laissez les mouvements revenir d'eux-mêmes, si le membre n'en est ni affaibli, ni dévié. Mais s'il y a affaiblissement ou déviation du membre avec ou après le retour des mouvements, loin de redouter l'ankylose, provoquez-la.

La guérison de la tuberculose est acquise avec une bonne attitude de la jointure. C'est déjà bien beau. Le sujet aura un membre très utile.

Vous avez le droit de vous féliciter du résultat avec les parents, et le malade doit être satisfait. Ne gâtez pas, pour être trop ambitieux, le résultat déjà « très honorable » que vous avez obtenu.

Sans doute il en va un peu différemment pour un spécialiste très familier avec cette thérapeutique et exerçant dans un institut orthopédique qui est muni de toutes les installations désirables pour cela (balnéothérapie, électrothérapie, mécanothérapie, etc.).

Là, on peut avoir recours, non seulement aux massages, mais en certains cas bien déterminés à la mobilisation discrète et prudente, active ou passive, des jointures enraidies.

Les mouvements passifs sont parfois produits par des machines mathématiquement réglées, comme notre arthromoteur personnel, parfois par les mains du médecin. Parfois même, en certains cas infiniment rares, on pratique la mobilisation forcée des ankyloses sous chloroforme pour amener le mouvement, après quoi l'on immobilise le membre dans un plâtre pendant huit à quinze jours; et l'on développe ensuite, par des massages et des manœuvres passives, la mobilité ainsi amorcée de la jointure [1].

---

1. Obs. 37. Angèle P..., dix-huit ans; ankylose osseuse du genou.
Souffrait d'une arthrite du genou (gonflé et douloureux), était allée voir un rebouteur célèbre, qui lui avait brisé son ankylose sans anesthésie, brutalement, ce qui avait été horriblement douloureux. Malgré les protestations de la malade, il l'avait obligée à marcher quelques jours après, sans appareil, avec une simple bande de toile. Mais après quelques essais infructueux les douleurs excessives avaient rendu le repos absolument obligatoire, et pendant ces longs mois de repos qui ont suivi, le genou s'est ankylosé complètement.
Lorsque je l'ai vue, deux ans plus tard, la malade marchait; mais elle était très ennuyée de cette ankylose et était venue me demander de « tout faire au monde » pour en avoir raison.
Après avoir résisté longtemps, j'ai finalement promis de faire un examen sous chloroforme pour établir si la soudure osseuse était vraiment complète. J'ai découvert, sous la narcose, quelques mouvements obscurs, 4 ou 5° peut-être; j'en ai conclu que l'on pourrait arriver sans opération sanglante à rompre l'ankylose. Ce qui fut fait trois semaines plus tard (1898) avec l'assistance du Dr Fourrière et deux internes.
La rupture s'est faite par mouvements progressifs d'une durée de vingt-cinq minutes, elle s'est bien faite au niveau de l'interligne et j'ai pu obtenir les 2/3

Mais ces traitements sont trop spéciaux, leurs résultats demandent trop de temps et de soins, ils ont bien trop peu de chances de réussir entre les mains de la majorité des médecins pour que je n'hésite pas à vous les déconseiller formellement.

Si je tiens à vous avertir, au cours de ce livre, de tout ce que vous pouvez et devez faire, je tiens également à vous signaler ce que vous ne pouvez pas, ce que vous ne devez pas oser.

environ des mouvements normaux. La résistance de la rotule empêche d'aller plus loin. Après quoi, immobilisation avec un appareil plâtré dans la rectitude — et la jambe est calée par deux sacs de sable, un de chaque côté.

Pas de réaction fébrile (37°) et presque pas de sensibilité à la suite de l'intervention.

Dès le huitième jour le plâtre est enlevé, et M. Fourrière commence des massages; il y a une petite ecchymose qui disparaît au douzième jour. Quinze jours plus tard, M. Fourrière imprime quelques mouvements, à peine douloureux, au genou et après encore six semaines, avec la machine de Bonnet, on obtient moitié des mouvements normaux. La malade est mise sur pieds (sans appareil) au troisième mois.

Six mois plus tard, elle faisait 2 à 3 kilomètres, pliant le genou, instinctivement, en marchant — mais cette flexion reste trop limitée, au gré de la malade.

Pour libérer davantage les mouvements, j'ai procédé au décollement de la rotule, avec un petit ciseau à froid introduit par une incision cutanée d'un centimètre à peine et conduit dans l'interstice de la rotule et du fémur. Par de simples mouvements de levier j'ai pu décoller petit à petit les deux os.

Cette intervention supplémentaire a provoqué un peu d'inflammation douloureuse du genou; pour l'éteindre, j'ai dû faire quelques injections d'éther iodoformé et de naphtol camphré, et cela retarde de deux mois et demi la reprise de la marche.

Enfin la malade peut être remise sur pieds, mais elle marche beaucoup moins bien qu'avant le décollement de la rotule; elle se fatigue vite et se donne facilement des entorses amenant de petites inflammations dans le genou, ce qui nous oblige bientôt à la remettre à un demi-repos. — Quelques douleurs spontanées.

Une saison à Saint-Amand n'amène aucune amélioration au point de vue de la disparition de la sensibilité. A son retour, je fais encore quelques injections d'éther iodoformé et de naphtol camphré pour assainir et raffermir le genou.

Trois mois après ces injections la douleur était disparue; ce n'est que pendant les longues marches de 2 kilomètres que la sensibilité réapparaissait.

Mais, entre temps, la mobilité avait diminué notablement; nous n'avions plus que 15° environ de flexion volontaire. Je ne permets cependant pas à la malade, malgré ses instances, l'usage de la machine de Bonnet, pour ne pas risquer de ramener les douleurs.

La malade va à Aix et en revient le genou plus souple et plus fort. Après une deuxième saison à Aix nous reprenons l'usage de la machine de Bonnet, et le genou a recouvré 70 à 80° de mouvements. Le genou est en bonne attitude, frais, indolore à la pression, et fonctionne à peu près normalement.

Actuellement et depuis plus d'un an la malade marche très bien et se trouve très satisfaite de pouvoir plier le genou dans un salon et dans une voiture; mais, pour obtenir ce bon résultat, il a fallu six ans de soins persévérants et, de la part de la jeune fille, une ténacité et un courage que je ne rencontrerai peut-être plus jamais à ce degré!...

3° *La fonction est compromise parce que la jointure, au lieu d'être trop raide, ne l'est pas assez.*

La souplesse n'est presque jamais un inconvénient au membre supérieur, si ce n'est après une trop large résection.

Mais c'en peut être un grave au membre inférieur : par exemple au genou.

Un genou faible, mobile, plus ou moins luxé, qu'on voudrait fixer après redressement et qui ne veut pas s'ankyloser, réalise de bien mauvaises conditions pour la marche et sera une cause de boiterie disgracieuse.

Que faire pour l'ankyloser?

Il y a trois manières d'y parvenir.

a) La première qui est la plus simple, c'est de faire un petit appareil plâtré, bien moulé, bien précis, jusqu'aux deux articulations adjacentes[1] et de faire marcher l'enfant pendant des années avec cet appareil renouvelé tous les 4 ou 5 mois.

A la longue, après 2, 3, 4 ans, l'articulation s'ankylosera assez solidement.

b) La seconde manière, qui est la plus agréable, c'est d'appliquer un appareil orthopédique amovible, qui, pour le genou par exemple, sera fait comme un appareil de coxalgie, prenant par conséquent le bassin et le pied, mais articulé à la hanche et au cou-de-pied.

c) Le troisième procédé consiste à faire une arthrodèse, comme dans la paralysie infantile, avivement au bistouri des deux extrémités articulaires et fixation consécutive pendant 3 à 4 mois dans un appareil plâtré.

Si vous êtes chirurgien, vous choisirez ce dernier moyen. Si non, recourez à l'un des deux autres, le plâtre pour les enfants de l'hôpital, l'appareil orthopédique pour ceux de la ville.

---

1. On pourrait penser théoriquement qu'il est préférable d'aller de l'interligne tibio-tarsienne jusqu'à l'ischion en prenant, là même, un appui par le rebord de l'appareil; mais cela gêne les enfants; il est suffisant et préférable pratiquement d'aller d'un doigt au-dessous de l'ischion jusqu'à un doigt au-dessus de l'interligne tibio-tarsienne.

TROISIÈME PARTIE

LES TUMEURS BLANCHES EN PARTICULIER

CHAPITRE XVI

GENOU [1]

Sommaire. — La technique des injections au genou. — Encore un mot sur la résection dans la tumeur blanche du genou chez l'adulte.
Traitement des attitudes vicieuses :
a) Flexion directe;
b) Genu valgum ou genu varum;
c) Flexion avec subluxation du tibia en dehors et en arrière;
d) Luxation directe du tibia en arrière.

La tumeur blanche du genou est de beaucoup la plus fréquente de toutes.

C'est la tumeur blanche type, c'est elle que nous avons eue surtout en vue dans les deux premières parties de ce livre. Aussi n'aurons-nous que très peu de chose à ajouter ici pour achever son histoire.

Remarques techniques sur le traitement orthopédique, le traitement par les injections et le traitement sanglant, dans la tumeur blanche du genou.

1° **Du traitement orthopédique.** — Nous rappelons que pour bien immobiliser le genou, soit qu'il s'agisse d'empêcher l'apparition d'une déviation, soit qu'il s'agisse de maintenir intégralement une correction, il faut de toute nécessité faire un appareil plâtré qui embrasse les deux articulations adjacentes (hanche et pied) : il ira

1. Voir les excellentes thèses de Dulac, 1897; Cresson, 1905; Benoît, 1906.

donc de l'ombilic aux orteils et sera en tout semblable au grand appareil de la coxalgie (voir fig. 132, 133, 134).

Cependant si l'on se sert de grands appareils orthopédiques (celluloïd ou cuir), on peut les articuler à la hanche et au pied, en laissant le genou raide.

Ce n'est que lorsque la tendance à la déviation n'existe plus ou

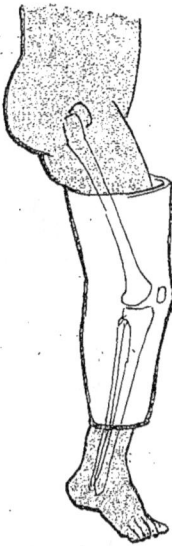 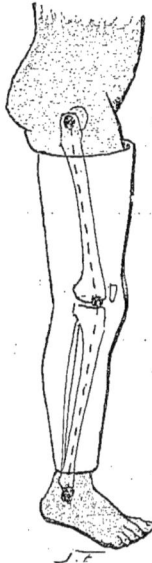 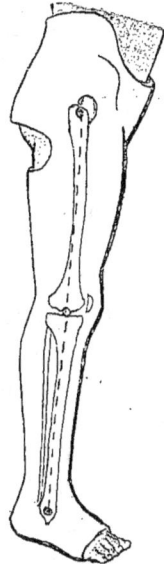

Fig. 132.   Fig. 133.   Fig. 134.

Fig. 132. — La petite genouillère trop souvent .faite. Beaucoup trop courte et trop large : les tissus mous se laissent déprimer par les bords de la genouillère et la déviation se reproduit à volonté.

Fig. 133. — Genouillère plus longue ; mais encore insuffisante, pour les mêmes raisons, atténuées.

Fig. 134. — Manière parfaite d'immobiliser un genou. — Notre grand appareil plâtré qui prend non seulement la jointure malade, mais aussi les deux jointures adjacentes.

presque plus, que l'on peut se dispenser de prendre les deux articulations voisines (fig. 135).

Pour immobiliser un genou, les appareils circulaires sont bien plus précis et exacts que les gouttières, et doivent, par conséquent, leur être préférés.

Avec une fenêtre antérieure, pratiquée dans cet appareil circulaire, on peut faire l'examen et les injections de la jointure, sans aucune difficulté (fig. 136).

2° Les injections dans la tumeur blanche du genou (fig. 137, 138, 139, 140). — La cavité synoviale est si étendue et si facilement accessible que la technique des injections est ici particulièrement aisée, pourvu toutefois qu'il ne s'agisse pas d'une tumeur blanche vieille

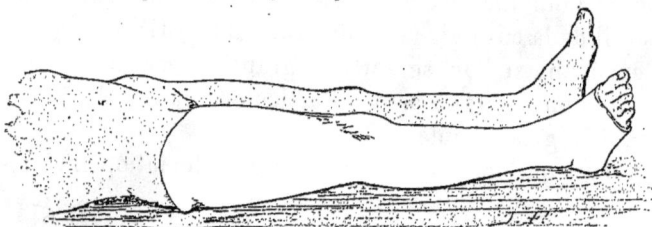

Fig. 135. — Appareil moyen allant de l'ischion aux orteils.

de plusieurs années, où la cavité articulaire pourrait se trouver effacée.

Rappelons que l'interligne répond à
une horizontale passant par la pointe,
ou angle inférieur, de la rotule
(fig. 139).

Cette pointe de la rotule est parfaitement appréciable au doigt. De chaque côté on sent aisément une dépression qui est l'interligne. En poussant
l'aiguille dans cette dépression, on est
assuré de la faire pénétrer dans la
grande cavité articulaire.

Voilà déjà deux points d'accès de
l'articulation.

Il en est deux autres, à 1 centimètre
au-dessus de la base de la rotule et à
1 centimètre de côté des deux angles
supérieurs.

Si l'on pique là, on pénètre dans le
prolongement sous-tricipital de la
cavité synoviale.

En règle générale c'est dans la partie externe de ce prolongement sous-
tricipital que je fais les injections et
que je conseille de les faire.

On peut faire saillir le cul-de-sac en
ce point externe, en exerçant une pression sur les autres points, c'est-à-dire
au-dessus et en dedans de la rotule,

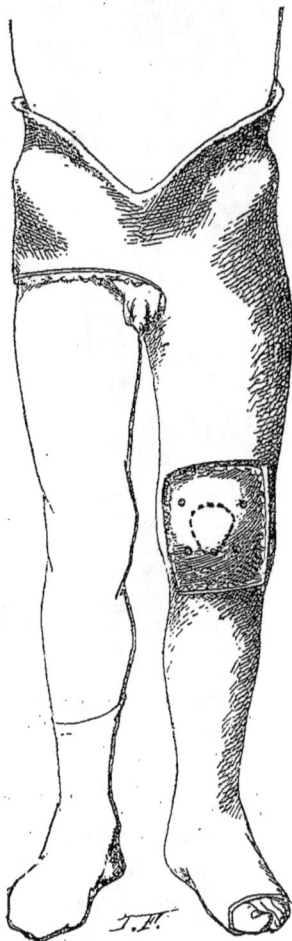

Fig. 136. — Grand appareil avec fenêtre permettant le traitement par
ponctions et injections.

et au-dessous de celle-ci de chaque côté du ligament rotulien.

Enfoncez votre aiguille dans ce cul-de-sac supéro-externe, non pas directement d'avant en arrière, mais un peu de haut en bas et de dehors en dedans, pour que la pointe arrive dans la gorge de la poulie fémorale, entre le fémur et la face profonde de la rotule. Vous sentirez que l'aiguille est à la fois enclavée et libre entre les deux os.

Dès que vous aurez cette sensation, vous serez sûr d'être à la place voulue, en pleine cavité articulaire (fig. 140).

Si vous piquez la peau trop près de la rotule ou si l'obliquité de l'aiguille est trop forte, vous risquez de buter contre la base de la rotule et de ne pas pénétrer dans la cavité.

Piquez donc à 1 centimètre ou même 2 centimètres au-dessus et en dehors de l'angle supéro-externe de la rotule, et donnez à l'aiguille une inclinaison de 45° environ.

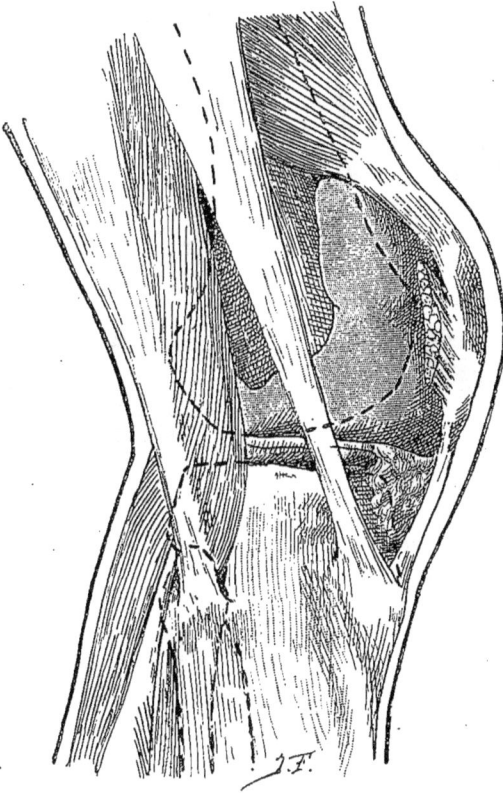

Fig. 137. — Pour la recherche des fongosités. — Schéma de l'anatomie de la synoviale du genou, qu'on voit teintée en gris en arrière de la rotule.

Vous devez sentir le fémur avec l'extrémité de l'aiguille; mais vous éviterez de planter la pointe dans le tissu osseux, car elle pourrait se briser ou s'oblitérer, ce qui rendrait l'entrée du liquide impossible.

Par conséquent vous pousserez l'aiguille vigoureusement et lentement à travers les tissus mous jusqu'au fémur, et dès que vous aurez senti l'os, vous retirerez légèrement, de quelques millimètres, votre aiguille; vous devrez alors en sentir la pointe remuer entre la rotule et le fémur. A ce moment vous pourrez pousser l'injection sans crainte, et vous verrez gonfler, non seulement le cul-de-sac sous-tricipital, mais encore les culs-de-sac latéraux inférieurs, de chaque côté de la pointe de la rotule, vous verrez même la rotule se soulever nettement.

Les injections dans les cas où la cavité n'est pas libre. — Dans

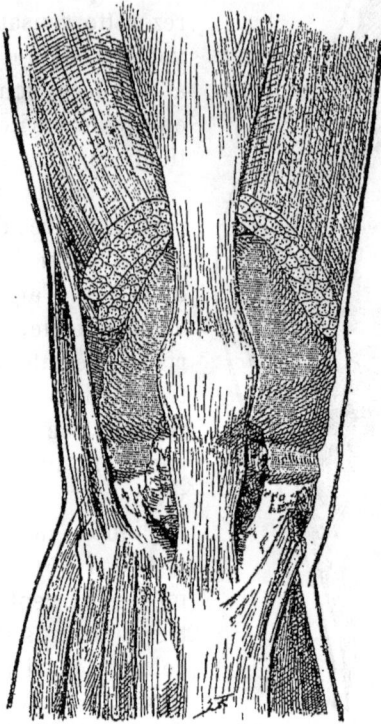

Fig. 138. — La même vue de face (toujours teintée en gris) s'étalant de chaque côté de la rotule.

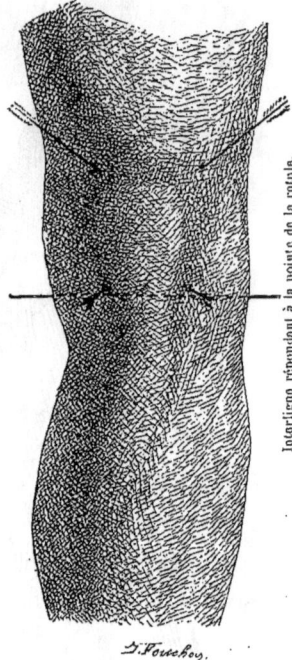

Fig. 139. — Points d'accès de l'articulation du genou.

les vieilles tumeurs blanches du genou, il se peut que le cul-de-sac sous-tricipital soit effacé et que la rotule soit collée à la gorge de la poulie fémorale.

En ce cas, si vous voulez être bien sûr de pénétrer dans la cavité articulaire, ou plutôt dans ce qui en reste, piquez de chaque côté du ligament rotulien, dans l'interligne même; à l'injection suivante, piquez un peu obliquement, en allant de la partie latérale vers le centre, de manière que l'extrémité de votre aiguille arrive dans la rainure inter-condylienne, exactement derrière le ligament rotulien.

Le liquide introduit dans ces points ne pourra pas faire fausse route; il pénétrera bien entre les deux surfaces articulaires, — lorsque celles-ci laissent entre elles des interstices.

Si le malade, après le traitement classique des injections poussées ainsi dans la cavité plus ou moins libre, accuse encore un ou plusieurs points particulièrement douloureux, soit en dedans, soit en dehors, soit au-dessus de l'interligne, on peut penser qu'il persiste là de petits foyers indépendants, non atteints par les injections faites dans la grande cavité.

Vous ferez alors une série d'injections supplémentaires en ces points douloureux et précis, en poussant votre aiguille jusqu'à la surface même de l'os, au-dessous du périoste (voir les détails de cette technique page 60).

3° **Le traitement sanglant dans la tumeur blanche du genou.**

I. *Le drainage de l'articulation.* — Nous en avons déjà parlé à la page 110; il ne présente pas de difficultés particulières.

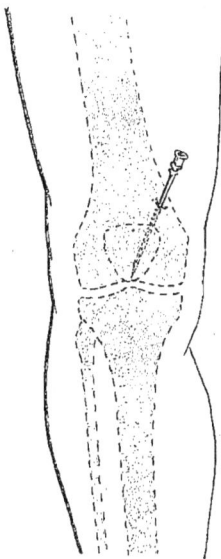

Fig. 140. — Direction à donner à l'aiguille pour être bien sûr de pénétrer dans l'articulation (*idem* lorsqu'on pénètre par le cul-de-sac supéro-externe).

II. Nous ne dirons rien des opérations économiques : *synovectomie, arthrectomie, grattage,* — opérations mauvaises parce que insuffisantes, que nous proscrivons comme ayant la plupart des inconvénients des grandes interventions sans en avoir les avantages.

III. *Ostéotomie* pour la correction des déviations rebelles.

Il est bien facile de corriger une flexion ou une déviation latérale du genou par une ostéotomie sus-condylienne, toujours la même [celle de Mac Ewen] (se reporter aux fig. 126, 127, 128, 129, 130, 131).

Mais à quoi bon cette ostéotomie, puisqu'on peut arriver à la correction sans elle, il est permis de dire toujours? voir page 191.

IV. *La résection.* — Nous avons dit un mot de sa technique, au chapitre VII, auquel nous vous renvoyons (page 106 et suivantes).

Particularités d'ordre clinique : 4 cas.

1° Tumeur blanche sans épanchements (sèche ou fongueuse) [1];

Pour expliquer les arrêts d'accroissement à la suite des résections chez l'enfant.

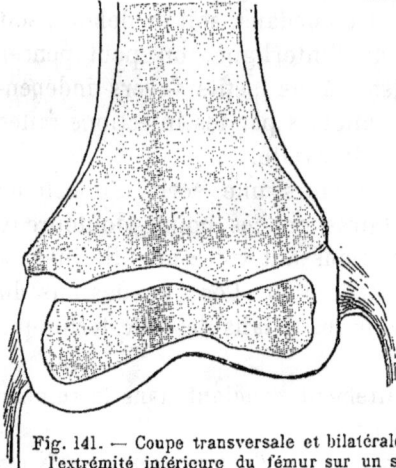

Fig. 141. — Coupe transversale et bilatérale de l'extrémité inférieure du fémur sur un sujet de cinq ans 1/2.

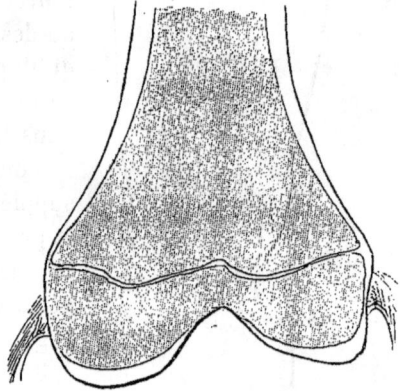

Fig. 142. — Même coupe sur un sujet de dix-sept ans (d'après Ollier).

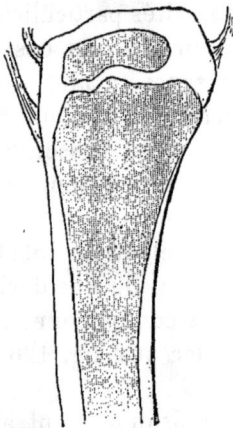

Fig. 143. — Coupe antéro-postérieure de l'extrémité supérieure du tibia d'un enfant de quatre ans.

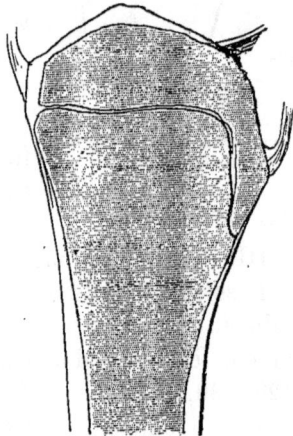

Fig. 144. — Même coupe sur un sujet de dix-sept ans.

1. Obs. 38. C..., d'Abbeville, enfant de douze ans. Tumeur blanche du genou depuis un an; genou très gros, fongosités, impotence, douleur à la pression au niveau des condyles. Vient me consulter en février 1894. — On commence les injections de naphtol camphré aussitôt.

On fait une injection seulement tous les huit jours, pendant un mois, à cause de l'éloignement de l'enfant qui continue à habiter Abbeville; au bout du mois

2° Tumeur blanche avec épanchement séreux ou purulent (obs. 28 à 32, page 176).

je trouve le genou très gros; un épanchement est survenu à la suite des injections. Ponction.

J'exige qu'on laisse l'enfant à Berck, où des injections lui sont faites tous les deux jours; on fait six nouvelles injections et quatre ponctions évacuatrices.

Compression ouatée pendant deux mois.

Guérison avec un peu de raideur au début, mais l'enfant, un an plus tard, a recouvré spontanément la totalité des mouvements du genou.

Obs. 39. René D..., âgé de sept ans et demi, entré le 1er juillet 1896 à l'hôpital Cazin-Perrochaud, se plaint de son genou gauche depuis environ un an.

Il ne se rappelle pas avoir fait de chute ni reçu de choc.

Il dit que petit à petit son genou gauche a faibli, mais les douleurs n'ont jamais été bien vives.

4 juillet. Le genou est peu tuméfié. Pas d'épanchement.

Quelques fongosités dans les culs-de-sac inférieurs. Le condyle interne du fémur et la tubérosité interne du tibia sont plus volumineux que normalement.

Atrophie du triceps fémoral. L'attitude est une légère flexion de la jambe sur la cuisse.

Les mouvements sont assez bien conservés, la marche est assez aisée.

Peu de douleurs spontanées ou à la pression.

Circonférence : genou sain, 22 centimètres au-desus de la rotule, 24 centimètres sur la rotule, 22 au mollet.

Genou gauche malade : 21 centimètres au-dessus de la rotule, 25 centimètres au niveau de la rotule, 21 centimètres au mollet.

15 juillet. Appareil immobilisateur en plâtre, avec fenêtre antérieure.

15 août. Les fongosités sont en voie de ramollissement; injections de naphtol camphré qui sont faites deux fois par semaine; à la troisième injection la ponction amène du liquide brunâtre.

A la huitième injection on met de l'éther iodoformé.

4 octobre. Pas de liquide : appareil compressif. On enlève la compression en novembre et le malade part le 24 décembre.

Trois mois plus tard l'articulation est libre, les mouvements se font sans douleur ni craquements. Plus de traces de fongosités. Les mensurations n'accusent plus qu'une différence de un demi-centimètre entre les deux genoux.

Obs. 40. André B..., quatre ans, hôpital Rothschild.

1er octobre 1899. Double tumeur blanche du genou datant de un an à droite, et de quatre mois à gauche.

Les deux genoux sont fongueux, douloureux. Le genou droit est fléchi à 25°. Le genou gauche est presque droit.

Je fais 2 appareils plâtrés, avec fenêtres pour les injections, puis 10 injections de naphtol camphré et 10 ponctions à droite.

7 injections et ponctions, seulement, du côté gauche.

Ce traitement dure trois mois. Puis repos et compression pendant deux mois.

Après quoi on enlève tout appareil en laissant encore l'enfant au repos.

Les deux genoux paraissent ankylosés. Mon interne Brunier est chargé de les masser et de les mobiliser doucement tous les matins. Mais cette mobilisation est très douloureuse et l'on obtient à peine quelques degrés de flexion.

L'enfant est renvoyé six semaines plus tard, ayant contracté la coqueluche. Revenu après quatre mois. Les genoux sont secs et indolores, mais encore enraidis; — on essaie de les mobiliser avec une machine analogue à celle de Bonnet, mais toute mobilisation étant douloureuse et difficile à faire régulièrement, nous y renonçons.

L'enfant retourne chez lui cinq mois plus tard avec à peine 20° de mouvements à droite et 10 à 12 à gauche.

Dans sa famille on le masse et on le baigne simplement, et on le laisse marcher avec deux cannes.

Revu un an et demi plus tard, en 1902. L'enfant est méconnaissable. Tous les

3° Tumeur blanche fistuleuse[1] ;

4° Tumeurs blanches guéries avec déviation ou ankylose[2].

Mais l'étude clinique de ces 4 formes a déjà été faite dans la 2ᵉ partie de ce livre, de la page 159 à la p. 202, car nous avons eu toujours en vue dans notre description clinique générale la tumeur blanche du genou.

Nous voulons simplement ajouter ici quelques mots :

1° Au *sujet de la tumeur blanche fermée de l'adulte.* M. Lucas Championnière, à propos d'une tumeur blanche du genou présentée récemment à la société de chirurgie par M. Walther et traitée par une méthode conservatrice, a dit : « Lorsqu'on ne peut plus espérer garder les mouvements dans la tumeur blanche du genou de l'adulte, réséquez ».

Nous ne pouvons pas admettre cette formule, telle quelle, pour deux raisons :

La première c'est que, tout en paraissant très nette, elle est en réalité bien vague, puisqu'on n'indique pas dans quel cas on peut espérer conserver les mouvements. La preuve en est que M. Walther espère recouvrer les mouvements pour son malade, quand M. L. Championnière le nie *pour ce même malade* ; et, par suite, selon qu'on est de l'avis de l'un ou de l'autre sur cette question de pronostic, on fera ou non l'opération sanglante. — Aussi doit-on tâcher de préciser les cas où l'on peut obtenir le retour de la fonction.

mouvements sont revenus des deux côtés. Pas de craquements, pas de douleur, guérison idéale.

A eu une violente entorse du genou droit en 1904 ; mais les douleurs ont disparu après quelques semaines de repos.

Revu encore en 1905. La guérison se maintient parfaite.

En résumé les mouvements sont revenus complètement, mais ils sont revenus à peu près spontanément.

La mobilisation faite à deux reprises ne paraît pas avoir donné un gain quelconque et je ne vous la conseille pas.

1. Obs. 41. B..., Joseph, de Berk-Ville, âgé de cinq ans. Tumeur blanche du genou droit avec fistulette datant de huit mois. Grosses fongosités. Après 6 injections de naphtol camphré, les fongosités sont ramollies. L'enfant ayant eu des vomissements après la 6ᵉ injection de naphtol, celui-ci est supprimé et l'on finit par deux injections d'éther iodoformé. Puis compression pendant un mois.

Guérison obtenue avec 15 à 20° de mobilité.

2. Obs. 42. Paul C... Traité par des plâtres, depuis près de deux ans, lorsqu'on me l'amène en août 1905.

Je constate quelques fongosités et une sensibilité à la pression des tubérosités du tibia. Paraît complètement ankylosé.

Je lui fais 12 injections d'huile créosotée iodoformée en deux mois, puis liberté entière.

Un an après, je revois l'enfant qui a recouvré tous les mouvements, de lui-même, sans qu'on ait rien fait pour l'y aider.

Nous avons indiqué ces cas dans le chapitre XII (p. 170).

La seconde raison pour laquelle nous n'acceptons pas cette formule, c'est qu'elle ne tient aucun compte des différences sociales, et cependant la règle ne peut-être la même pour les adultes de l'hôpital, et pour les adultes de la ville.

Pour les premiers, elle fait trop petite la part de la résection, et, si conservateur que je sois, je suis souvent plus interventionniste que mon maître Championnière ne le paraît ici.

Pour les adultes de la ville appartenant aux classes aisées elle fait cette part trop large et, cette fois, je suis beaucoup moins interventionniste que lui.

Je m'explique.

Il ne suffit pas que le traitement non sanglant puisse guérir et laisser quelques mouvements, pour que l'adulte ouvrier doive toujours le trouver préférable, et je ne parle pas seulement du traitement par les plâtres qui demande en moyenne au moins trois ans, mais même de notre traitement par les injections qui demande un an.

Si cet ouvrier doit acheter sa guérison sans opération, à ce prix, lorsque l'opération pourrait le guérir en trois ou quatre fois moins de temps, on comprend qu'il ne veuille pas d'un traitement conservateur.

Et il en voudrait encore moins s'il savait que, même au bout de ces douze mois, il aura plus besoin de se ménager, s'il a conservé des mouvements, que s'il a une ankylose osseuse solide; car ce qu'il aura gagné en souplesse il l'aura, partiellement du moins, perdu en solidité.

Pour moi, non seulement je n'oserai pas déconseiller la résection à cet ouvrier, mais je croirais devoir la lui faire accepter d'une manière générale, même pour les cas où il serait permis d'espérer le guérir par les injections en lui laissant quelques mouvements.

La question est tout autre pour un adulte de situation aisée pouvant venir se soigner à la mer.

1° Dans tous les cas où il y a lieu d'espérer le retour des mouvements avec les injections il va de soi qu'on fera ce traitement, et non pas la résection qui supprimerait la fonction.

2° Même dans le cas où l'on ne peut pas espérer que les injections donneront une guérison avec des mouvements (vieilles tumeurs blanches déjà ankylosées, vieilles déviations) on préférera, chez lui, ce traitement anodin à l'opération sanglante, dût-il demander trois et quatre fois plus de temps.

Pour mon compte, en pareille occurrence, je laisse le choix aux intéressés en leur disant :

Ou la résection, avec la guérison en trois ou quatre mois; ou les injections, et la guérison en un an.

Je dois le dire, tous ou à peu près tous préfèrent ce deuxième traitement en dépit de sa durée.

Et je ne peux m'empêcher de penser qu'ils ont raison.

Dix-neuf fois sur vingt les injections finiront par les guérir — pourvu qu'on fasse, au besoin, deux ou trois séries d'injections à des intervalles de quatre mois (p. 171).

Est-on bien sûr, avec la résection, de guérir beaucoup plus de dix-neuf fois sur vingt sans incident aucun?

Je ne parle pas évidemment du danger de mort. Mais est-on certain de ne pas laisser une fois sur vingt une fistule? Évidemment non, nous le savons bien, nous qui voyons (et ce n'est pas chose bien rare) des malades réséqués par de grands chirurgiens venir demander à nos traitements par les injections la guérison d'*une fistule post-opératoire.*

Et même dans le vingtième cas où elles n'auront pas suffi, les injections n'auront pas du moins aggravé l'état du malade; elles lui ont tout au plus fait perdre du temps (et le malade de la ville averti avait accepté cette éventualité possible), et pendant ce temps elles l'ont toujours amélioré sensiblement et assuré le succès d'une arthrectomie supplémentaire, tandis que laisser une fistule pour avoir opéré une tumeur blanche non ouverte, c'est mettre le malade dans une situation cent fois plus grave que n'était sa situation antérieure.

2° Au sujet de la tumeur blanche fistuleuse du genou nous n'ajouterons qu'un mot à ce que nous avons déjà dit page 179.

Dans le cas de fistule infectée, si le drainage n'a pas suffi à faire tomber la fièvre, c'est une preuve qu'il existe une infection de la substance spongieuse et il faut se résigner à amputer le membre.

Cependant, avant d'en arriver à cette extrémité, malgré que je ne croie guère en ce cas, aux résections même très larges, je veux bien qu'on fasse une dernière tentative de conservation; qu'on ouvre encore la jointure et qu'on résèque.

Vous drainerez ensuite largement et vous immobiliserez exactement le membre entier par le grand appareil plâtré allant de l'ombilic aux orteils. Mais vous amputerez séance tenante si l'étendue constatée des lésions infectieuses sur les diaphyses vous démontre que vous n'auriez raison de l'infection qu'en enlevant un segment d'os par trop long; car le résultat fonctionnel serait alors inférieur à celui d'une amputation, cette jambe trop rapetissée ne pouvant valoir une jambe artificielle. Il en serait de même, si vous étiez moralement certain de ne pouvoir laisser qu'une jambe ne pouvant guère se souder, une jambe molle, une jambe de polichinelle.

De même encore, si vous constatiez dans les jours qui suivent

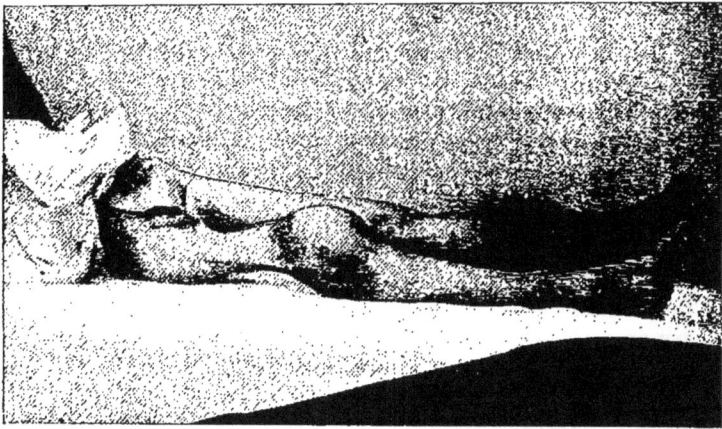

Fig. 145. — Genou fistuleux. Neuf fistules infectées. Les injections modificatrices amènent de la fièvre; nous avons dû y renoncer, nous tentons cependant la conservation, tant qu'il n'y a pas de signes de dégénérescence viscérale (albumine) ni de fièvre continue.

la résection que celle-ci n'a pas suffi à supprimer les accidents infectieux, vous vous résigneriez à amputer le malade dès qu'il se serait un peu remis du premier choc opératoire.

Mais hâtons-nous d'ajouter que cette nécessité d'amputer ne se présentera à vous à peu près jamais, puisque je n'ai eu à faire depuis dix ans que deux amputations de cuisse chez des adultes, et pas une seule chez l'enfant : cependant cette nécessité semblait s'imposer à moi il y a quelques jours à peine pour un pauvre petit garçon qui m'était venu avec 9 fistules infectées et une tuberculose de l'intestin. Après avoir lutté pendant six mois, j'ai dû m'avouer vaincu; nous avions une fièvre continue de 38° à 38,5, la tuberculose viscérale progressait et j'ai dû me résigner pour lui sauver la vie, à proposer, et à imposer le sacrifice du membre (fig. 145).

En ce cas, il ne m'était plus permis d'attendre.

J'avais déjà pris jour pour l'amputation lorsque la mère, écoutant des commérages, m'a enlevé l'enfant pour le conduire dans une de nos stations thermales où, lui a-t-on dit, des enfants dans la même situation que le sien ont trouvé la guérison!...

Voilà certainement un pauvre enfant qui paiera de sa vie la folle résolution de sa mère!...

Mais, dans tous les autres cas, depuis dix ans, nous avons fini par guérir sans amputation les nombreux genoux fistuleux (chez l'enfant) qui nous étaient arrivés à Berck, Dieu sait dans quel état bien souvent!...

Quant aux deux adultes que j'ai dû amputer, il s'agissait, dans les deux cas, de genoux criblés de fistules déjà infectées à l'arrivée à Berck.

Le drainage chez un de ces malades et la résection chez l'autre n'avaient pas suffi à faire tomber la fièvre.

Rappelons que nous ne devons pas laisser arriver le moment où le sacrifice du membre ne suffirait plus à sauver l'individu, rien ne pouvant, à un certain moment, arrêter l'évolution des lésions viscérales; en ce cas, il n'y aurait plus qu'à laisser mourir en paix ce pauvre « phtisique ».

4ᵉ cas : La tumeur blanche est guérie, mais avec une déviation persistante ou une ankylose.

a) **Attitudes vicieuses persistantes du genou.** — Souvenez-vous qu'elles sont dues à ce que la jambe n'a pas été maintenue, ou qu'elle a été maintenue par un mauvais appareil.

Vous qui savez faire de bons appareils, vous ne verrez plus de ces déviations fàcheuses pour les tumeurs blanches qu'on vous aura amenées dès le début.

Vous connaissez ces déviations :

1° Genu valgum : saillie du genou en dedans (fig. 146);

2° Genou angulaire simple (peu fréquent) : flexion directe de la jambe;

3° Une variété très fréquente, c'est la flexion légère avec subluxation du tibia en arrière et en dehors, et parfois une incurvation antérieure diaphyso-épiphysaire de cet os (fig. 147 et fig. 11 B);

4° Luxation complète du tibia dans le creux poplité, et luxation en levier (fig. 149);

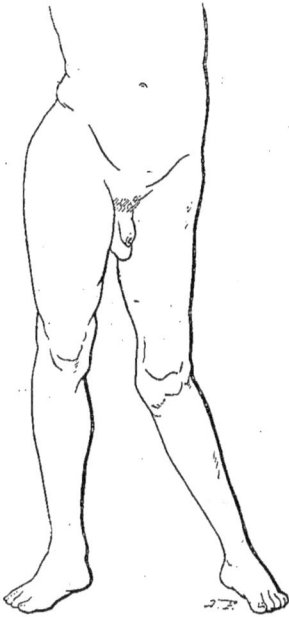

Fig. 146. — Tumeur blanche du genou gauche   Fig. 147. — Autre type de tumeur blanche.
avec genu valgum.

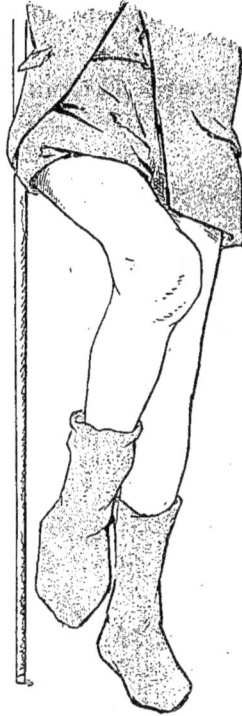

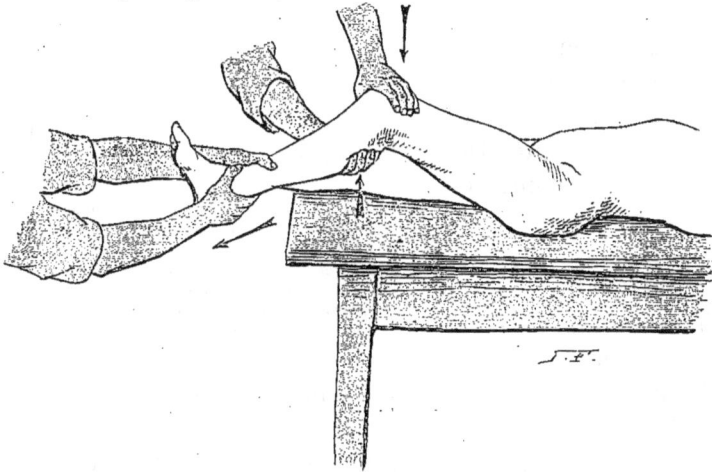

Fig. 148. — Redressement d'une attitude vicieuse. Un aide tire fortement dans la direction de
la déviation; le chirurgien appuie modérément sur le fémur et repousse en avant l'extrémité
supérieure du tibia.

En présence d'une de ces déviations, notre ambition doit se

borner à rendre au malade une jambe en parfaite rectitude, sans nous préoccuper des mouvements.

La correction de l'attitude se fait, nous l'avons déjà dit, par des manœuvres orthopédiques douces et par de petits plâtres successifs, même lorsqu'il s'agit, non seulement de flexion directe, mais de flexion compliquée d'une déviation latérale et d'une subluxation et rotation du tibia en arrière et en dehors.

On se préoccupera de corriger d'abord la déviation latérale, puis la rotation du tibia en dehors et en arrière.

On repoussera d'avant en arrière les condyles fémoraux (fig. 148).

On repoussera, au contraire, d'arrière en avant les tubérosités tibiales, et, après 10 à 15 minutes d'une correction ainsi faite, on maintiendra avec un grand plâtre pendant 3 semaines; puis on recommencera, et ainsi

Fig. 148 *bis*. — Extension forcée extemporanée. — Comment on réalise la contre-extension dans l'extension extemporanée. — Un écheveau est placé à la racine du membre (protégée par un coussin d'ouate) et vient se rattacher à un crochet, planté dans le mur derrière le malade. On fait l'extension avec un autre écheveau passé en nœud coulant autour du cou-de-pied.

de suite; et, au bout de 2 ou 3 mois, la correction sera obtenue, parfaite ou suffisante, c'est-à-dire presque parfaite.

Il n'y aura plus qu'à maintenir le genou avec un plâtre ou un celluloïd pendant 1 an 1/2 ou 2 ans.

Vous n'aurez pas 1 fois sur 100 à faire une opération sanglante, ostéotomie ou résection orthopédique, pour corriger les déviations (voir page 194) — même s'il s'agit d'une luxation complète (4° cas).

En présence d'une luxation complète du tibia dans le creux poplité, nous avons obtenu en effet la correction orthopédique de la manière suivante :

Traction sur la jambe et le cou-de-pied d'une valeur de 60 à 70 kilogr. — pendant 10 minutes — en nous servant de notre appareil de traction extemporanée pour la luxation congénitale de la hanche.

Contre-extension : avec un autre écheveau passé à l'aine.

Sous l'influence de cette traction de 70 kilogr. — prolongée — le tibia descend, et lorsqu'il est descendu à quelques millimè-

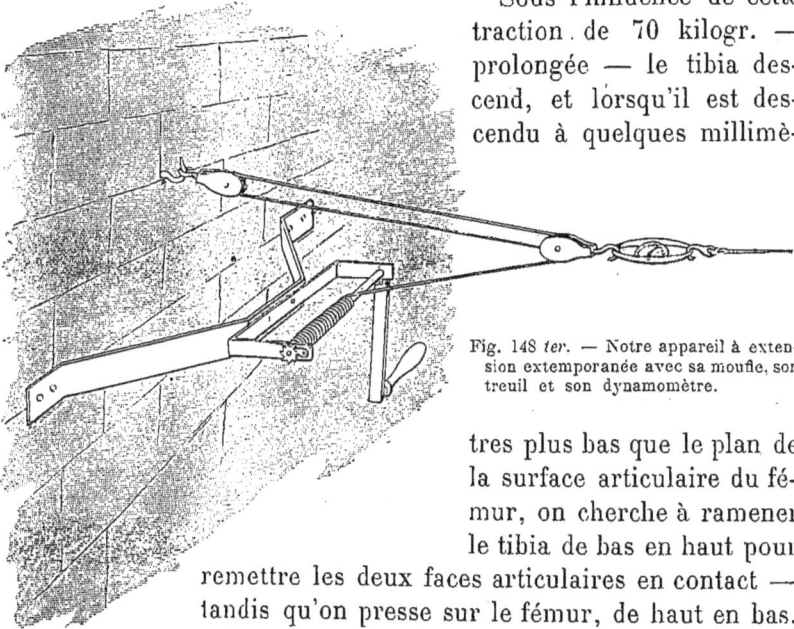

Fig. 148 ter. — Notre appareil à extension extemporanée avec sa moufle, son treuil et son dynamomètre.

tres plus bas que le plan de la surface articulaire du fémur, on cherche à ramener le tibia de bas en haut pour remettre les deux faces articulaires en contact — tandis qu'on presse sur le fémur, de haut en bas.

La correction obtenue, on la fait conserver par deux ou trois aides, tandis qu'on supprime la traction par la machine, et l'on maintient très exactement jusqu'à ce que soit appliqué (très rapidement) un grand et bon appareil plâtré allant des orteils à l'ombilic. Un ou deux mois après on recommence, si besoin est pour parfaire la correction (fig. 149 et 150).

Après avoir parlé des déviations du genou, nous voulons signaler ici *l'allongement de la jambe malade* observé fréquemment dans la tumeur blanche du genou et qui est dû à la fertilité plus grande du cartilage de conjugaison stimulé du côté malade par l'affection articulaire, surtout dans le cas d'une affection légère.

Cet allongement, qui peut aller jusqu'à plusieurs centimètres, disparaît quelques années plus tard, l'accroissement de la jambe saine ayant alors « rattrapé » celui, plus précoce, de la jambe malade.

En attendant, pour régulariser la marche de l'enfant, car il fauche avec cette jambe raide plus longue, faites-lui porter sous le pied du côté sain une semelle plus haute. La semelle aurait une hauteur égale à la différence de longueur des jambes, si le genou

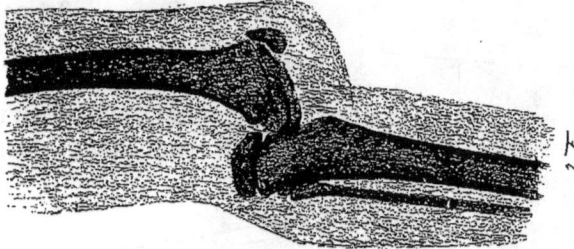

Fig. 149. — Lucien L. de Paris. — Luxation complète du tibia dans le creux poplité, depuis près de cinq ans (radiographie).

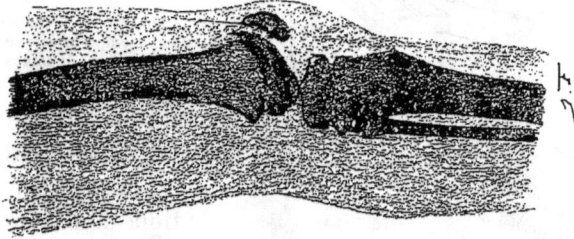

Fig. 150. — Le même, après réduction *non sanglante* (radiographie). — Cette réduction a été faite le 18 novembre 1905 (sous chloroforme). — Avec l'appareil des fig. 148 *bis* et 148 *ter*, nous avons tiré sur la jambe jusqu'à 70 kilogr., pendant 15 minutes — ce qui nous a descendu la surface articulaire du tibia *au niveau* de la surface du fémur. — Alors, par des pressions de haut en bas sur le fémur et de bas en haut sur le tibia, nous avons remis au contact ces deux surfaces. — Puis grand plâtre de (de l'ombilic aux orteils). Dans le plâtre, nous avons fait, le lendemain, deux fenêtres l'une en avant, au niveau des condyles, l'autre en arrière, au niveau des tubérosités tibiales et par là une double compression ouatée (comme dans nos appareils de mal de Pott) pour maintenir, et parfaire encore, la réduction. — 5 mois après : la réduction persiste.

guéri pliait; et 1 centimètre en hauteur en plus de cette diffé-rence si le genou ne plie pas.

Ankyloses.

a) **En mauvaise attitude.** — Vous les corrigez, mais sans vous occuper de rétablir la mobilité.

b) **Ankylose dans la rectitude du membre.** — L'ankylose en bonne position du genou permet de marcher assez bien.

Cependant la jambe étant ankylosée dans la rectitude se trouve être trop longue; le malade « fauche » dans le 2ᵉ temps de la marche, par suite de l'impossibilité de fléchir le genou normalement.

Il serait plus avantageux pour le 2ᵉ temps de la marche d'avoir cette jambe plus courte que l'autre.

Mais un raccourcissement de la jambe de plus de 1 centimètre 1/2 fera boiter le malade pendant le 3ᵉ temps de la marche.

Vous devez obtenir, par l'addition d'une semelle sous l'un ou

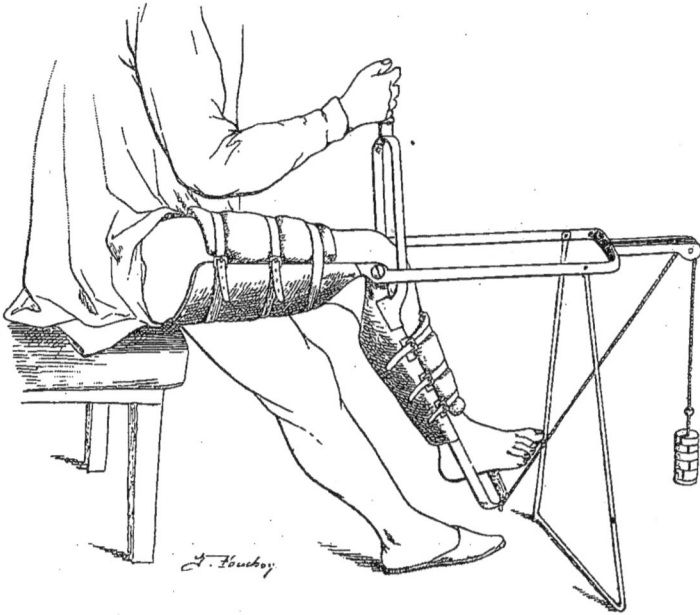

Fig. 151. — Pour les raideurs d'origine non tuberculeuse. Appareil de Bonnet (de Lyon) pour mobiliser le genou.

l'autre pied, que la longueur du côté ankylosé soit de 1 centimètre 1/2 moindre que celle du côté sain; mais la différence en moins ne doit pas dépasser 1 centimètre 1/2.

En mettant une semelle plus haute de 1 cent. 1/2 sous le pied sain dans le cas d'ankylose du genou, on rend la marche sensiblement correcte.

Mais pourquoi ne pas rechercher la guérison complète de l'ankylose, pourquoi ne pas la défaire?

Vous n'y penserez même pas s'*il s'agit d'une ankylose osseuse*, ce que vous saurez par un examen sous le chloroforme.

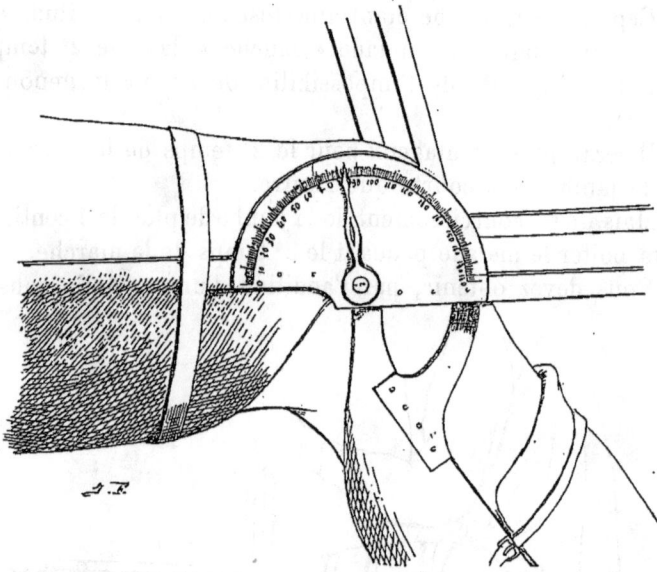

Fig. 152. — Dispositif de l'appareil précédent à l'endroit de l'articulation.

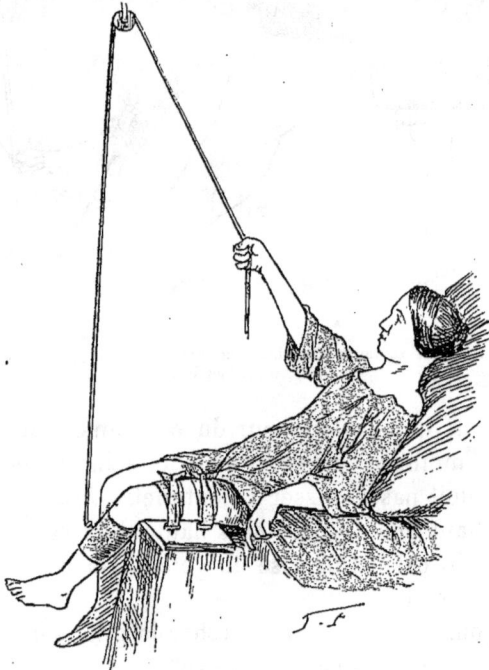

Fig. 153. — Autre dispositif plus simple pour la mobilisation de l'articulation du genou.

Non pas qu'il soit absolument impossible à un spécialiste

d'arriver en aucun cas, si cette ankylose est dans la rectitude, à un résultat satisfaisant, par un. traitement minutieux et prolongé fait dans un institut spécial; mais les chances de succès sont beaucoup trop petites et le traitement beaucoup trop difficile pour que j'ose vous conseiller de vous y aventurer jamais.

La question est toute différente s'*il s'agit d'une ankylose fibreuse*.

Néanmoins vous vous refuserez, ici encore, à une intervention chirurgicale quelconque pour mobiliser la jointure, et n'emploierez que de tout petits moyens.

Pas d'opérations; simplement des massages et des bains.

Pas de mobilisation passive faite par vous; tout au plus vous sera-t-il permis, lorsque le malade vous presse, d'essayer *à titre exceptionnel* d'une mobilisation discrète, douce, indolore, faite par le malade avec la machine de Bonnet ou avec notre arthro-moteur, degré par degré; vous réussirez, parfois ainsi, à rendre quelques mouvements utiles au genou.

Mais si, après 1 ou 2 mois de traitement, vous voyez que vous n'ayez rien obtenu, comme mobilité, ou que le genou est devenu sensible, ou que le genou, devenu mobile, a tendance à se mettre en. attitude vicieuse, vous renoncerez pour toujours aux mouvements; vous remettrez le genou bien droit et vous l'immobiliserez dans un bon appareil plâtré ou un appareil orthopédique pour 6 mois; en un mot vous le renverrez dans l'état où vous l'aviez pris.

CHAPITRE XVII

TUMEURS BLANCHES DU COU-DE-PIED ET DU PIED

A. — *Cou-de-pied*[1].

Sommaire. — La technique des injections. On pénètre en avant dans les
angles latéraux de l'interligne, ou en arrière à sa partie externe.
Veiller à ne pas faire éclater les téguments, par les injections, en évitant
la réplétion excessive de la synoviale, si rapprochée de la peau.
Le fonctionnement de la jointure est presque toujours conservé avec ce
traitement.

Les injections.

Rappelons tout d'abord quelques notions d'anatomie et de
technique (fig. 154 à 160).

La cavité synoviale du cou-de-pied se laisse pénétrer par
l'aiguille en avant dans l'un des angles latéraux de l'interligne, et
aussi en arrière, à la partie externe de préférence, loin des vaisseaux tibiaux postérieurs.

En avant, on se gardera facilement de l'artère et de la veine
pédieuses, placées au milieu de cette face antérieure.

Il faut employer de fines aiguilles pour arriver jusqu'à l'interligne (n° 1 ou au plus n° 2 de Collin). On fait bailler l'angle
interne si l'on porte le pied en dehors, et inversement, on fait
bailler l'angle externe si l'on porte le pied en dedans.

En règle générale je fais les injections alternativement en dedans
et en dehors de l'interligne. Mais il est un peu plus facile de pénétrer par la partie interne.

Mais si vous trouvez, dès votre première visite, une tuméfaction appréciable de la séreuse en un autre point, c'est là, dans le

---

1. Voir la bonne thèse de M. H. Balencie, 1904.

centre de cette masse fongueuse, bien accessible, que vous por-

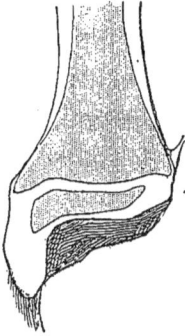

Fig. 154. — Ossification de l'épiphyse du
tibia chez un enfant de cinq ans.

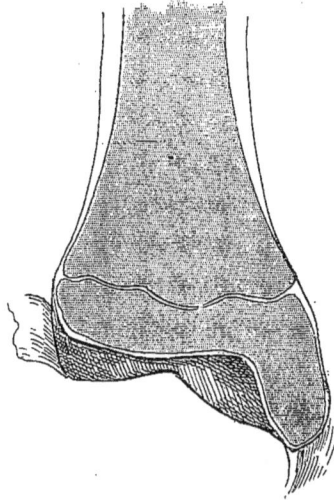

Fig. 155. — Ossification chez un jeune homme de
dix-sept ans.

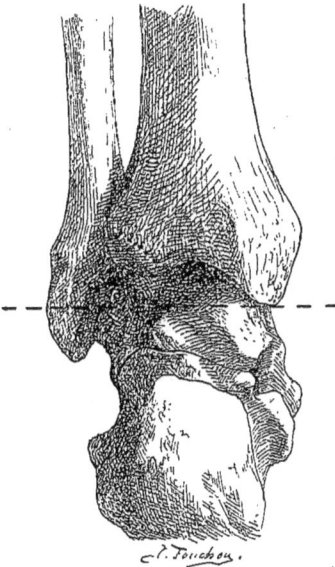

Fig. 156. — Squelette du cou-de-pied,
vue postérieure.

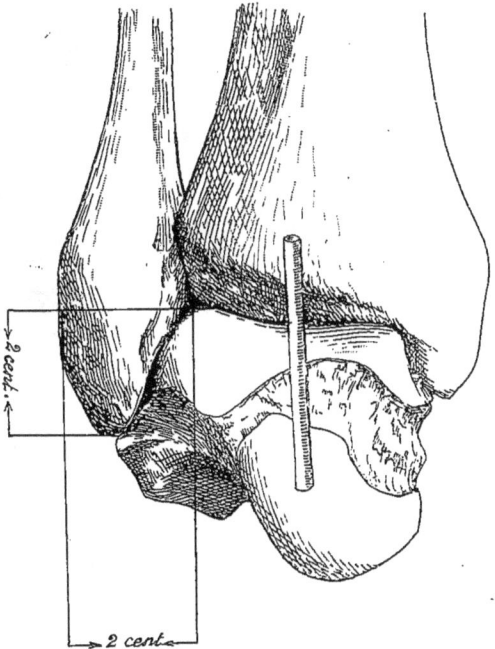

Fig. 157. — La même, vue antérieure avec points de
repère chez l'adulte.

terez le liquide modificateur, ce qui est plus facile que de le porter dans l'interligne proprement dit. Généralement, cette saillie de la synoviale n'existe pas d'emblée et ne se produit qu'après les premières injections.

C'est en avant, ou bien encore assez souvent dans les parties déclives en arrière, tout contre les malléoles ou même auprès du tendon d'Achille que se produisent ces masses fongueuses. Dès qu'elles apparaissent, à la 2ᵉ, 3ᵉ, 4ᵉ injection, le traitement devient beaucoup plus aisé. L'injection et la ponction, s'il y a de la fluctuation, se feront en ces points.

S'il existe à la fois une saillie antérieure et une saillie postérieure, c'est cette dernière que nous choisirons de préférence, parce

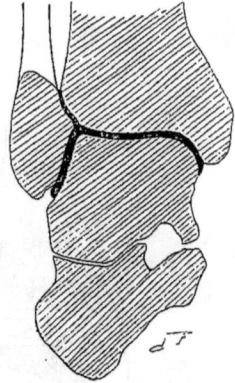

Fig. 158. — Coupe transversale du cou-de-pied.

que, en arrière, la synoviale est beaucoup plus éloignée de la peau qu'en avant et que nous nous mettons ainsi plus sûrement à l'abri

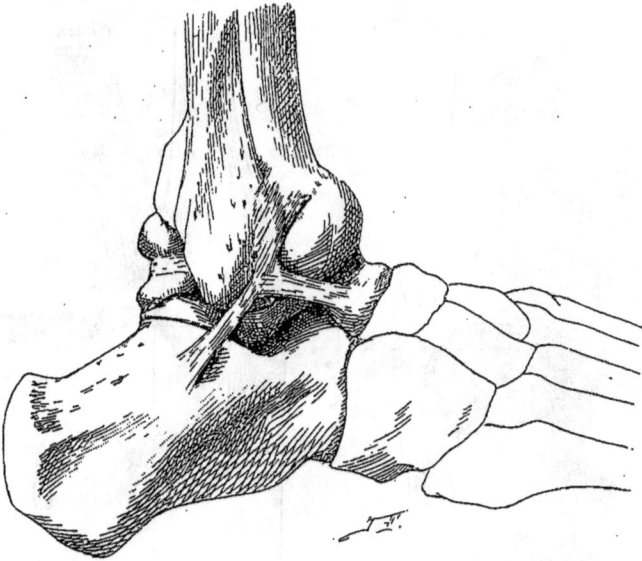

Fig. 159. — L'articulation du cou-de-pied après injection dans la synoviale, vue par sa face externe.

d'une fistule. On voit, en effet, quelquefois la peau éclater en avant, à la suite d'une réplétion trop grande de la cavité articulaire, dans le cours du traitement par les injections. Mais c'est

une simple rupture de la peau par excès de tension, c'est-à-dire une
fistule encore non infectée. Faites bonne garde cependant, cessez

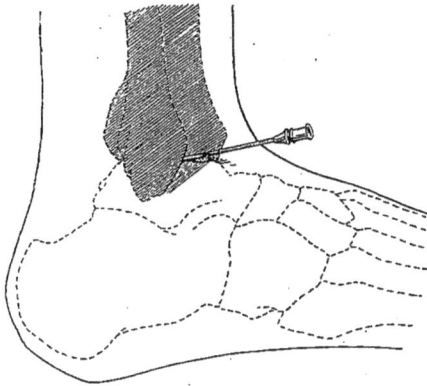

Fig. 160. — Point d'élection pour l'injection dans l'articulation tibio-tarsienne.

les injections et pansez aseptiquement pendant 2 ou 3 semaines
(voir page 64) jusqu'à cicatrisation[1]. On reprendra alors les injections, si elles n'ont pas déjà été faites en nombre suffisant.

Les appareils.

Les appareils de la tumeur blanche tibio-tarsienne vont des
orteils à l'interligne du genou (fig. 161, 162, 163).

Il faut avoir grand soin de mettre le pied bien à angle droit, et

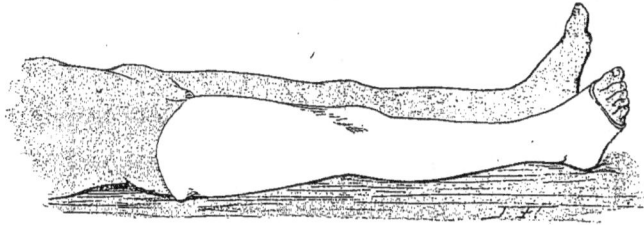

Fig. 161. — Le grand appareil, pour le cas d'arthrite très douloureuse du cou-de-pied.

même à angle légèrement aigu sur la jambe, comme mesure préventive, à cause de sa tendance naturelle à se mettre en extension;
vous savez que dans la coxalgie il faut mettre préventivement la
cuisse en hyperextension et légère abduction.

Au lieu de pratiquer une fenêtre à la partie antérieure pour

---

1. Si la cicatrisation ne se fait pas ainsi, conduisez vous comme il est dit p. 179.

faire les injections, nous aimons mieux fendre l'appareil en avant du haut en bas ou mieux encore le diviser en deux valves, antérieure

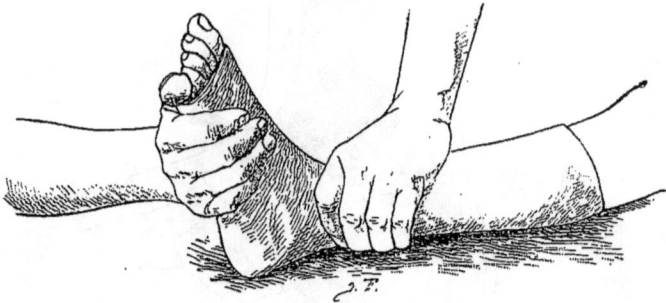

Fig. 162. — Appareil pour immobiliser le cou-de-pied : position des mains du chirurgien pendant la dessiccation du plâtre.

et postérieure, de manière à pouvoir l'enlever pour chaque nouvelle injection. Cela permet de faire une exploration bien complète du pourtour de la jointure, en arrière comme en avant.

La ponction et l'injection faites, on met un petit pansement stérilisé, maintenu par quelques tours de bande de mousseline molle, et on replace la jambe et le pied dans le même appareil plâtré, en ayant bien soin, à chaque fois, de remettre très exactement le talon à sa place, à la partie la plus déclive de l'appareil, de manière à retrouver l'angle aigu ; sans quoi le pied se mettrait spontanément en une extension plus ou moins grande.

Voilà le moyen d'empêcher une déviation.

Mais si le pied était déjà en extension, lorsque vous l'avez vu, vous sauriez le corriger chemin faisant, au cours du traitement actif par les injections. Pour cela, vous

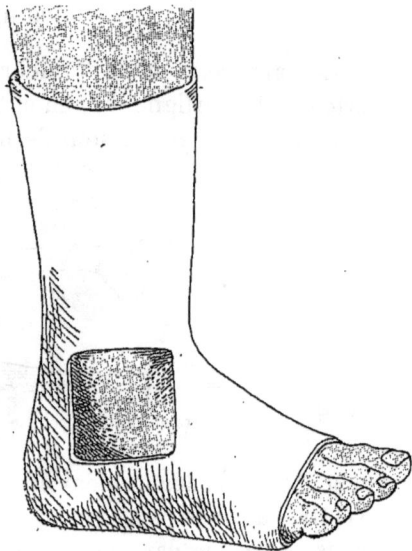

Fig. 163. — Le même terminé, avec fenêtre au niveau de la malléole externe.

ferez par-dessus le pansement, à chaque séance d'injection, ou toutes les deux séances, un nouveau petit appareil plâtré, ce qui demande deux minutes (deux bandes à rouler); et, avant que le plâtre ne soit pris, vous chercherez à gagner quelques degrés de correction par une pression douce, mais soutenue, de l'une des mains sous la plante du pied, pendant que de l'autre main vous immobilisez solidement la partie jambière de l'appareil (fig. 162).

On pourrait se servir, à la place du plâtre, d'un appareil articulé en celluloïd ou en cuir, à la partie antérieure duquel on adapterait deux lanières élastiques en X, pour rapprocher les deux surfaces articulaires.

Mais il est bien plus simple d'obtenir la correction avec une série d'appareils plâtrés comme nous venons de le dire.

Un mot sur le diagnostic et le pronostic
de cette tumeur blanche.

Diagnostic. — Nous avons parlé du diagnostic différentiel de l'arthrite tuberculeuse d'avec l'entorse banale (voir diagnostic p. 18).

Il faut aussi savoir faire le diagnostic différentiel de cette tumeur · blanche d'*avec la tarsalgie*.

Signes communs :

Douleurs au moindre mouvement; contractures des muscles périarticulaires; impossibilité de la marche, et, parfois même, gonflement et des douleurs à la pression.

Signes différentiels. — La tarsalgie arrive généralement chez des enfants de plus de douze ans; elle se caractérise par la saillie en dedans de l'astragale et du scaphoïde qui vont jusqu'à toucher le sol.

Le pied est plat, le bord interne abaissé, le bord externe relevé.

Les commémoratifs et l'évolution des accidents diffèrent.

Dans la tarsalgie, on note l'absence de fongosités, pas de sensibilité à la pression des extrémités articulaires de la tibio-tarsienne — et la douleur disparaît complètement au repos, tout au moins au début.

L'autre pied, si l'on cherche bien, n'est pas complètement indemne.

Ce diagnostic importe, car si l'on croit à une arthrite tuberculeuse, on immobilise le pied, tandis que la tarsalgie se traite, au contraire, par les manipulations, les massages, et la marche avec un appareil plâtré fait après correction de la forme du pied, en relevant le bord interne.

Heureusement le diagnostic est presque toujours aisé; — il suffit d'y penser.

Pronostic. — Le pronostic de la tumeur blanche tibio-tarsienne est plus bénin que celui de la tumeur blanche du genou.

Au cou-de-pied, la guérison intégrale avec conservation de la mobilité est la règle presque absolue.

Cela ne saurait étonner si l'on se rappelle combien il est facile, relativement, d'ankyloser un genou par une arthrodèse (par exemple dans la paralysie infantile) ; mais combien cela est difficile pour le cou-de-pied.

Ici les mouvements ne se perdent généralement pas au cours du traitement par les injections.

Et même au cas où les mouvements paraissent perdus, ils reviennent le plus souvent sans qu'on y aide, ou tout au moins en n'y aidant que peu, par les petits moyens déjà indiqués (p. 198).

Les divers cas cliniques.

Ils sont superposables aux cas cliniques de la tumeur blanche du genou, et nous renvoyons à l'étude générale faite page 159 et suivantes [1].

Nous nous bornons par conséquent à des indications sommaires :

1er et 2e cas : **Tumeur blanche avec ou sans épanchement.** Le traitement de choix sera de faire d'emblée des injections à type liquide, chez les enfants de la ville comme chez les enfants de l'hôpital, puis-

---

[1]. Obs. 43. Ph. D..., quatre ans. Tumeur blanche du cou-de-pied droit. Malade depuis deux ans, il a été tenu au repos sans appareil pendant ce temps. Fongosités abondantes. Arrive à Berck, mai 1903. On fait 2 injections d'éther iodoformé, puis 9 injections de naphtol camphré avec 7 ponctions.
Parti en novembre, guéri, avec tous les mouvements.
Revu le 1er janvier 1906, la guérison s'est bien maintenue.
Obs. 44. (Hôpital Cazin-Perrochaud.) Malade depuis dix mois.
Ch..., entrée à l'hôpital le 2 mai 1900. Pied gauche gros, douloureux. 10 injections de naphtol camphré; plâtre. Guérison au bout de cinq mois. Nous avons revu cette enfant en mai 1903 : elle est parfaitement guérie, ne boite pas et son pied a tous les mouvements.
Obs. 45. (Hôpital Cazin-Perrochaud.)
S..., huit ans. Entrée le 25 novembre 1897. Tumeur blanche du cou-de-pied gauche traitée par le naphtol. Guérison parfaite. Revue en 1902 : la guérison ne s'est pas démentie et l'enfant marche très bien.
Obs. 46. (Hôpital Cazin-Perrochaud.)
M..., neuf ans, Châlons-sur-Marne. Tumeur blanche du cou-de-pied gauche. Entré à l'hôpital le 14 janvier 1903. On a mis le pied dans un appareil plâtré, après redressement, et on a fait des injections de naphtol. L'enfant a quitté l'hôpital le 2 septembre. Il avait encore assez peu de mouvements, mais ceux-ci revenaient graduellement. En janvier 1905 nous avons appris que l'enfant marchait et jouait comme un enfant normal.
Obs. 47. Oskar D..., Sébastopol, sept ans. En mai 1905, 8 injections de 1/2 gramme

qu'elles laissent ici persister la mobilité dans tous les cas ; et qu'elles guérissent plus sûrement et plus vite que les autres traitements.

Chez l'adulte même, j'emploie le traitement par injections, et il réussit à peu près toujours. Si cependant un adulte, averti qu'avec une résection il gagnera du temps, demande qu'on le résèque, on est autorisé à le faire, mais il sera plus exposé, avec l'opération, aux déviations consécutives, et je ne veux pas parler du risque de laisser une fistule, risque qui n'est malheureusement pas négligeable ici.

Traitement consécutif. — Les injections et ponctions durent deux mois, puis encore deux mois de compression et trois ou quatre mois de repos en surveillant le retour des mouvements. Huit ou dix mois après le début du traitement on peut généralement mettre l'enfant sur pieds, avec un tuteur en celluloïd articulé, mais à jeu extrêmement limité ou nul et qu'on enlève aux heures de repos.

3ᵉ cas : Fistule. — Les fistules seront traitées de la manière indiquée au chapitre XIV (p. 179).

Lorsqu'on se trouve en présence d'un adulte ou d'une personne déjà âgée (j'ai vu plusieurs fois de ces tumeurs blanches chez les vieux), chez qui on a laissé une fistule se produire et s'infecter, si cette personne est très amaigrie, vit dans un taudis de grande ville et surtout présente déjà des lésions tuberculeuses viscérales, la question d'une intervention s'impose, pour supprimer le foyer périphérique qui alimente le foyer viscéral, et cette intervention

---

de naphtol camphré, suivies de ponctions, dans la tibio-tarsienne fongueuse. Guérison et retour d'une mobilité normale dans cette articulation.

15 janvier 1906. Malade reste parfaitement guérie.

OBS. 48. Edmond H..., de Fontainebleau.

Tumeur blanche du cou-de-pied droit avec fistule.

Le début remonte au 29 juin 1902. L'enfant se tord·le pied dans une chute, et ce serait, au dire des parents, l'origine du mal.

Octobre, consulté docteur de Paris : 50 pointes de feu, plâtre deux mois.

Décembre, revu même docteur ; à nouveau 50 pointes de feu et plâtre trois mois.

1903, mars, résection atypique ; l'enfant garde un drain deux mois.

Mai, le docteur l'envoie à Berck.

Juin, arrivée à Berck, traitement six mois.

1904, janvier, pied cicatrisé, mais douloureux, l'enfant ne peut marcher.

Mars, rougeole, réouverture de la fistule.

Avril, un chirurgien veut réséquer de nouveau et allait faire l'opération 3·jours après, lorsqu'on vient me présenter l'enfant. Je promets de le guérir sans opération, avec des injections.

Le 8 mai, je fais une première injection de naphtol camphré, puis encore 9 injections.

Cicatrisation obtenue en juillet.

1ᵉʳ septembre, l'enfant commence à marcher.

Revu un an et demi plus tard. Guérison parfaite avec tous les mouvements.

n'est pas une résection, mais une amputation. On peut espérer, en sacrifiant le pied, sauver le malade.

4ᵉ cas. **Tumeurs blanches guéries avec attitudes vicieuses.** — Le

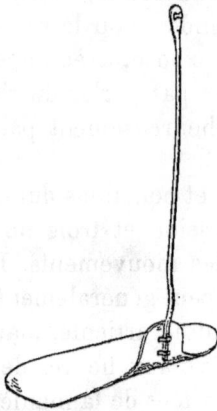

Fig 164. — Notre levier-chaussure pour le redressement du pied. Le levier est en fer doux.

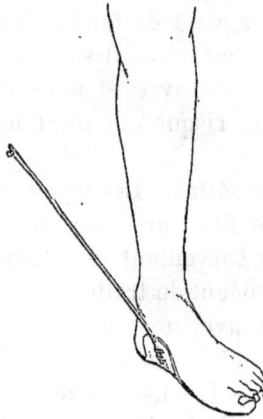

Fig. 165. — Application à un pied-bot valgus.

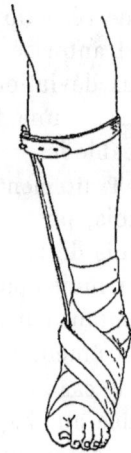

Fig.166.—Fixation du pied dans la semelle avec une bande et redressement.

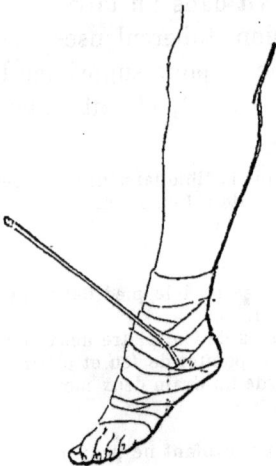

Fig. 167. — Application à un pied-bot varus-équin.

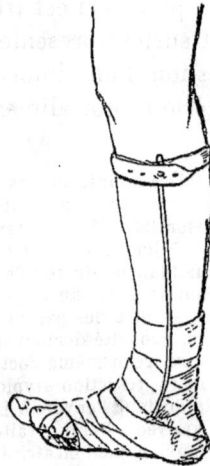

Fig. 168. — La déviation est corrigée en ramenant et fixant la tige contre la jambe.

redressement se fait par étapes, avec des plâtres successifs.

On pourrait se servir également pour cela de notre appareil figuré ci-contre. La manière de s'en servir est indiquée sur ces figures.

Pour ce qui est de la conduite à tenir en présence des raideurs et ankyloses que peut laisser cette tumeur blanche, nous l'avons déjà précisée au chapitre XV, p. 198.

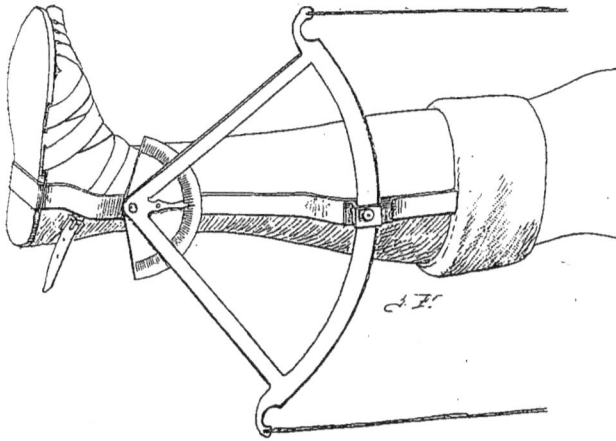

Fig. 169. — Appareil de Bonnet pour la mobilisation de l'articulation du cou-de-pied.

B. ARTICULATION MÉDIO-TARSIENNE ET PETITES ARTICULATIONS DU PIED

Sommaire. — Même traitement que pour le cou-de-pied. — Difficulté de faire pénétrer les injections. — Menaces pour l'intégrité de la peau. — Précautions à prendre.

Ici encore vous ne prendrez pas une arthrite pour une tarsalgie ou inversement. Nous venons de dire comment se fait ce diagnostic.

Pour le traitement de la tumeur blanche médio-tarsienne, on se conduira comme nous venons de l'indiquer pour l'arthrite tuberculeuse tibio-tarsienne.

Lorsqu'il s'agit des tumeurs blanches des petites articulations du pied, etc., il ne faut pas perdre de vue la difficulté qu'il y a à faire pénétrer le liquide dans des jointures aussi serrées.

En outre et en raison de la situation très superficielle, presque sous-cutanée, de ces articulations, si on les attaque par la face dorsale du pied, la peau est constamment menacée, soit de dehors en dedans, par les piqûres de l'aiguille, soit de dedans en dehors par les fongosités venues de la jointure et les épanchements que la fonte de celles-ci peut amener.

Il faut donc redoubler de précautions et de vigilance, pour éviter l'ouverture spontanée ou artificielle des tumeurs blanches de ces petites articulations.

S'il y a une amorce, par exemple une saillie fongueuse, du côté de la plante du pied, vous permettant d'attaquer par là les articulations malades, profitez-en; l'épanchement que vous allez provoquer trouvera facilement à se développer entre les os et les masses charnues de la plante du pied, et la peau se sauvera facilement.

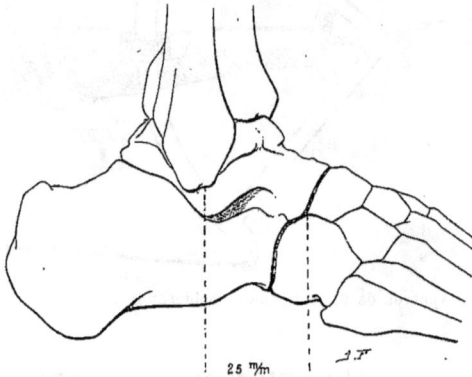

Fig. 170. — Articulation médio-tarsienne, vue par sa face externe : point d'élection à 25 millimètres en avant de la malléole externe (adultes).

Si c'est au contraire vers la face dorsale du pied que pointent les fongosités, surtout si elles ont commencé déjà à ronger la face profonde des téguments, force vous est bien de les attaquer par là. — Alors, servez-vous pour vos injections d'une fine aiguille de Pravaz, en piquant en dehors des points de la peau déjà envahis, et injectez un liquide très actif sous un petit volume, pour ne pas produire de tension préjudiciable à la bonne nutrition de la peau, — soit, par exemple : quelques gouttes, 2, 3, 4, de naphtol camphré pur.

S'il s'est produit, dès le lendemain, un épanchement liquide avec légère tension, hâtez-vous de l'évacuer ou par une légère pression faite à travers la peau après avoir piqué avec la même petite aiguille de Pravaz, ou par aspiration de la manière ordinaire, avec notre petit aspirateur, mais en ayant soin de piquer avec une aiguille n° 3 de Collin plutôt qu'avec le n° 4 qui serait lui-même dangereux pour l'intégrité de la peau, dans ce cas particulier.

Puis refaites une injection de quelques gouttes de naphtol camphré, et conduisez attentivement le traitement jusqu'au bout, avec cette double préoccupation d'arriver au ramollissement des fongosités et de ne pas compromettre l'intégrité de la peau.

Les uns réussissent et les autres échouent. C'est une affaire d'attention, et un peu aussi d'habitude; pour ne pas dire d'habileté [1].

Il est, en tout cas, de la plus grande importance de ne pas laisser la peau s'ulcérer.

Si cette ouverture ne se produit pas au début, si déjà l'on a pu faire agir quelques injections de liquide modificateur et assainir

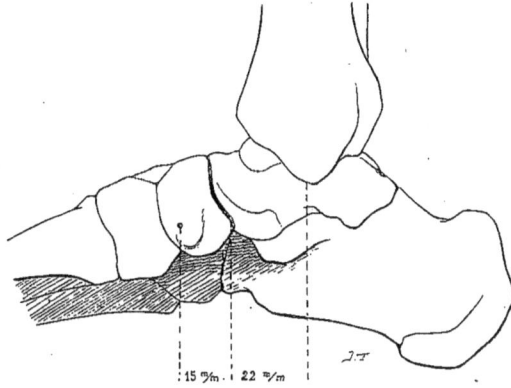

Fig. 171. — La même vue par sa face interne : point d'élection à 15 millimètres en arrière du tubercule du scaphoïde; à 22 millimètres, en avant de la pointe de la malléole interne.

partiellement les tissus, la bataille est en partie gagnée ; la cicatrisation pourra se faire régulièrement dans les jours qui suivent l'éclatement de la peau.

Si la peau a éclaté en un point, l'on prendra pour obtenir sa réparation les précautions indiquées page 60.

1. Obs. 49. Ghislaine B..., six ans; envoyée par mon cher maître Marfan à l'institut orthopédique de Berck. Tumeur blanche de la médio-tarsienne consécutive à une ostéite du scaphoïde. Arrivée à Berck en mars 1903.

On lui fait 12 injections de naphtol. Une injection supplémentaire d'éther iodoformé ayant pénétré dans une artériole du 2e orteil a causé une eschare et quelques troubles *trophiques* qui ont duré deux mois. Elle repart guérie en octobre 1903 et les mouvements sont bien conservés. La guérison est restée parfaite depuis deux ans.

Obs. 50. H. de B..., douze ans. Tumeur blanche de l'art. médio-tarsiennne gauche, à la suite d'une contusion violente à ce que prétendent les parents. L'enfant a reçu un coup de crosse de fusil tombant d'un râtelier d'armes.

Arrivée à Berck à la maison Notre-Dame, en juillet 1900, avec une fistule : on fait 12 injections.

Elle repart guérie, avec des mouvements, en mars 1902. Durée du traitement, un an.

CHAPITRE XVIII

LES TUMEURS BLANCHES DU MEMBRE SUPÉRIEUR.

Généralités. — Les tumeurs blanches du membre supérieur sont moins fréquentes que celles de la jambe, parce que le bras supporte moins de fatigues ; elles arrivent à un degré moins grave et se guérissent plus aisément, pour la même raison.

Il s'ensuit encore que les attitudes vicieuses sont moins marquées et les appareils moins nécessaires.

On peut assurer le repos du membre en portant le bras en écharpe.

Cela suffit presque toujours, avec un pansement ouaté légèrement compressif protégeant la jointure malade.

Si cependant les douleurs étaient vives, il serait bien simple d'immobiliser davantage la région douloureuse en remplaçant la bande molle du pansement ouaté par une ou deux bandes plâtrées.

Avec cet appareil plâtré, qui supprime promptement la douleur, le malade a la liberté de marcher.

Les figures ci-contre représentent les différents appareils qu'on appliquera, suivant les cas, au membre supérieur.

Voici le grand appareil plâtré qui réalise l'immobilisation du membre en entier, dans les cas de tumeur blanche douloureuse de l'épaule (fig. 172).

Le grand appareil des tumeurs blanches du coude est identique au précédent.

La fig. 173 représente l'appareil moyen du coude.

On voit les positions dans lesquelles on immobilise le membre supérieur :

Le bras, dans la position parallèle au corps ou à l'axe du tronc, sans pourtant qu'il soit collé au corps, mais un peu porté en dehors, de manière à faire avec ce dernier un angle de 20°, analogue à l'angle qu'on donne à la cuisse dans la coxalgie ;

Le coude, dans la position de flexion à angle droit ou mieux à

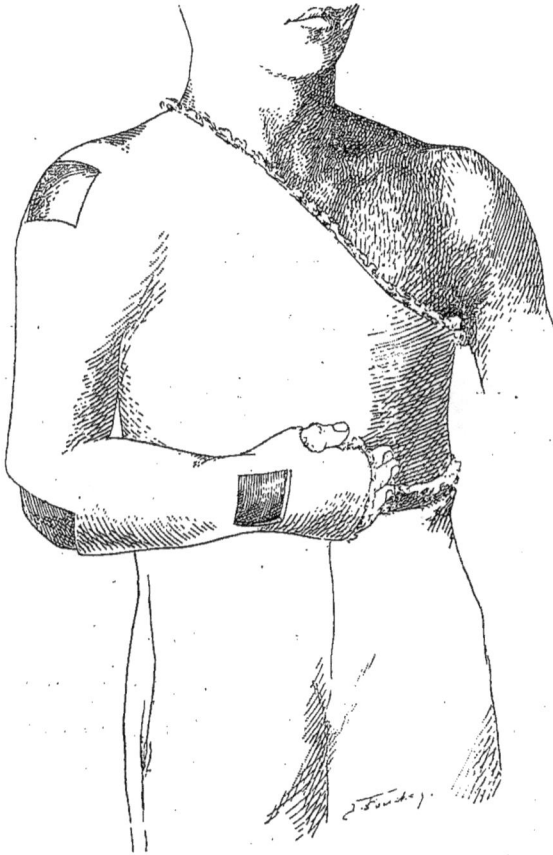

Fig. 172. — Appareil du membre supérieur terminé, muni de fenêtres au niveau des diverses articulations.

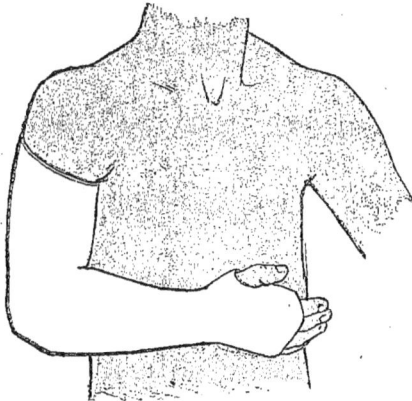

Fig. 173. — Appareil moyen du membre supérieur immobilisant le coude et le poignet

70 ou 80°, — contrairement au genou qui est immobilisé dans la position d'extension.

Le poignet; non point dans la position de la « main de justice », mais dans une position droite, sans flexion mais sans hyperextension.

A. — ÉPAULE

Technique des injections. — La figure 174 montre l'anatomie de l'articulation et le parcours de la synoviale.

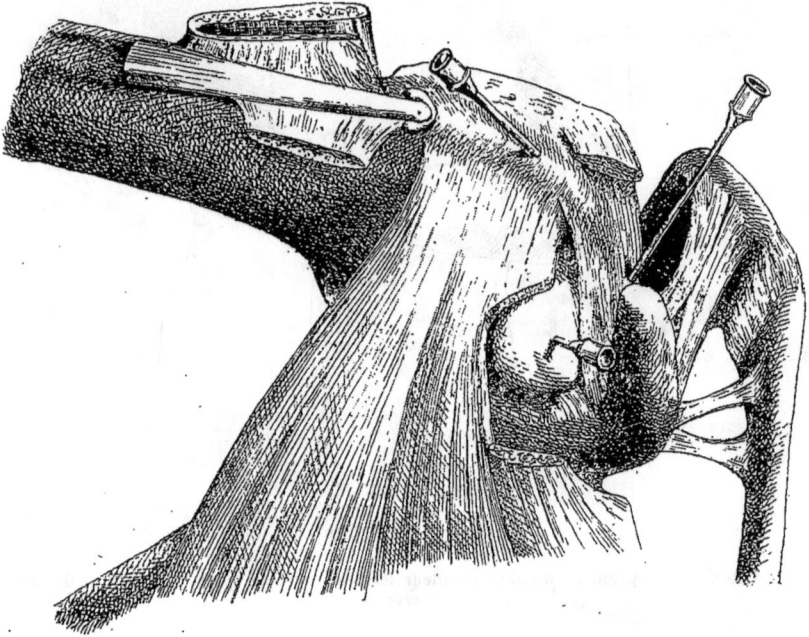

Fig. 174. — Articulation de l'épaule après injection de la synoviale. Cette figure montre les différents points que l'on peut atteindre avec l'aiguille.

Il est bien des points par où l'on peut aborder celle-ci.

Les deux suivants suffisent :

1° En dehors, dans le cul-de-sac bicipital de la grande séreuse (fig. 174);

2° En avant, entre l'apophyse coracoïde et la coulisse bicipitale (fig. 174).

C'est la seconde voie que je vous conseille de suivre dans tous les cas.

L'apophyse coracoïde pointue est toujours facile à sentir même chez les sujets gras (fig. 176), à la partie antéro-interne de la voûte osseuse de l'épaule. De la pointe osseuse de l'apophyse coracoïde portez-vous horizontalement en dehors :

A 1/2 centimètre de l'apophyse chez l'enfant; à 1 centimètre chez l'adulte; et enfoncez votre aiguille en ce point, d'avant en arrière et un peu de haut en bas jusqu'à ce que vous arriviez sur la tête humérale avec l'extrémité de l'aiguille; et il vous sera facile, en faisant mouvoir l'humérus, de vous en

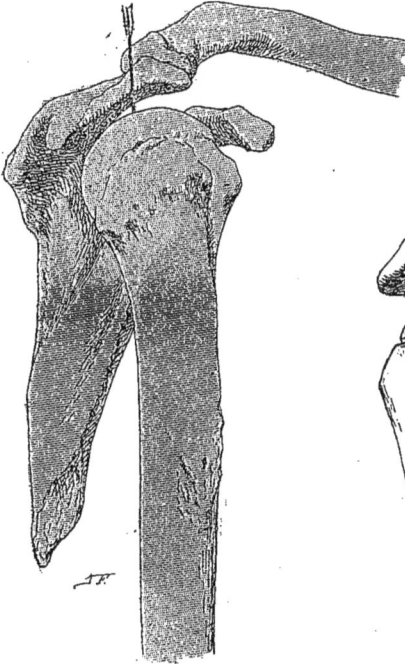

Fig. 175. — L'aiguille peut être enfoncée entre la voûte acromiale et la tête humérale.

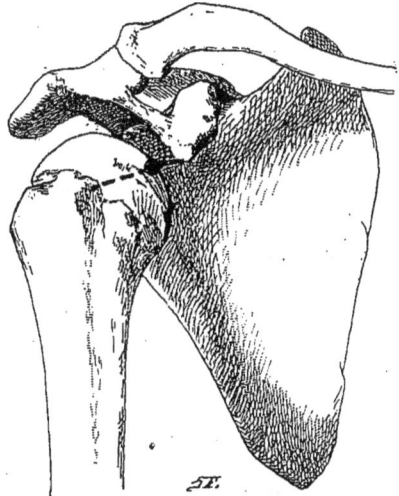

Fig. 176. — *Procédé de choix* : enfoncer l'aiguille à 1 centimètre en dehors de l'apophyse coracoïde.

assurer. Cette certitude acquise, vous retirez l'aiguille de 1 à 2 millimètres et vous poussez votre injection.

Si vous faites une injection par jour, vous aurez du liquide assez collecté au troisième ou quatrième jour [1].

1. Obs. 51. (Obs. prise par mon interne Loze). A. P..., dix-neuf ans, vient à la consultation du dispensaire Rothschild le 26 avril 1905, porteur d'une arthrite tuberculeuse scapulo-humérale. Les mouvements de l'articulation sont impossibles, l'humérus paraissant soudé à l'omoplate. Le traitement est commencé le 11 mai par une injection de 2 centimètres cubes de solution de naphtol glycériné dans les proportions suivantes :

Naphtol. 1
Glycérine. 3

On applique sur l'épaule un pansement compressif, le bras tout entier est pris dans un pansement et immobilisé au moyen d'une écharpe.
On fait des injections de même quantité les 12, 13, 15, 17 et 19 mai. Avant

Il faut savoir qu'il se collecte surtout en arrière ou dans la partie la plus déclive de l'articulation, plutôt qu'en avant.

C'est donc en arrière de l'épaule ou même à la partie postérieure du creux axillaire que, dès le troisième ou quatrième jour, vous chercherez la fluctuation, bien que vous ayez fait vos injections en avant.

Dès que la fluctuation est appréciable en un point, vous ponctionnez là. — Mais si vous préfériez ne ponctionner qu'en avant, vous feriez refluer la totalité du liquide vers ce point, en pressant avec le plat de la main sur la partie opposée, déclive, de la collection articulaire.

On fait ainsi dix ponctions et dix injections; — après quoi, on vide à fond, la cavité articulaire, par deux injections supplémentaires, sans injections consécutives. Pendant ce traitement comme après, on ne maintient l'épaule qu'avec une bande Velpeau qui recouvre le pansement et avec une écharpe qui supporte le bras.

Ce n'est que dans les cas de douleurs vives que l'on fera le grand appareil plâtré de la manière indiquée (p. 132) avec une fenêtre sur la partie antérieure de la région, pour faire les injec-

chaque nouvelle injection c'est en vain qu'on cherche dans l'articulation la moindre trace de fluctuation.

Le 24 mai, je fais une injection massive de 5 centimètres cubes du mélange naphtolé : injection massive que le malade supporte bien.

Le 26 mai, à son arrivée, on trouve, nettement cette fois, un point fluctuant. Une ponction pratiquée en ce point ramène 10 centimètres cubes de pus épais et grumeleux. Par l'aiguille laissée en place on pousse une nouvelle injection de 3 centimètres cubes du mélange.

Le 27 mai une nouvelle ponction ramène 20 centimètres cubes de pus très épais, purée de pois. La ponction est suivie d'une nouvelle injection de 2 centimètres cubes.

On fait de même des ponctions, suivies d'injections à la même dose, les 29 et 31 mai, les 2, 3, 8, 10 juin. Pendant 8 jours interruption dans le traitement. Le malade ne nous revient que le 18 juin et il ne présente plus de fluctuation. Une ponction est pratiquée cependant, mais reste blanche. On injecte à nouveau, en une fois, 4 centimètres cubes du mélange. Le 19 juin on ramène 15 centimètres cubes de pus brun rougeâtre, beaucoup plus fluide que précédemment. A la fin de la ponction le sang apparaît dans l'aspirateur, on ne fait pas d'injection.

Le 21 juin, nouvelle ponction peu abondante. Injection de 2 centimètres cubes de naphtol glycériné.

Le 23 juin, on ramène 30 centimètres cubes environ de pus très fluide. On pousse encore 1 centimètre cube de la solution dans l'abcès.

Le 24 juin, aspiration de 10 centimètres cubes de pus toujours très fluide, toute trace de fongosité a disparu.

Le 26 juin, on évacue complètement la poche, et on retire ainsi 5 centimètres cubes de pus environ. Pansement ouaté compressif : écharpe.

15 août : bras laissé libre, est indolore.

15 décembre. Il demeure bien guéri et a même recouvré tous les mouvements.

tions nécessaires. Mais on enlèvera cet appareil plâtré aussitôt que les douleurs seront disparues.

On ne fait donc jamais une immobilisation sévère et prolongée de la jointure.

L'avantage de cette conduite, c'est que les mouvements n'ont pas le temps de se perdre, au moins d'une manière complète, et qu'ils reviennent généralement dans les premières semaines qui suivent la fin du traitement actif.

Ils reviennent d'eux-mêmes. Le malade, dès qu'il ne souffre

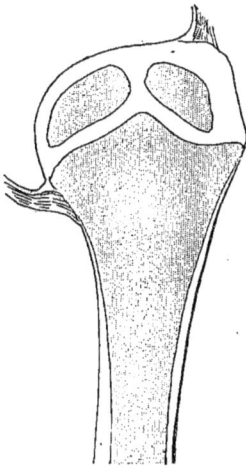

Fig. 177. — Ossification de la tête humérale chez un enfant de cinq ans.

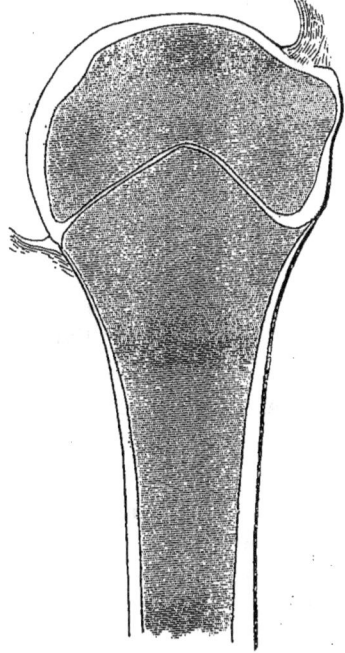

Fig. 178. — Ossification chez un jeune homme de dix-sept ans.

plus, étend instinctivement le champ des mouvements de l'épaule. Un peu plus tard, il lui demande quelques menus services, sans cependant lui imposer un véritable travail encore pendant plusieurs mois.

Pour aider au retour de la mobilité on donne au sujet des bains quotidiens : Bains de mer chauds; ou Bains salés ordinaires; ou Bains de Barèges, de Bourbonne, de Salies, d'Argelès-Gazost, etc.

Le *traitement des fistules* ne présente rien que vous ne sachiez déjà, de même que le *traitement des attitudes vicieuses*, celles-ci d'ailleurs sont très rares.

Souvenez-vous que le bras doit être ramené à la légère abduction (de 15 à 20°), par rapport au tronc.

Fonctionnement. Raideurs et ankyloses. Traitement préventif. — Nous avons dit que si le bras n'a pas été immobilisé sévèrement au delà de quelques mois, — et il ne le sera pas en le traitant par les injections intra-articulaires, — les mouvements ne seront pas perdus, généralement.

Si vous vous trouvez en présence d'une ankylose complète, n'y touchez pas; c'est plus prudent.

Votre malade a une bonne guérison, grâce à la mobilité supplémentaire et compensatrice de l'omoplate ; et vous auriez trop de chances d'aggraver la situation au lieu de l'améliorer, en entreprenant la mobilisation forcée de cette ankylose.

C'est tout au plus l'affaire des chirurgiens spécialistes, opérant dans des instituts orthopédiques, de faire, en certains cas, cet essai de mobilisation.

Ces spécialistes eux-mêmes ne recourront jamais ou presque jamais à des mobilisations forcées

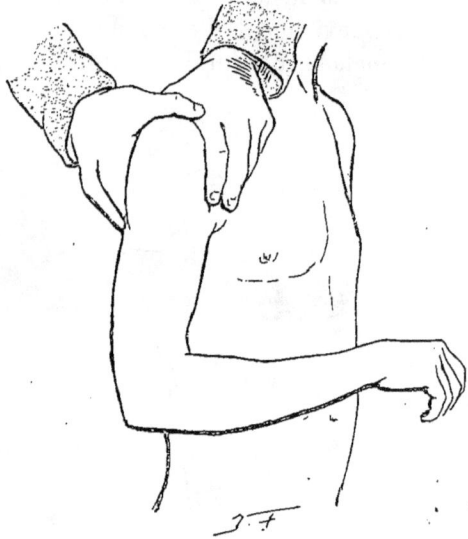

Fig. 179. — Moyen de fixer le moignon de l'épaule.

sous chloroforme, mais à des traitements doux, longs, patients, consistant en des massages et en des séances de mobilisation méthodique et progressive qui se font de la manière suivante :

Pendant qu'une personne, avec ses deux mains, immobilise la clavicule et l'omoplate (fig. 179), le malade prend lui-même, de sa main saine, sa main malade et imprime à son bras des mouvements progressifs, très doux; il recommence 3 ou 4 fois par jour, pendant une demi-heure chaque fois.

On peut se servir aussi de notre arthromoteur pour cette mobilisation douce de l'épaule.

B. — COUDE

Au coude comme au genou, la technique des injections est particulièrement facile. On pénètre, soit par l'interligne radio-humé-

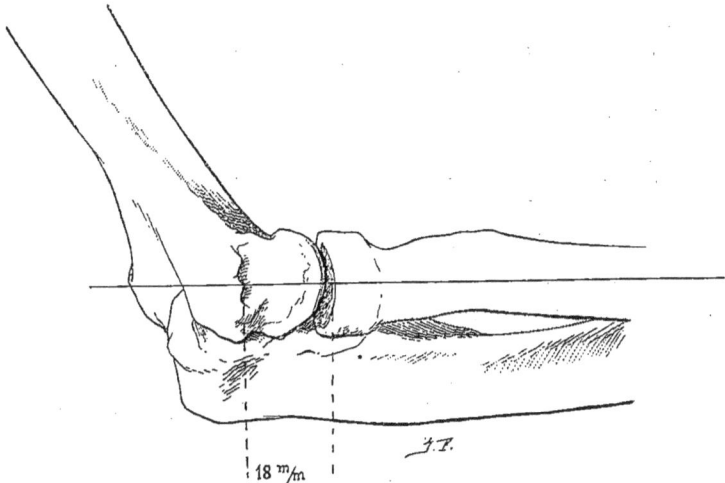

Fig. 180. — Articulation du coude vue par sa face externe : l'articulation radio-humérale se
trouve à 18 millimètres de la pointe de l'épicondyle.

ral, que l'on sent sur le bord externe du coude en imprimant des
mouvements de rotation à l'avant-bras (fig. 180), soit, *de pré-*

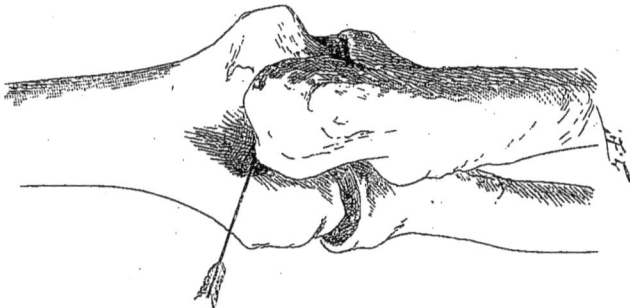

Fig. 181. — L'aiguille aborde l'articulation par l'angle supéro-externe de l'olécrane et pénètre
dans la cavité olécranienne.

férence, au-dessus du bec de l'olécrane, car la voie est ici plus
large et plus accessible (fig. 181).

En fléchissant l'avant-bras à angle droit, on sent facilement le
bec de l'olécrane; et au-dessus de lui le tendon du triceps tendu

dans cette position. Il suffit de piquer à 3 ou 4 millimètres au-
dessus de la pointe osseuse, pour pénétrer sûrement dans la cavité
synoviale.

Après quelques injections, le cul-de-sac sus-olécranien se distend
et la technique devient encore plus facile. La synoviale est placée

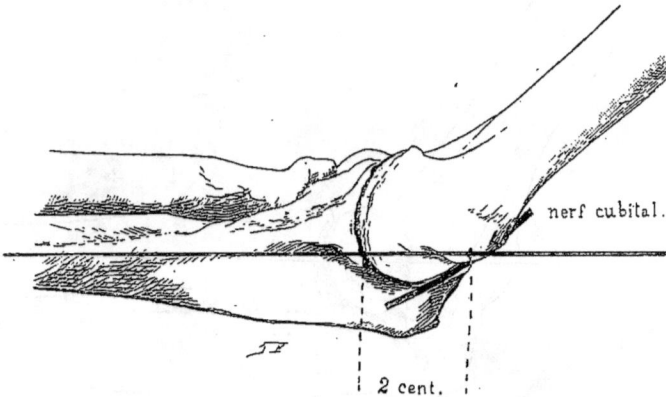

Fig. 182. — Articulation du coude vue par sa face interne : l'interligne cubito-huméral se trouve
sur l'axe du cubitus, à 2 centimètres de l'épitrochlée.

assez loin de la peau pour qu'on ne coure ici aucun risque de
fistule[1].

Attitudes vicieuses. — C'est à 70 ou 80° que doit se trouver le
coude, pour le cas où, malgré tous les soins, surviendrait une
ankylose.

S'il n'est pas dans cette attitude, il faut l'y mettre, par étapes, en

1. Obs. 52. Yvonne P..., de Paris, âgée de six ans, entrée le 1er août 1896, souffre
du coude droit depuis un an et demi ; 3 fistules depuis 2 mois.
Soignée par plusieurs chirurgiens de Paris. L'amputation a été proposée par les
deux chirurgiens qui l'ont vue. La famille s'y est opposée. Coude en extension ;
région très douloureuse ; mouvements impossibles ; les fistules s'ouvrent, une en
arrière au-dessous de l'olécrane, une au-dessous de l'épicondyle et une au-dessous
de l'épitrochlée.
État général peu satisfaisant ; l'enfant ne mange presque rien ; enfant pâle,
maigre ; pas de signes stéthoscopiques cependant.
Il est fait des injections deux fois par semaine dans les trois trajets fistuleux ;
légère ascension thermique le soir des injections, jusqu'à 38°.
Après la septième injection de naphtol camphré les deux fistules antérieures étaient
fermées.
Après la douzième injection faite avec de l'éther iodoformé, la fistule de la
région postérieure était tarie. Ce résultat a été obtenu en huit semaines.
L'articulation n'était plus douloureuse ; le membre put être ramené facilement
à la flexion à angle droit. Compression ouatée et appareil plâtré pendant un mois
et demi.
Au point de vue général, l'enfant est méconnaissable ; elle a engraissé de plu-

faisant suivre ces corrections partielles de l'application de petits
plâtres, et en recommençant tous les 8 ou 15 jours une nouvelle
correction.

Raideurs ou ankyloses. — Les mouvements ne se perdent pas
généralement pendant le traitement actif, pourvu que l'on n'ait
pas prolongé inutilement l'immobilisation par des appareils plâtrés. C'est pour cela que nous faisons généralement la contention
avec de simples bandes de tarlatane empesée.

Laissez les mouvements revenir d'eux-mêmes, en y aidant, après
5 à 6 mois d'attente, par des bains et au besoin par des petites

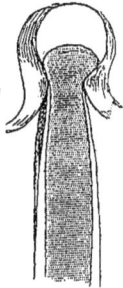

Fig. 183. — Coupe de l'extrémité inférieure de l'humérus chez un enfant de deux mois.

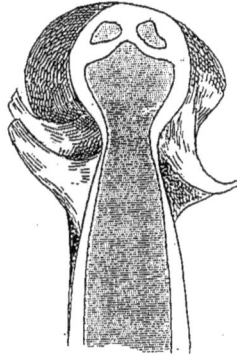

Fig. 184. — La même à cinq ans.

mobilisations douces, faites par le malade lui-même, voici comment :

sieurs livres, elle mange de très bon appétit. Elle court et s'amuse avec les autres
enfants.

Le 20 novembre on cesse toute compression; les fistules sont demeurées fermées;
le coude est diminué de volume; la région paraît saine.

L'enfant fait des mouvements étendus sans douleur.

Elle nous quitte fin décembre 1896 entièrement guérie et ayant recouvré la totalité des mouvements de l'articulation.

Depuis lors la guérison s'est maintenue.

Obs. 53. Lucie G.., quatorze ans, entrée à la villa Notre-Dame le 15 novembre 1895.

Antécédents tuberculeux dans la famille : un frère mort de coxalgie suppurée.

Antécédents personnels. — Mal de Pott avec abcès. — Ostéite suppurée du fémur
gauche.

Tumeur blanche du coude droit; mouvements très douloureux; fongosités
ramollies dans la région olécranienne. Première ponction le 1er décembre ; il ne
vient que des grumeaux. Une injection de naphtol est faite tous les deux jours
jusqu'à concurrence de 9 injections avec huit ponctions. — Puis compression
ouatée, qui est laissée un mois entier.

On enlève l'appareil; l'articulation paraît saine, les fongosités ont disparu; le
coude est libre, mais il existe de la raideur au début; cette raideur a entièrement
disparu au bout de cinq mois.

La malade est revenue en juillet 1897: la guérison a persisté.

Le bras est maintenu par deux courroies ou par une main étrangère sur le plan horizontal d'une table, le malade étant assis. Avec sa main saine celui-ci prend son avant-bras enraidi et lui imprime

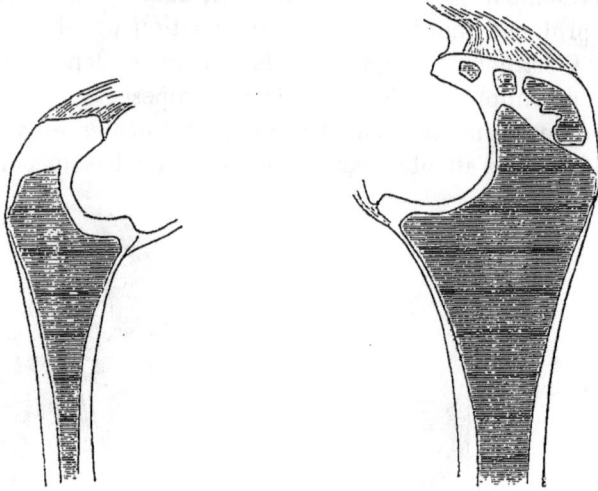

Fig. 185. — Coupe de l'extrémité supérieure du cubitus. Enfant de deux mois. Fig. 186. — La même. Enfant de quatre ans.

de petits mouvements en tous sens : flexion et extension, pronation et supination.

Ce que nous venons de dire se rapporte exclusivement aux ankyloses incomplètes.

Dans le cas où le malade vous arriverait avec une ankylose

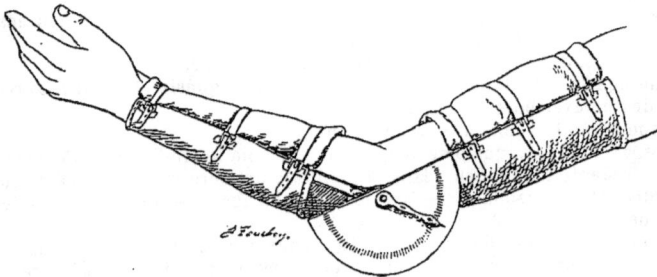

Fig. 187. — Appareil articulé à cadran pour mobilisation du coude.

complète et osseuse, n'y touchez pas, si l'attitude est bonne, c'est-à-dire le coude fléchi de 70 à 90°.

Si l'ankylose est défectueuse, le coude dans l'extension complète, corrigez-la par une ostéotomie incomplète, amorçant le brisement

manuel, ou bien même tenez vous en, exclusivement à l'ostéo-
clasie manuelle, que vous ferez de la manière suivante :

Comme en deux appareils de Scultet mis bout à bout, vous commencez par fixer avec des lattes et des sangles le bras et l'avant-bras.

Puis, tandis qu'un aide maintient solidement le bras, vous sai-
sissez l'avant-bras avec vos deux mains et le portez dans le sens
de la flexion. La séparation se fait au niveau de l'interligne (ou en
mettant les choses au pis, très près de l'interligne) (voir mon livre
de la *Coxalgie*, ostéoclasie, p. 117 et fig. 88).

L'avant-bras est alors fléchi à angle droit, et vous le fixez avec
un bon appareil plâtré que vous laissez de 5 à 6 semaines.

L'ankylose s'est refaite, mais dans une très bonne attitude. Parfois même l'on a eu la chance de voir revenir quelques mouvements
utiles, à la suite de ces corrections, mais l'on n'y comptera pas.

Une résection modelante a pu bien rétablir quelque mobilité
dans un coude ankylosé, — mais combien rarement, — et ce n'a
pas été toujours sans préjudice pour la vigueur du bras — si bien
que, tout considéré et pesé, je n'ose pas vous conseiller de recourir
à cette opération sanglante, lorsque vous êtes en présence d'un
coude ankylosé à angle droit.

C. — POIGNET ET PETITES ARTICULATIONS DE LA MAIN

Anatomie. — Les deux extrémités de l'interligne sont facilement
appréciables. Le milieu de l'interligne, *chez l'adulte*, se trouve à
6 ou 7 millimètres au-dessus d'une ligne droite réunissant les deux
apophyses styloïdes du cubitus et du radius (fig. 188, 189, 190).

Avec ces indications, vous saurez conduire jusqu'à cet interligne
une aiguille très fine.

Assez souvent, vous apercevrez sur la face dorsale de la main
des saillies fongueuses, développées dans les culs-de-sac de la
synoviale. C'est par ces prolongements de la synoviale que vous
ferez alors pénétrer votre liquide dans la cavité articulaire [1].

---

1. Obs. 54. Arthur B..., de Douai, quatre ans.
15 avril 1904. Tumeur blanche du poignet gauche depuis six mois. On lui a
fait des pointes de feu et un appareil plâtré. Lorsque je le vois, je trouve la face
dorsale du poignet bourrée de fongosités pseudo-fluctuantes. Je commence les
injections de naphtol camphré à la dose de 5 gouttes, dans la glycérine. Une injection par jour.
Au troisième jour j'avais du liquide. A partir de ce moment, ponction et injection tous les deux ou trois jours pendant un mois; il a été fait 12 ponctions et
injections, puis 2 ponctions sans injection; et compression avec un pansement

Souvenez-vous que les parties molles n'ont qu'une très petite épaisseur sur la face dorsale du poignet, et qu'on doit, par conséquent, prendre de grandes précautions pour ménager la peau.

Nous renvoyons à ce que nous avons déjà dit à ce sujet pour le cou-de-pied où la situation est identique.

Ankyloses du poignet. — Encore ici le meilleur traitement de l'ankylose, c'est le traitement préventif. Si vous traitez la tumeur blanche par des injections, sans appareil plâtré, le poignet ne

ouaté. Deux mois après, on enlève tout bandage (l'enfant n'a jamais porté depuis son arrivée à Berck qu'un bandage ouaté).

Revu six mois plus tard, poignet sec et indolore. L'enfant a recouvré spontanément tous les mouvements de ce poignet en apparence ankylosé à son arrivée ici.

1er janvier 1906. La guérison est demeurée parfaite.

OBS. 55. Gustave G..., d'Arras, neuf ans : tumeur blanche suppurée du poignet droit datant de huit mois.

Lorsque je le vois en juillet 1903, il a un abcès du volume d'un œuf sur le poignet. La peau est violacée, très amincie et même en une place, grande comme une pièce de 50 centimes, déjà couleur feuille morte. Il s'agit tout d'abord de sauver cette peau et de ne pas laisser s'établir une fistule.

Nous vidons immédiatement l'abcès en piquant la peau saine à 2 ou 3 centimètres de la plaque signalée. Puis nous faisons encore une deuxième ponction le même jour et encore deux le surlendemain et les jours suivants, toujours sans injection consécutive.

La peau tient bon toujours et la plaque n'étant plus tendue se rétracte, se rapetisse et se raffermit sans prendre encore néanmoins une coloration rosée. Cependant treize jours plus tard, la peau vivait nettement à cet endroit.

A ce moment nous avons pu commencer les injections de naphtol camphré à raison d'une injection d'un demi-gramme par jour. Après deux jours, sous l'influence du naphtol camphré, la poche s'est remplie. Nous avons fait, à partir de ce moment, 15 ponctions et injections à raison d'une tous les deux jours.

Après quoi, nous avons fait 3 ponctions, une tous les deux jours, sans injection consécutive — et fini par une bonne compression ouatée.

Pendant tout le temps du traitement il n'y a pas eu d'appareil, seulement un copieux pansement ouaté.

Après deux mois de repos nous avons enlevé tout pansement.

Le poignet était sec et indolore.

L'enfant a commencé à faire mouvoir son poignet en apparence ankylosé jusque-là.

Et six à huit mois après il avait recouvré spontanément la totalité des mouvements.

12 décembre 1905. L'enfant a été revu et va tout à fait bien.

OBS. 56. Marie N..., cinquante-trois ans. C'est une malade de mon ancien assistant le Dr Bergugnat (d'Argelès-Gazost).

Tumeur blanche du poignet, déjà fistuleuse, s'étant propagée jusqu'au tiers inférieur des os de l'avant-bras et à la totalité des os du carpe.

Je l'ai vue en consultation avec le Dr Bergugnat : c'était « une main à couper »! Cependant nous tentons la conservation; 12 injections de naphtol camphré sont faites par le Dr Bergugnat pendant trois mois, une tous les huit jours.

Je l'ai revue un an plus tard. Tous les foyers sont éteints. La guérison est parfaite et, chose étrange, la malade, qui avait le poignet ankylosé, a recouvré quelques mouvements, 25 à 30° au moins.

Elle ne se plaint que de ne pas avoir la totalité des mouvements du poignet!

Je lui fais remarquer qu'elle doit s'estimer trop heureuse d'avoir conservé sa main et son bras!...

s'ankylosera pas. Je n'ai plus vu d'ankylose de cette articulation, depuis que je traite ainsi les arthrites tuberculeuses radio-carpiennes.

Mais un malade, traité ailleurs, peut vous arriver avec une ankylose déjà constituée. Si celle-ci est fibreuse, vous la traiterez par les petits moyens : massages, bains; et vous laisserez le malade imprimer lui-même avec sa main saine quelques mouvements doux (cinq ou six séances quotidiennes de 10 minutes

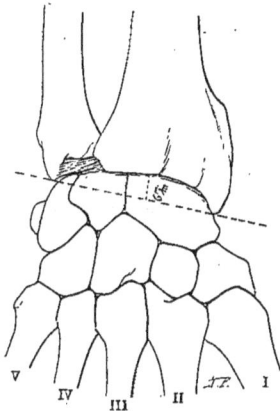 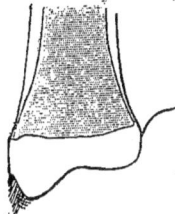 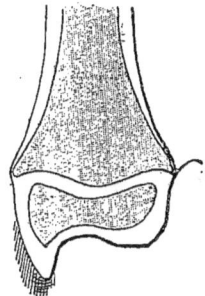

Fig. 188.   Fig. 189.   Fig. 190.

Fig. 188. — Le point de repère pour les injections dans l'articulation radio-carpienne se trouve à 6 millimètres au-dessus du milieu d'une ligne rejoignant les extrémités des apophyses styloïdes du cubitus et du radius.
Fig. 189. — Extrémité inférieure du cubitus chez un enfant de deux mois.
Fig. 190. — Extrémité inférieure chez un enfant de cinq ans.

chacune), l'avant-bras étant immobilisé par une main étrangère ou par une courroie sur une table.

Si l'ankylose est osseuse, n'y touchez pas [1].

Tumeur blanche de la main et des doigts. — On voit ci-contre la situation de l'interligne dans les articulations médio-carpiennes.

Ces tumeurs blanches doivent être attaquées par des injections très discrètes, à doses très petites, espacées, faites chaque fois en des points différents, de manière à ménager la peau tout en atteignant les lésions.

1. Cependant il m'est arrivé personnellement d'y toucher dans un cas d'ankylose complète chez une jeune fille de Rotterdam, où par une intervention non sanglante (sous chloroforme) j'avais rompu les adhérences osseuses. J'ai vu les mouvements revenir en totalité, grâce, je dois le dire, à un traitement consécutif de plusieurs mois; traitement très doux et très méthodiquement dirigé par un masseur habile et instruit, mon regretté ami, le Dr Fourrière.

C'est de la même manière qu'on doit traiter, en songeant toujours à l'intégrité de la peau, le spina ventosa, je tiens à le dire
en passant quoique le spina ventosa ne rentre pas, à vrai dire,
dans notre étude, puisque c'est une maladie de la diaphyse des

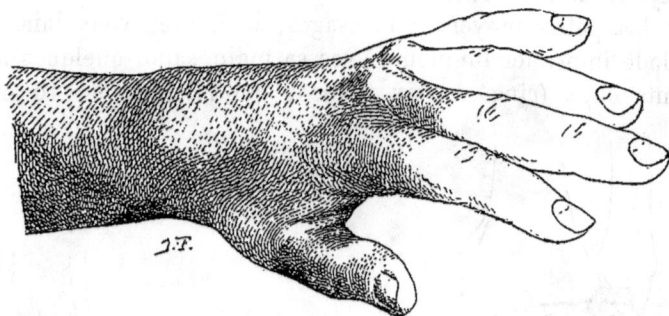

Fig. 191. — Gonflement de la région dorsale du poignet : tumeur blanche.

phalanges plutôt que de la jointure, au moins au premier stade
de son évolution.

Les ankyloses des doigts se traiteront par les mêmes petits
moyens que celles du poignet s'il s'agit d'ankyloses fibreuses.

S'il s'agit d'ankyloses osseuses, vous n'y toucherez pas[1].

_____

1. Encore ici cependant, j'ai obtenu un résultat complet chez un enfant de Paris
qui avait une ankylose osseuse des deux phalanges du pouce. Quatre mois après la
rupture forcée de l'ankylose, le résultat était acquis, grâce également au D' Fourrière.

CHAPITRE XIX

CONVALESCENCE

A quels signes reconnait-on qu'une tumeur blanche est guérie? A ce qu'il n'y a plus de fongosités appréciables et à ce qu'il n'y a plus de douleurs ni spontanées ni à la pression des extrémités articulaires.

La disparition de la douleur à la pression, voilà le criterium de la guérison clinique.

A partir de ce moment comptez encore 4 à 6 mois au minimum avant de croire à la guérison anatomique.

Après ces quatre à six mois, rendre peu à peu la jointure à ses fonctions normales à moins qu'on ne recherche l'ankylose, auquel cas on conserve longtemps un appareil.

Par des précautions d'ordre général et d'ordre local, assurer la conservation de la guérison.

Et améliorer, si possible, la fonction par de petits moyens, massages, bains, éducation de la marche, etc.

Diagnostic de la guérison.

S'il y a un intérêt capital à savoir reconnaître, dès son début, une tumeur blanche existante, l'intérêt n'est pas moindre à savoir dire à quel moment la maladie est véritablement éteinte.

Si vous vous trompez, si vous prenez une rémission du mal pour sa guérison, les conséquences de votre erreur peuvent être désastreuses.

Vous avez laissé marcher ou travailler votre malade; et cette liberté prématurée amène trop souvent une poussée nouvelle du mal, une rechute.

Il était à la veille de la guérison; pour vous être trop hâté, le voilà condamné à souffrir encore une année, et peut-être plus, d'une maladie déjà bien longue! Encore s'il ne s'agissait que d'une perte de temps? mais le mal peut réapparaître sous une forme plus grave qu'à la première atteinte.

Que dirai-je du découragement des parents, qui, après vous avoir pressé eux-mêmes de rendre la liberté à l'enfant, n'hésitent pas le plus souvent à vous accabler de leurs reproches, en vous rendant responsable de cette rechute déplorable.

Il est donc du plus grand intérêt pour tout le monde que vous sachiez faire à coup sûr le diagnostic de la disparition définitive du foyer morbide.

C'est toujours chose difficile et délicate, car la disparition des manifestations cliniques de la tumeur blanche ne signifie pas absolument guérison anatomique.

Il en est à la fin de même qu'au début : Le foyer tuberculeux de la jointure, avant de se révéler à nos moyens d'examen et d'exploration, avant d'exister cliniquement, existe en réalité anatomiquement à l'état d'incubation, depuis plusieurs mois, et même, dans tel cas exceptionnel, depuis un an et plus. De la même façon, après la disparition de toutes les manifestations cliniques, le noyau tuberculeux persistera à l'état latent ou prétendu latent pendant une période plus ou moins longue, — quelques mois généralement et parfois même, dans tel cas exceptionnel, plus d'une année, — avant de s'éteindre tout à fait.

Cela est vrai surtout des tumeurs blanches qui n'ont pas eu d'abcès spontané ou d'abcès artificiellement provoqué, par les injections, car dans ce dernier cas la guérison effective, l'extinction de tout germe tuberculeux est la conséquence du traitement, lorsque du moins tous les points malades de la jointure communiquent avec la cavité de l'abcès.

Vous ne parlerez donc pas de guérison avant qu'il ne soit bien constaté qu'il ne s'est pas produit la moindre manifestation clinique du mal depuis au moins cinq ou six mois.

Ceci dit, les signes de guérison diffèrent naturellement un peu, suivant qu'il s'agit d'une jointure mobile ou d'une jointure ankylosée.

1er cas, où les mouvements sont conservés. — On reconnaîtra que la tumeur blanche bénigne est guérie, cliniquement, à la disparition de tous les signes qui avaient permis de faire le diagnostic, c'est-à-dire à l'absence de toute douleur, spontanée ou à la pression des extrémités articulaires; à l'indolence des mouvements de la jointure dans les limites où ils seront conservés.

Ainsi donc, une certaine limitation des mouvements peut persister sans qu'on doive en conclure que la tumeur blanche n'est pas guérie. Il faut en dire autant d'un certain gonflement des extrémités osseuses, qui contraste parfois avec l'atrophie appréciable des masses musculaires de la région, gonflement osseux, qui peut persister malgré la guérison ; comme par exemple dans certaines formes « hyperostosiques » de tumeur blanche du genou.

On conçoit, lorsque ce gonflement des os était très marqué à la période active du mal, qu'il ne disparaisse pas complètement malgré la disparition des germes tuberculeux. Bien qu'assainis, les os ne vont pas instantanément revenir sur eux-mêmes, et non plus les tissus mous périarticulaires. Il suffit que ceux-là soient devenus indolores à la pression, et que ceux-ci, au lieu de la sensation de fausse fluctuation des fongosités, donnent une sensation de résistance, de plastron scléreux, de cicatrice fibreuse, pour qu'on puisse conclure à la guérison du mal.

Cette notion est importante à retenir.

En effet, malgré la guérison acquise, ce n'est parfois qu'après une ou plusieurs années que ce gonflement, soit des os, soit des tissus mous articulaires, finira par disparaître à peu près complètement.

Tel est le diagnostic de la guérison clinique.

Mais, avant de conclure à la guérison anatomique complète, ai-je dit, attendez encore plusieurs mois, de quatre à six, ou même davantage. Il vaut mieux être deux fois sûr qu'une, surtout dans ces cas où l'on recherche la guérison intégrale, et où la rechute serait particulièrement désastreuse.

Ayez pour principe de ne permettre à l'enfant de marcher (pied ou genou), ou de travailler (membre supérieur) que lorsqu'il s'est écoulé de six mois à un an depuis la disparition de tout signe clinique.

2º cas, où la jointure est ankylosée. — Le diagnostic de guérison se fera de même par l'absence de douleur spontanée, ou à la pression des extrémités articulaires.

L'atrophie, la raideur, les douleurs éveillées par des essais de mobilisation de la jointure, ne sont pas des signes de non-guérison, non plus que la tendance des leviers articulaires à revenir à une attitude vicieuse ; car la traction des muscles et la rétraction des parties molles peuvent reproduire ou augmenter une déviation, même après la disparition effective du processus tuberculeux.

Devoirs du médecin pendant la convalescence de la tumeur blanche.

Après ces indications générales, entrons dans quelques détails.

Ainsi donc vous rendez à l'enfant sa liberté, alors qu'une période de cinq à six mois, suivant le cas, s'est écoulée depuis la disparition de toute manifestation clinique.

Mais votre rôle n'est pas fini. Il est, pendant encore plus d'une année, tout aussi important que pendant la période active de la maladie.

Et pourtant la plupart des médecins se désintéressent du malade, dès que celui-ci n'a plus ni douleurs, ni empâtement fongueux de la région articulaire.

Ils ne savent pas qu'ils ont encore un double devoir à remplir :

1er devoir. — Le médecin doit rendre le malade à la vie ordinaire progressivement, afin d'éviter la récidive. Pour cela il faut qu'il surveille l'état général et l'état local de sa jointure.

2e devoir. — Il doit surveiller le résultat fonctionnel obtenu ; empêcher ce bon résultat de se compromettre ou de s'amoindrir et au contraire s'efforcer de l'améliorer, toutes les fois que cela se peut.

1er devoir : empêcher la récidive.

Il prendra donc des précautions d'ordre général et d'ordre local. J'entends par précautions d'ordre général, qu'il ne faut pas se hâter de ramener le sujet guéri à Paris ou dans une grande ville, ou dans le mauvais milieu où il était tombé malade. Il faut le garder à la mer ou à la campagne. Il faut s'occuper de son alimentation et de son hygiène, le préserver de toute contagion possible. — Combien n'est-il pas d'enfants véritablement guéris qui, ramenés prématurément dans Paris, sont retombés !

Au point de vue local : on ne peut imposer d'emblée à une articulation qui vient d'être malade, le même travail qu'à une jointure restée toujours saine. C'est progressivement qu'on la rendra à ses fonctions normales.

Qui s'étonnera, s'il s'agit des membres inférieurs, que la station debout ou la marche ne puissent être que de quelques minutes au début?

Dans certains cas, il faut venir au secours de cette jointure fragile, en l'entourant d'un appareil qui en assurera le repos, ou bien en faisant porter des béquilles ou des bâtons, qui la déchargent plus ou moins du poids du corps, s'il s'agit du genou ou du pied.

Encore ici la conduite à tenir n'est pas la même, suivant que la jointure a guéri avec des mouvements ou bien avec une ankylose.

a) *Dans le cas où l'articulation a conservé tous les mouvements*, où la guérison est intégrale, on n'usera de l'appareil que pendant les exercices de marche. Dans l'intervalle, pendant le jour et toute la nuit, l'enfant sera libre.

De cette façon l'articulation reste plus souple, les muscles plus vigoureux, et par conséquent la guérison plus belle.

Le port de l'appareil, réservé exclusivement au temps des exercices de marche, ne peut rien compromettre, ni cette souplesse de la jointure, ni cette vigueur des muscles; et l'appareil nous donne une grande sécurité pour la marche.

Sans lui, nous serions trop exposés aux entorses, aux faux pas, à la fatigue de l'articulation.

Cet appareil est un appareil amovible en celluloïd ou en cuir; s'il s'agit d'une tumeur blanche du genou, il prend le bassin et le pied; il est articulé à la hanche et au pied, rigide, au contraire, au genou.

S'il s'agit d'une tumeur blanche tibio-tarsienne, c'est un appareil allant des orteils au genou avec quelques mouvements très limités au pied.

On met l'enfant debout, les mains appuyées sur une table, cinq minutes toutes les heures pendant la première semaine; puis, dès le huitième jour, on lui fait faire ses premiers pas avec l'appui de deux mains solides le soutenant sous les aisselles, cinq minutes toutes les heures, et cela pendant un mois environ.

A partir du trentième jour, l'enfant sera généralement capable de marcher seul avec l'appui de deux longs bâtons. Il marchera ainsi dix minutes toutes les heures pendant trois mois. Dans l'intervalle des exercices, l'enfant restera couché. Au quatrième mois, il marchera avec l'appui d'une canne tenue du côté sain, dix à quinze minutes toutes les heures pendant encore quatre mois au moins; de sorte que ce n'est guère que huit à douze mois environ après sa mise sur pieds qu'on doit permettre à cet enfant de vivre de la vie de tout le monde.

b) *Si la jointure est guérie par ankylose*, les divers exercices de station debout et de marche peuvent être poussés un peu plus vivement que dans le cas précédent; mais ce qui fait surtout la différence, c'est que le malade peut et doit porter un appareil immobilisateur, puisque nous avons intérêt à conserver l'ankylose.

Cet appareil sera, pendant les six à dix premiers mois, un plâtre « moyen » allant, pour la tumeur blanche du genou, de l'ischion aux orteils, puis un petit plâtre laissant le pied libre, et qui est la genouillère classique, renouvelé tous les quatre mois pendant un an environ; après quoi, si l'attitude se maintient bonne ou presque bonne spontanément, on appliquera un petit appareil amovible en celluloïd ou en plâtre, que le malade portera seulement pour la marche, pendant encore approximativement une année.

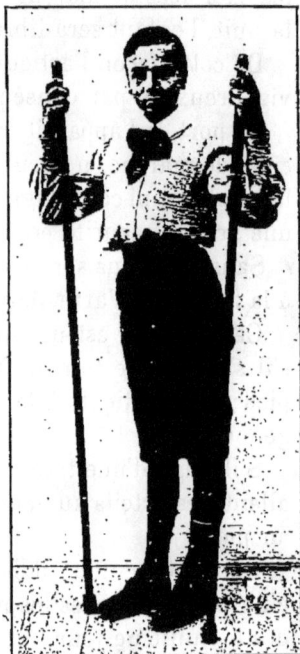

Fig. 192. — Les bâtons qui remplacent avantageusement les béquilles pour le convalescent.

Ces petits appareils en plâtre ou en celluloïd ne sont pas gênants, bien au contraire; grâce à ces petits tuteurs, l'aisance et la perfection de la marche sont telles qu'on ne peut guère soupçonner que l'enfant est muni d'un soutien artificiel quelconque.

S'il s'agit d'un genou qu'on voudrait enraidir, et qui ne veut pas se souder, on fera porter pendant deux et trois ans et quelquefois plus pour les enfants de la ville, un grand appareil en celluloïd, raide au genou, mais articulé à la hanche et au pied; ou simplement un plâtre « moyen », s'il s'agit d'enfants de l'hôpital.

Je n'use guère des béquilles que pour les enfants que les parents veulent absolument faire marcher pendant le cours du traitement actif de la tumeur blanche. Pour tous les autres je n'y ai recours que dans les premiers jours de la mise sur pieds, et j'estime qu'on abuse de leur emploi pendant la convalescence.

Avec elles l'enfant marche sur trois jambes, qui sont la jambe saine et les deux béquilles, et il ne demande rien à la jambe malade, ce qui, après des mois et surtout des années, se traduit par une hypertrophie de la jambe saine, déjà beaucoup trop développée relativement, et par une atrophie plus grande de la jambe malade, asymétrie qui suffit à rendre les deux pas inégaux, c'est-à-dire à faire la démarche irrégulière et, par conséquent, à causer de la boîterie.

A la place de béquilles, mes malades, ou plutôt mes ex-malades, se servent de longs bâtons (fig. 192).

Avec des bâtons, l'inconvénient signalé plus haut n'existe pas : la jambe malade travaille autant que l'autre.

Par contre, j'ai soin de ne faire marcher les enfants que lorsque cette jambe malade peut fournir un certain travail, c'est-à-dire lorsque la maladie est tout à fait guérie.

Ainsi, ne me servant pas de béquilles, je fais marcher les enfants un peu plus tardivement; mais les résultats sont beaucoup plus beaux. La boiterie est évitée.

Après s'être servi des deux bâtons pendant quelques mois, le malade se contente d'une canne tenue *du côté opposé au côté malade*, et non pas du même côté, comme on le recommande presque toujours.

Grâce à toutes ces précautions, on évitera la récidive, ou tout au moins on la rendra aussi rare qu'il est humainement possible ; car une maladie débilitante, apparue malencontreusement peu après la guérison, — grippe, angine, etc., — ou un traumatisme sur la jointure, peuvent causer une récidive, quoi qu'on ait fait. — Que les parents fuient donc tous les foyers de contagion, et gardent soigneusement l'enfant de toute chute et de tout choc.

2ᵉ devoir : améliorer le résultat fonctionnel.

Mais il ne suffit pas de savoir éviter la récidive. Le *deuxième devoir* du médecin est, répétons-le, d'empêcher le résultat fonctionnel de se compromettre, et même de tout faire pour l'améliorer encore.

1ʳᵉ cas : Guérison intégrale. — En pareil cas, où le résultat fonctionnel est parfait, il faudrait, pour le compromettre, la réapparition de la maladie; le meilleur moyen de conserver ce résultat fonctionnel est donc d'éviter celle-ci, nous venons d'apprendre comment.

Pour augmenter la vigueur des muscles on fera quelques massages très doux, mais assez loin de la fin de la maladie. Les massages faits trop hâtivement ou avec trop de vigueur, sont mauvais, à plus forte raison les massages que certains ne craignent pas de conseiller pendant la période active de la tumeur blanche.

2e cas : Guérison par ankylose. — C'est surtout lorsque la guérison s'est faite par ankylose plus ou moins serrée que, pour conserver le résultat fonctionnel obtenu, la surveillance du médecin doit être attentive pendant longtemps.

Voici ce qui se passe très souvent à l'heure actuelle pour les tumeurs blanches du genou. Les enfants, lorsque le médecin les abandonne et déclare le traitement fini, sont dans un état des plus satisfaisants ; l'attitude est très favorable.

Eh bien, revoyez ces enfants quelques années après. Bon nombre d'entre eux, sans avoir eu de véritable rechute, ont une attitude vicieuse marquée. Ils en sont arrivés là progressivement et presque insensiblement.

Pourquoi ?

Parce qu'ils n'ont pas été surveillés.

Ce genou raide avait cependant quelques mouvements obscurs dont les parents étaient heureux ; mais ces mouvements ont souvent rendu le plus mauvais service à l'enfant, puisqu'ils ont permis aux deux leviers articulaires de prendre une attitude de plus en plus vicieuse.

Cela est arrivé parce que l'ankylose n'était pas assez fixe, — parce que, n'étant pas assez fixe, la jointure, et c'est surtout du genou que je veux parler, n'a pas été maintenue assez longtemps par des appareils précis ; parce que l'appareil a été abandonné trop tôt ; ou bien qu'il était insuffisant ou défectueux, incapable de contre-balancer le fâcheux effet du poids du corps sur la position des leviers articulaires du genou.

L'indication même de ces causes de déviation nous donne le remède :

1° C'est, pendant le traitement, à la période active du mal, d'obtenir une attitude parfaite.

2° Après la guérison du malade et la mise sur pied, de le surveiller de très près et de lui conserver aussi longtemps qu'il est nécessaire un appareil en plâtre ou en celluloïd.

3° De n'employer que des appareils précis nous donnant toute sécurité.

Lorsque le malade vous revient avec une déviation qui s'est pro-

CALOT. — Traitement des tumeurs blanches.   17

duite plus ou moins longtemps après et malgré la guérison, vous lui appliquerez le traitement déjà indiqué au quatrième cas clinique pour la correction des attitudes vicieuses et des ankyloses en mauvaise attitude, en notant qu'il ne s'agit presque jamais d'ankylose complète; que, jusque dans les cas diagnostiqués tels, vous trouverez, en insistant, sur les deux leviers articulaires, quelques mouvements obscurs; — et qu'il vous sera par conséquent possible de les corriger par des manœuvres non sanglantes, en deux ou trois étapes avec l'aide du chloroforme, et même, si les parents s'opposent à la narcose, sans chloroforme, en quatre ou cinq étapes; échelonnant les séances de quinze jours en quinze jours.

Mais redisons que les déviations consécutives aux tumeurs blanches et justiciables d'une intervention deviendront de plus en plus rares, si les médecins surveillent davantage le malade dans les années qui suivent la guérison. En effet le meilleur traitement à leur opposer, c'est encore le traitement préventif. Il faut les empêcher de se produire. Et cela, nous le pouvons si nous obtenons des parents attentifs qu'ils nous montrent leurs enfants, pendant longtemps, au moins une fois par mois, à partir du moment où ceux-ci auront été délivrés de leurs appareils.

C'est le moment de se demander quels sont les moyens d'améliorer la fonction du membre.

Traitement des muscles : massages, électrisation, bains. — Éducation de la fonction.

Le meilleur moyen d'assurer la correction de la fonction, c'est de conserver au membre malade une longueur, une attitude, une souplesse aussi normales que possible.

C'est à cela qu'aboutit le traitement que nous avons indiqué dans ce livre.

Mais ce que nous avons dit se rapporte aux os et à l'articulation. Il y a cependant autre chose : il y a une question de muscles, très importante pour décider du plus ou moins de perfection de la fonction du membre.

Un enfant atteint de paralysie infantile d'une région articulaire sera plus ou moins impotent, et cependant n'a-t-il pas une articulation souple et des os de longueur sensiblement normale? Il est impotent parce qu'il a de mauvais muscles.

Il en est de même ici.

Nous devons rendre aux muscles atrophiés et mous du membre malade leur vigueur, par tous les moyens connus : — massages, électrisations à courants induits ou à courants continus, bains de mer chauds, bains salés, etc.

Mais aucun de ces moyens ne doit être employé pendant la période active de la maladie.

J'ai déjà dit que masser les muscles péri-articulaires avant la guérison de la tumeur blanche est l'affaire des rebouteurs ignorants, mais non pas d'un médecin prudent. Pendant la période active du mal, les massages risquent d'attiser la maladie, de la même manière, bien qu'à un degré moindre cependant, que la liberté de se servir du membre malade.

On attendra donc que la tumeur blanche soit *guérie depuis au moins 5 à 6 mois* avant de masser les muscles. Au début les massages seront doux et courts; plus tard ils seront plus prolongés et plus vigoureux.

Le même délai doit être observé pour les bains de mer, chauds ou froids ou même les bains dans nos stations thermales, et pour l'électrisation.

Mais tout cela ne fait pas encore bien marcher. Il ne suffit pas d'avoir un bon outil, il y a la manière de s'en servir.

Certains enfants ne savent plus se servir de cet outil redevenu bon. Il faut le leur réapprendre.

A plus forte raison doit-on faire cette éducation de la fonction chez ceux qui conservent une atrophie notable de la région naguère malade.

On y réussit sans grande difficulté, avec une volonté ferme et une douce persistance. Prenez, par exemple, tel enfant qui boite beaucoup; faites-le venir quelques minutes chaque jour chez vous et enseignez-lui à marcher aussi correctement que possible, — en le reprenant à chaque pas, en lui reprochant cette chute d'épaule, cette torsion disgracieuse du bassin, cette manière de tenir et de poser le pied, cette inégalité dans la durée et la valeur des pas ; en le grondant et le stimulant à chaque instant, jusqu'à ce qu'il ait effacé ou atténué sensiblement tout ce qui constituait la défectuosité de sa marche.

Vous arriverez à des résultats surprenants après quelques séances : la boiterie de l'enfant aura diminué des trois quarts en moins de huit jours, tandis qu'il marche devant vous ; — mais au dehors, loin de vos yeux, il reprendra longtemps encore sa marche défectueuse, et les parents devront continuer votre œuvre en le harcelant de rappels incessants : « Fais attention ! Marche bien ! »

Car il peut marcher bien ou mal, suivant qu'il fait un effort ou se laisse aller.

S'il fait un effort, les muscles affaiblis donnent le maximum de rendement et soutiennent la pesée du corps, empêchant la chute du tronc et le balancement qui constituent la boiterie.

S'il ne fait pas cet effort, s'il ne vous écoute pas, les muscles affaiblis se dérobent à leur devoir, et alors la chute du corps et la boiterie deviennent horribles.

Ce n'est donc que par un effort volontaire de chaque seconde, en méditant chaque pas, si je puis dire, que l'enfant réussit à bien marcher. On conçoit qu'il se fatigue promptement. Ce muscle, qui est forcé, devient bien vite inférieur à sa tâche, et la boiterie recommence aussitôt.

Faites donc reposer l'enfant dès que la fatigue se produit, et recommandez aux parents de l'arrêter lorsqu'il ne veut plus marcher bien. Petit à petit, il sera capable d'un effort plus prolongé, parce que les muscles se seront fortifiés par cet exercice, qui est le meilleur et le plus intelligent des massages, et un temps viendra où l'enfant marchera « bien » assez longtemps, puis toujours, sans même y penser. De même chacun de nous est capable, après un certain temps, d'accomplir instinctivement, sans effort, tel acte, tel exercice, qui nous demandait au début une peine physique ou une tension cérébrale considérables.

Voilà ce que peut l'éducation de la marche pour tirer parti d'une jambe atrophiée, supprimer, ou tout au moins atténuer grandement la boiterie.

Je fais cette éducation chez certains enfants pendant plus de six mois, les voyant presque chaque jour, quelques minutes à ma consultation, ou à l'hôpital, ou dans mes cliniques.

Faut-il s'étonner qu'on puisse arriver ainsi à des résultats fonctionnels entièrement satisfaisants ! Ne sait-on pas qu'une jeune fille coquette parvient, par un effort de volonté constant, à masquer des raccourcissements et des atrophies notables, tandis que ces mêmes raccourcissements ou atrophies feront boiter épouvantablement un garçon insouciant et paresseux, à qui l'amour-propre et le sens esthétique personnel sont inconnus ?

Les chaussures.

En parlant de l'ankylose du genou (voir p. 291 et 220) nous avons étudié la question des semelles, à placer tantôt sous le pied du déjà côté malade, tantôt sous le pied du côté sain.

Il ne vous arrivera à peu près jamais, si vous avez employé les traitements indiqués dans ce livre pour la tumeur blanche du genou ou du pied, et si vous avez corrigé les déviations, d'observer des atrophies, des raccourcissements assez marqués pour nécessiter l'emploi d'une chaussure orthopédique spéciale,

Si pourtant le cas se présentait, vous feriez construire ces chaussures en suivant les indications que nous avons données à ce sujet dans notre livre de la coxalgie, page 214.

Ankyloses.

Nous avons parlé de la conduite à tenir pour chaque ankylose en particulier, lorsque nous avons fait l'histoire des diverses tumeurs blanches (voir p. 190 et suivantes). Nous voulons rappeler simplement que chez les enfants il n'est pas rare de voir les mouvements revenir d'eux-mêmes, au bout d'un ou deux ans, par le simple usage du membre, — et qu'en aucun cas vous ne devez toucher à ces ankyloses qu'avec la plus extrême circonspection.

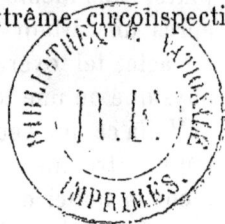

CONCLUSION

Je ne veux pas finir ce livre sans vous redire une fois de plus qu'en présence d'une tumeur blanche vous arrivant dès le début, vous devez avoir le double objectif suivant :

1° Guérir le foyer tuberculeux, et pour cela ne pas ouvrir ou ne pas laisser s'ouvrir ce foyer, mais attaquer le mal par des injections intra-articulaires.

2° Sauvegarder la fonction. Pour cela : a) guérissez vite [les injections y réussissent], b) ne laissez pas les appareils plâtrés sévères au delà du temps strictement nécessaire, à savoir : 4 à 6 mois. Mais après l'enlèvement du plâtre, conservez encore pendant au moins 6 mois ces articulations au repos.

Par ces moyens, vous guérirez la tumeur blanche avec un membre normal, dans la majorité de ces cas, venus au début — et dans les autres cas, si vous ne guérissez qu'avec une jointure raide, cette jointure sera du moins en bonne attitude, très solide et rendra encore des services presque normaux, à peine amoindris, le plus souvent...

Comme nous sommes loin des infirmités lamentables que laissaient presque toujours les tumeurs blanches, il y a vingt ou trente ans, aux malades les plus heureux !...

Oui, aux plus heureux, car ceux-là, c'étaient ceux qui avaient échappé à l'amputation ou à la mort !...

Et, ce qui n'est pas le moindre mérite de la nouvelle méthode de traitement, vous saurez arriver à ces résultats sans opérations sanglantes, par des moyens relativement rapides, par des moyens simples, bénins et d'application facile pour tous les praticiens [1]....

---

1. *La méthode de Bier ? ? ?*
Vous en entendez parler de tous côtés, depuis quelque temps ; et vous me demandez ce qu'elle vaut.
Je ne la connais pas assez pour la juger définitivement, mais ce que je puis dire, c'est qu'il vient de m'arriver deux tumeurs blanches du poignet qui ont été traitées ainsi par un grand chirurgien. Dans les deux cas, *l'aggravation* de la tuberculose a

été *très manifeste* et *très rapide*. Sur ces poignets, à peine touchés avant l'emploi de la méthode Bier, se sont développés, dans les 2 à 3 mois qu'a duré son application, des gros paquets de fongosités exubérantes, à demi caséifiées, à demi liquéfiées, avec un *véritable lac de pus* en manchon tout autour des deux jointures — comme je n'en avais peut-être jamais vu.

De plus, dans l'un des poignets s'était faite la fistulisation en deux points et l'autre poignet allait se fistuliser lorsque le malade nous est arrivé : bref, « deux mains à couper » disait-on autour de moi.

Nous éviterons l'amputation pour le deuxième poignet grâce uniquement aux ponctions immédiatement faites, avec nos injections ordinaires.

Mais l'amputation ne pourra pas être évitée pour le premier poignet.

Au total, sur deux cas que nous connaissons bien, le résultat a été une fois franchement mauvais et l'autre fois véritablement désastreux. J'ai eu connaissance de deux autres malades chez qui l'emploi de la méthode a abouti à deux échecs complets, également.

Je me garderai de juger la méthode d'après ce trop petit nombre de cas, mais vous comprendrez aisément que cela ne m'encourage pas à l'essayer — lorsque surtout notre méthode habituelle, exposée dans ce livre, nous donne pour des cas pareils, les résultats que vous savez.

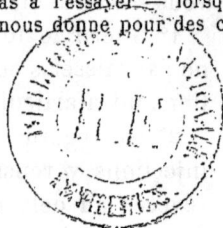

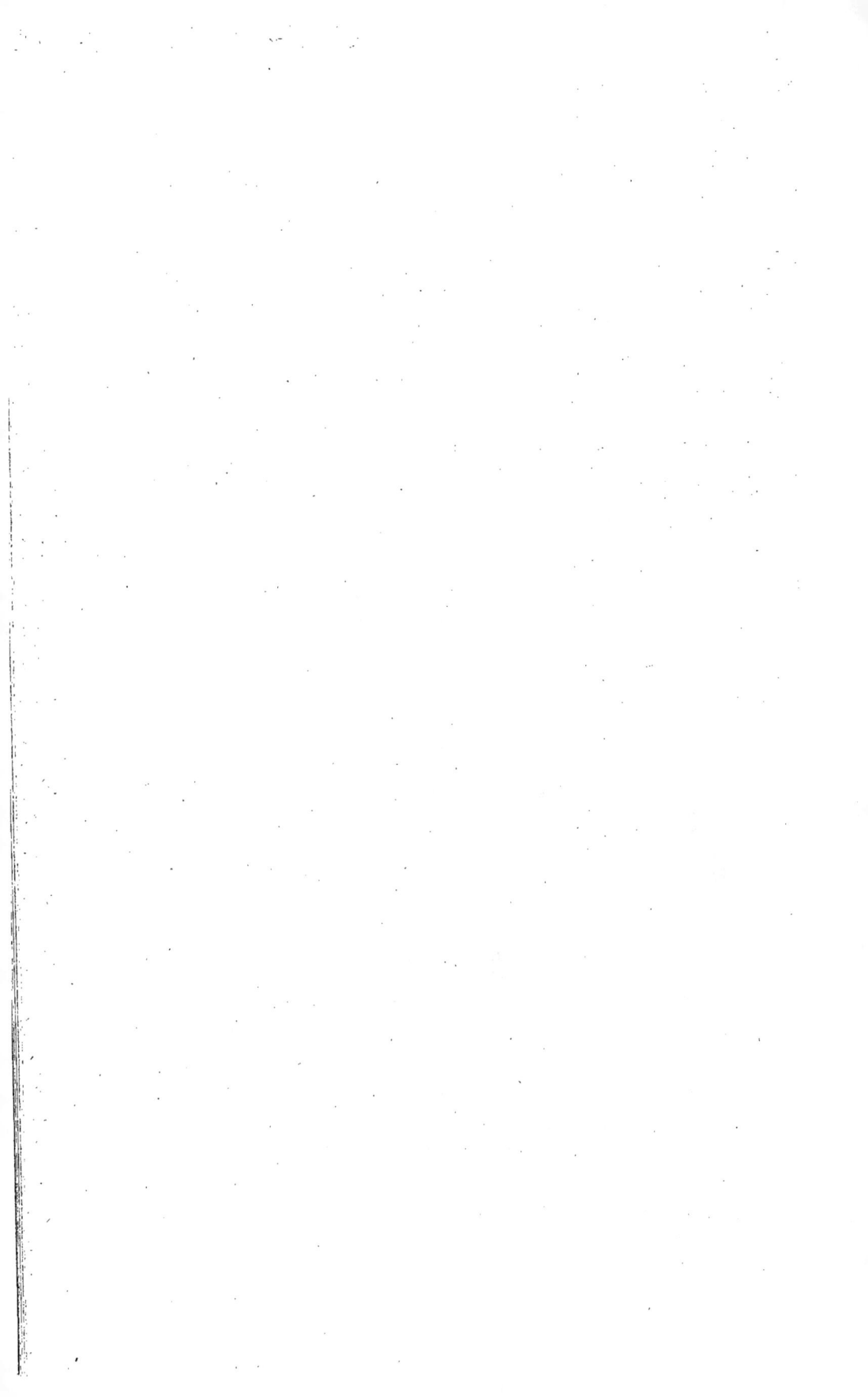

TABLE DÉTAILLÉE DES MATIÈRES

2 CHAPITRES PRÉLIMINAIRES SUR LE DIAGNOSTIC ET LE PRONOSTIC

CHAPITRE I

Diagnostic de l'arthrite tuberculeuse au début.

SOMMAIRE. — Il faut chercher : 1° s'il y a quelque chose dans la jointure.
2° Si ce quelque chose est une arthrite tuberculeuse.
1° S'il y a quelque chose dans la jointure, les mouvements n'ont pas leur amplitude absolument normale et il existe une sensibilité à la pression sur un ou plusieurs points des extrémités articulaires.
2° S'il y a de l'épaississement de la synoviale, et, à plus forte raison, des fongosités appréciables; — s'il y a du gonflement des ganglions correspondants; — s'il y a de l'atrophie du membre et un épaississement du pli de la peau, — c'est de l'arthrite tuberculeuse.
A défaut de ces signes directs, la durée, au-delà de quelques semaines, de l'impotence ou de la douleur, les commémoratifs, l'état général, etc., permettent d'éliminer le rhumatisme, l'entorse, la syphilis articulaire, l'hydarthrose simple, etc..

CHAPITRE II

Pronostic de la tumeur blanche suivant les cas et suivant le traitement.

SOMMAIRE. — 1° *La tumeur guérira-t-elle?*
Oui : si le sujet vit à la mer ou à la campagne, et si vous n'ouvrez pas et ne laissez pas s'ouvrir le foyer tuberculeux de la jointure.
2° *Comment guérira-t-elle?*
Il est toujours possible de conserver ou de rendre au malade un membre en bonne position — solide et utile.

PREMIÈRE PARTIE

TECHNIQUE GÉNÉRALE

CHAPITRE III

A. — TRAITEMENT DU FOYER TUBERCULEUX DE LA JOINTURE

I

Exposé de la question.

CHAPITRE IV

Technique du traitement par les injections.

CHAPITRE V

Documents supplémentaires sur la méthode des injections intra-articulaires.

I. — *Pourquoi l'on doit faire les injections modificatrices dans la cavité articulaire et non pas autour.*

DEUXIÈME PARTIE

Étude clinique des tumeurs blanches.

TRAITEMENT DES TUMEURS BLANCHES
SUIVANT LES CAS

CHAPITRE XII

**1ᵉʳ cas : Tumeurs blanches sèches ou fongueuses
ou tumeurs blanches sans épanchement.**

CHAPITRE XIII

**2ᵉ cas : Tumeur blanche avec épanchement purulent ou séro-fibrineux.
Hydarthrose tuberculeuse.**

TROISIÈME PARTIE

LES TUMEURS BLANCHES EN PARTICULIER

CHAPITRE XVI

La tumeur blanche du genou.

CHAPITRE XVII

Tumeurs blanches du cou-de-pied et du pied.

A. — *Cou-de-pied.*

B. — *Articulation médio-tarsienne et petites articulations du pied.*

CHAPITRE XVIII

Les tumeurs blanches du membre supérieur.

CHAPITRE XIX

Convalescence.

CONCLUSION.

DU MÊME AUTEUR

A

Traité pratique de technique orthopédique.

ONT DÉJA PARU : I. *Technique du traitement de la coxalgie.*
II. *Technique du traitement de la luxation congénitale de la hanche.*
III. *Technique du traitement des tumeurs blanches.*
POUR PARAITRE TRÈS PROCHAINEMENT : 1° *L'orthopédie du praticien ou L'orthopédie qu'il faut savoir.*
2° *Technique du traitement du mal de Pott.*
EN PRÉPARATION : *Technique du traitement de la scoliose, de la paralysie infantile, du pied bot, torticolis, tarsalgie, maladie de Little, difformités rachitiques, etc.*

B

Autres publications du même auteur sur les maladies des enfants.

Les maladies qu'on soigne à Berck (443 pages, Masson, 1900). Traitement des adénites, abcès froids, ostéites, tumeurs blanches, coxalgie, mal de Pott, ostéomyélite, scoliose, luxation congénitale de la hanche, paralysie infantile, pied bot, maladie de Little, etc.
Des déviations et difformités chez l'enfant (instructions pratiques pour les éviter, les reconnaître et les guérir), chez l'auteur, 1903.

I. — Sur le traitement marin.

De la valeur du traitement marin contre les tuberculoses externes (*Congrès de Thalassothérapie de Boulogne*, 1894).
Des indications et des contre-indications du traitement marin (*même Congrès*).
Le traitement marin dans les tuberculoses (*Revue des maladies de l'enfance*, 1895).
Le pronostic et le traitement des tuberculoses externes et en particulier de la coxalgie et du mal de Pott, à Berck (*Congrès d'Ostende*, 1895).
De la contribution respective du médecin et du traitement marin dans la guérison de la tuberculose (*Congrès de Biarritz*, avril 1903).

II. — Abcès froids.

Le naphtol camphré en injections peut être toxique [contrairement à l'opinion unanimement soutenue jusqu'alors] (*Bulletins de la Société de Chirurgie*, 1891-1892).
Le traitement des abcès froids (*Congrès de Chirurgie*, 1893).
Le traitement des adénites cervicales sans opération sanglante (*Congrès de Chirurgie*, 1901).

III. — Adénites cervicales.

Le traitement des cicatrices d'origine lymphatique dans la région du cou (*Congrès de Chirurgie*, 1892).
La guérison des adénites cervicales sans cicatrice (*Congrès de Chirurgie*, 1898).

IV. — Maladies des os.

Les tumeurs osseuses chez les enfants (*Congrès de Chirurgie*, 1899).

V. — Tumeurs blanches.

Le traitement de la tumeur blanche du genou (*Revue d'Orthopédie*, 1895).
Le traitement des tumeurs blanches par les injections modificatrices intra-articulaires (*Congrès de Chirurgie*, 1896).
Sur le traitement non sanglant des ostéo-arthrites tuberculeuses (*Congrès de la tuberculose*, 1898).
Peut-on guérir les tumeurs blanches en conservant la mobilité des articulations ? (*Presse médicale*, 27 septembre 1899).
Sur le traitement des tumeurs blanches sans opération sanglante (*Congrès international de Madrid*, avril 1903).
La technique du traitement des tumeurs blanches par des injections intra-articulaires (*Congrès de Chirurgie*, 1903).

VI. — Ankyloses.

Sur la mobilisation et le traitement des ankyloses (*Congrès de Chirurgie*, 1899).

VII. — Coxalgie.

Sur la résection de la hanche dans la coxalgie (*Bulletin de la Société de Chirurgie*, 1891).
Le traitement des luxations spontanées du fémur survenues dans le cours de la coxalgie (*Congrès de Chirurgie*, 1892).

CALOT. — Traitement des tumeurs blanches.   18

Ce que vaut la méthode de l'extension continue dans le traitement de la coxalgie (*Congrès de Chirurgie*, 1893).

Sur un cas de régénération presque intégrale de la moitié supérieure du fémur à la suite d'une résection de la hanche (*Bulletins de la Société de Chirurgie* et *Revue d'Orthopédie*, 1894).

Sur la correction des raccourcissements consécutifs de la coxalgie (*Revue d'Orthopédie*, 1895).

Le traitement de la coxalgie (volume de 310 p., avec 41 fig., Masson, 1895).

La guérison de la coxalgie sans boiterie (*Congrès de Chirurgie*, 1896).

Le traitement des luxations pathologiques de la hanche (*Congrès de Chirurgie*, 1896).

La valeur de la résection de la hanche dans la coxalgie (*Presse médicale*, 24 janvier 1900).

Les grands raccourcissements et la boiterie dans la coxalgie : moyen de les prévenir et de les corriger (*Congrès de Chirurgie*, 1902).

VIII. — Mal de Pott.

Ce que vaut l'opération sanglante dans le traitement des paralysies du mal de Pott (*Revue d'Orthopédie*, 1895).

Sur les moyens de prévenir et de corriger les gibbosités, avec présentation de quatre enfants guéris et de deux enfants encore en traitement (*Académie de Médecine*, 22 décembre 1896).

Sur le redressement des maux de Pott (*Archives provinciales de Chirurgie*).

Notes sur les modifications apportées à la technique du redressement du mal de Pott (Masson 1897).

Le traitement du mal de Pott suivi d'une étude sur les moyens de consolidation du rachis après le redressement (*Comptes rendus du Congrès de Moscou*, 1897).

Conférence sur le traitement du mal de Pott, à Londres, sur l'invitation de la Société des Chirurgiens anglais (*Bulletins de la Société clinique de Londres*, 1897).

Conférence faite sur le même sujet à Gand, sur l'invitation de la Société de Chirurgie de Belgique (*Bulletins de la Société*, 1898).

Conférence sur le même sujet à Berlin, devant la Société des Chirurgiens allemands, sur l'invitation du président de la Société, le Professeur Bergmann (1898).

Le traitement du mal de Pott, avec présentation de vingt-cinq enfants guéris (*Académie de Médecine*, 1er juin 1898).

Traitement du mal de Pott (*Congrès de 1900*).

Les appareils plâtrés ou orthopédiques dans le traitement du mal de P‹ — Réduction douce des gibbosités par le corset en celluloïd avec volet dorsal (*Congrès de Ch ...ie*, 1904).

Comment il faut faire l'appareil du mal de Pott (*Semaine médicale*, 4 janvier 1905).

IX. — Rachitisme.

Le traitement marin du rachitisme (1er *Congrès de Thalassothérapie*, 1894).

X. — Scoliose.

Sur la correction opératoire des scolioses graves (Masson, 1897).

Le traitement de la scoliose (*Congrès de Chirurgie*, 1897).

XI. — Luxation congénitale de la hanche.

Le traitement de la luxation congénitale de la hanche (*Congrès de Bordeaux*, 1895).

Traitement de la luxation congénitale de la hanche (*Congrès de Chirurgie*, 1895).

Présentation à l'Académie de deux enfants guéris après opération de luxation congénitale de la hanche (*Bulletins de l'Académie de Médecine*, 3 mars 1896).

Sur la possibilité d'arriver à la guérison de la luxation congénitale de la hanche (*Archives provinciales de Chirurgie*, 1896).

Le traitement de la luxation congénitale (*Congrès de 1900*). Idem (*Congrès de Madrid*, 1903).

La technique du traitement non sanglant de la luxation congénitale de la hanche (*Congrès de Chirurgie*, 1903).

Le traitement de la luxation congénitale, avec présentation de dix enfants intégralement guéris [luxations simples ou doubles] (*Congrès de Chirurgie*, 1904).

Le traitement de la luxation congénitale de la hanche, avec présentation de seize enfants intégralement guéris (*Congrès de Chirurgie*, 1905).

XII. — Pied bot.

Le traitement des pieds bots (*Congrès de Madrid*, 1903).

Guérison du pied bot par les méthodes non sanglantes (*Congrès de Bordeaux*, 1895).

Le redressement non sanglant du pied bot (*Congrès de Chirurgie*, 1896).

XIII. — Paralysie infantile.

Le traitement de la paralysie infantile (*Congrès de Chirurgie*, 1901).

XIV.

Le traitement chirurgical de l'hydrocéphalie (*Congrès de Chirurgie*, 1893).

XV.

Les traitements employés dans les diverses maladies infantiles qu'on soigne à l'hôpital Rothschild de Berck (Masson, 1900).

XVI.

Les maladies d'enfants au dispensaire [avec H. de Rothschild] (Masson, 1895).

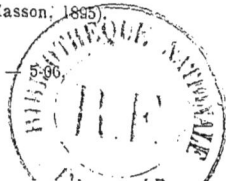

1145-05. — Coulommiers. Imp. P. BRODARD. — 5-06.

1145-06. — Coulommiers. Imp. PAUL BRODARD. — 4-06.